新食品学総論・各論

青木　正

編著

朝倉書店

執　筆　者

青木　正（あおき　ただし）	鈴峯女子短期大学・教授
山澤　和子（やまざわ　かずこ）	東海女子短期大学・教授
江藤　正義（えとう　まさよし）	兵庫県立大学・教授
鈴木　襄（すずき　のぼる）	前静岡英和学院大学・教授
髙木　真基子（たかぎ　まきこ）	静岡英和学院大学・教授
津田　孝範（つだ　たかのり）	同志社大学・助教授
加藤　隆夫（かとう　たかお）	仁愛大学・教授
眞鍋　久（まなべ　ひさし）	鳥取大学・教授
三浦　芳助（みうら　よしすけ）	広島女学院大学・教授
千葉　茂（ちば　しげる）	常磐短期大学・教授

（執筆順）

序

　科学技術の高度な発達，食品工業の急速な発展により，食品の流通機構や消費構造の高度化・近代化が進み，私たちに豊かな食生活をもたらした．その一方で，少子・高齢時代を迎え，生活習慣病対策と健康の維持増進のあり方など，21世紀の国民の健康と食生活の改善の重要な課題を目前にしている．このような最中，健康の維持増進に必要な食事摂取基準の考え方を導入した，第六次改定日本人の栄養所要量の使用が，2000年から開始された．さらに同年，国民の栄養と健康への関心の高まりに応え，最新の調査，分析データに基づいた食品成分値を収載した五訂日本食品標準成分表が公表された．次いで翌年には，食品の規格基準，表示基準の情報提供を明確化し，いわゆる健康食品を類型化した保健機能食品制度が発足するなど，私たちの健康を守る食生活環境が一段と整備されてきた．

　このような社会情勢の変化の中で，栄養士法が改正（2002年）され，栄養士と管理栄養士の役割が明確にされ，それぞれの地位と資質の向上を目指した教育内容と教育目標のガイドラインが示された．

　本書はこのガイドラインをもとに，大学・短期大学などの栄養士・管理栄養士養成課程において，この時代に即応した栄養士・管理栄養士の養成教育の一助となるべく，栄養士・管理栄養士として必要な食品学の内容を精選し網羅した．すなわち，現行の管理栄養士国家試験の傾向も踏まえながら，食品成分表，日本人の栄養所要量，さらには食品の機能性を基本に展開し，有用な，特徴のある，活用しやすいコンパクトなものにし，かつ，ガイドラインに沿って，2006年から新しい内容で実施される管理栄養士国家試験も勘案し，時代に応え得る「新食品学総論・各論」のテキストになるよう努めた．

　本書では，まず「総論」で，現代的課題である食品の機能について，「食品の機能性」として具体的にまとめ，食品と健康のかかわりを重視し，次いで「各論」では，食品材料を中心に，将来の食生活の一翼を担うと考えられる「バイオテク

ノロジー食品」について述べながら，「総論」部分と「各論」部分が現代的課題を中心に緊密に連携し，かつ全体が統一され，食品成分と健康とのかかわりを基本に，食品学全体が有機的に理解されるよう配慮した．これらのことから，栄養士および管理栄養士として必要な「食品と健康」にかかわる食品学の知識が培われるとともに，食品全般にわたっての栄養面や安全性についての十分な配慮がなされ，多様化した現代社会における課題に応じた健全な食生活へとつながるであろう．

　本書をまとめるにあたって，参考にさせていただいた多くの書物の著者に対し心から感謝したい．なお，本書は，朝倉書店の旧『食品学総論・各論』(1995年)を基盤に，発展した新編のテキストとして企画・編集したものである．

　栄養士法改正による栄養士養成および管理栄養士養成の明確化と管理栄養士国家試験制度の実施内容が変更されることとなったことを受け，朝倉書店編集部から，この時代に対応した本書の出版へと熱心な勧めがあり，しかも編著者の企画に沿って執筆者諸氏の協力によって出版することができた．ここに厚くお礼を申し上げたい．

　2002年9月

編著者　青木　　正

目　次

【第Ⅰ編　食品学総論】

1. **序論：食品と栄養** …………………………………〔青木　正〕… 1

2. **食品の分類** …………………………………………〔青木　正〕… 3

3. **食品成分表** …………………………………………〔青木　正〕…11
   - a. 食品成分表の変遷 ……………11　　b. 五訂日本食品標準成分表 ………12

4. **食品成分とその変化** ……………………………………………24
   - 4.1 水　分 ………………………………………………〔青木　正〕…24
   - 4.2 炭水化物 ……………………………………………〔山澤和子〕…27
     - a. 単糖・二糖類の化学構造 ………27　　b. 消化性多糖類 ……………………36
   - 4.3 食物繊維 ……………………………………………〔山澤和子〕…38
   - 4.4 脂　質 ………………………………………………〔江藤正義〕…40
     - a. 脂肪酸の構造と性質 ……………41　　c. 油脂の特徴と変化 ………………47
     - b. 脂質の種類と特徴 ………………45
   - 4.5 たんぱく質 ……………………………………〔鈴木　襄・高木真基子〕…58
     - a. アミノ酸の構造と性質 …………59　　d. たんぱく質の種類 ………………67
     - b. ペプチドの構造と性質 …………63　　e. たんぱく質の特徴とその変化 …69
     - c. たんぱく質の構造 ………………63
   - 4.6 酵　素 ……………………………………〔鈴木　襄・高木真基子〕…73
   - 4.7 核　酸 ……………………………………〔鈴木　襄・高木真基子〕…76
   - 4.8 ビタミン ……………………………………………〔津田孝範〕…78
     - a. 種　類 ……………………………78　　b. 食品中のビタミンの加工・調理に
     - 　　　　　　　　　　　　　　　　　　　　　よる変化と安定性 ……………86
   - 4.9 ミネラル ……………………………………………〔青木　正〕…87

4.10 有害物質 ……………………………………………………〔青木　正〕…95
　　a. 植物性食品の有毒成分 …………96　　d. 食品中の変異原性物質 ………101
　　b. 動物性食品の有毒成分 …………98　　e. 有害化学物質（公害物質）……102
　　c. 微生物による有毒成分 …………99

5. 食品の嗜好成分とその変化 ……………………………………………………104
　5.1 食品の味 ……………………………………………………〔加藤隆夫〕…104
　　a. 味の分類および味覚……………104
　5.2 食品の色 ……………………………………………………〔江藤正義〕…114
　　a. 食品の主要色素…………………115　　b. 褐　変 ……………………121
　5.3 食品の香り成分 ……………………………………………〔真鍋　久〕…124

6. 食品の物理的特性 ………………………………………………〔三浦芳助〕…131
　6.1 テクスチャー ……………………………………………………………131
　6.2 レオロジー ………………………………………………………………131
　　a. 弾　性……………………………132　　c. 粘弾性 ……………………134
　　b. 粘　性……………………………133
　6.3 食品コロイドの特性 ……………………………………………………136

7. 食品の官能検査 …………………………………………………〔山澤和子〕…138

8. 食品の機能性 ……………………………………………………〔津田孝範〕…143
　　a. 食品の機能性に関する背景と現状　　c. 食物アレルギーと
　　　……………………………………143　　　アレルゲン低減化食品………150
　　b. 食品因子の三次機能と　　　　　　d. 活性酸素，フリーラジカルと
　　　特定保健用食品…………………145　　　抗酸化物質……………………150
　　　　　　　　　　　　　　　　　　　e. がん予防と食品因子……………152

【第Ⅱ編　食品学各論】

1. 植 物 性 食 品 ………………………………………………………………155
　1.1 穀　　類 ……………………………………………………〔真鍋　久〕…155
　　a. 栄養的特徴……………………156　　b. 種　類 ……………………156

目　次

- 1.2 いも類 〔鈴木　襄〕…167
  - a. 栄養的特徴……167
  - b. 種類……168
- 1.3 種実類 〔鈴木　襄〕…172
  - a. 栄養的特徴……172
  - b. 種類……172
- 1.4 豆類 〔真鍋　久〕…175
  - a. 栄養的特徴……175
  - b. 種類……176
- 1.5 野菜類 〔千葉　茂〕…181
  - a. 栄養的特徴……182
  - b. 諸条件によるビタミンCの減少……185
  - c. 冷凍野菜と品質保持……185
  - d. 野菜の貯蔵法の注意……186
  - e. 野菜摂取の重要性……186
  - f. 野菜の分類……186
- 1.6 果実類 〔鈴木　襄〕…195
  - a. 栄養的特徴……195
  - b. 果実類の分類……201
- 1.7 藻類 〔千葉　茂〕…204
  - a. 栄養的特徴……204
  - b. 藻類の分類……206
- 1.8 きのこ類 〔江藤正義〕…209
  - a. 栄養的特徴……209
  - b. 種類……210

2. 動物性食品……213

- 2.1 食肉類 〔加藤隆夫〕…213
  - a. 肉用家畜の種類……214
  - b. 食肉の処理と分割, 表示……215
  - c. 食肉の特徴……218
  - d. 食肉（筋肉）の構造……220
  - e. 食肉の成分……220
  - f. 肉の化学変化……225
  - g. 肉製品……227
  - h. 鯨……230
- 2.2 乳類 〔青木　正〕…230
  - a. 牛乳・乳製品の栄養的特徴……231
  - b. 乳類の性状……231
  - c. 牛乳の特性……232
  - d. 乳類の用途……237
- 2.3 卵類 〔青木　正〕…244
  - a. 卵の構造……244
  - b. 卵の成分……245
  - c. 卵の貯蔵による変化と鮮度の判定……248
  - d. 鶏卵の調理・加工特性……250
  - e. 鶏卵を用いた調理・加工……251

2.4 魚 介 類 ……………………………………………〔三浦芳助〕…251
  a. 魚介類の特徴 ……………252　　c. 魚介類の種類 ………………257
  b. 魚介類の成分 ……………254　　d. 魚介類の加工品 ……………265

3. 甘味料・調味料・香辛料・嗜好品 ………………………〔青木　正〕…267
 3.1 甘 味 料 ……………………………………………………………267
  a. 種 類 ……………………267
 3.2 調 味 料 ……………………………………………………………269
  a. 種 類 ……………………269
 3.3 香 辛 料 ……………………………………………………………271
  a. 香辛料の作用 ……………271　　b. 種 類 ………………………271
 3.4 嗜 好 品 類 …………………………………………………………273

4. 微生物利用食品：発酵食品 …………………………〔三浦芳助〕…276

5. 最新技術にみられる食品 ……………………………〔三浦芳助〕…280
  a. 新しい加工技術の応用 …280　　b. バイオテクノロジー応用食品
                ……………………………280

参 考 書 ………………………………………………………………………283
索　　引 ………………………………………………………………………287

【第Ⅰ編　食品学総論】

1. 序論：食品と栄養

　飽食とグルメの時代といわれる現代では，ややもすれば美味追求に食の中心が移り，食べ物の過剰摂取や摂取栄養素のアンバランスに加えて，健康を阻害する要因の増大などにより生活習慣病などの疾患が増えている．このような現況の中で健康な身体を維持するためには，摂取する食物中の栄養素の量と質の両面からの検討が必要である．栄養素であるたんぱく質，炭水化物，脂質，無機質，ビタミンなどを含んだものを食品（food material）といい，この食品に加工や調理操作を行い，ただちに人が可食できるものを食物（food）という．

　私たちは，毎日の食事から必要な物質（栄養素）を体内に取り入れ，それを利用して生命を維持するとともに成長や健康の維持増進を図っている．このような人間の営みを総称して栄養とよぶ．

　栄養の目的のために必要とされる食物は，たんぱく質，脂質，炭水化物（糖質）のほかに，微量栄養素である無機質（ミネラル）やビタミンを含み，これらの成分を五大栄養素という．たんぱく質，脂質，無機質などの栄養素によって構成されている身体の組織は，食物から摂取する栄養素によって常につくり替えられている．また，生活活動の源であるエネルギーも食物を通して補っている．このように，食物から摂取する栄養素は，私たちの健康に欠かせないものである．

　一方，栄養素には含まれないが，非栄養素である水と食物繊維も，体内できわめて重要な生理的役割を果たしている．水は生体内での物質輸送や化学反応に関与し，さらに，発汗作用による体温調節など，新陳代謝の促進に関与した重要な働きをしている．また，食物繊維は，消化，吸収はされないが，消化管の働きを活発にし便秘を防ぐなどの整腸作用とともに，その生理機能は私たちの健康維持にとって大切な役割を果たしている．

　このように，私たちの生命を維持し，健康を増進する食品は，第一に安全なものでなければならない．そして，食品には，健康を維持するために必要な栄養素を供給する働き（栄養機能：一次機能），感覚を刺激し嗜好性を満足させ，おいしさを味わわせる働き（感覚機能：二次機能），さらに生理系統を調節することにより病気を予防し，身体の調子を整える働き（生体調節機能：三次機能）があ

る．次に，食品の機能の概要をまとめる．

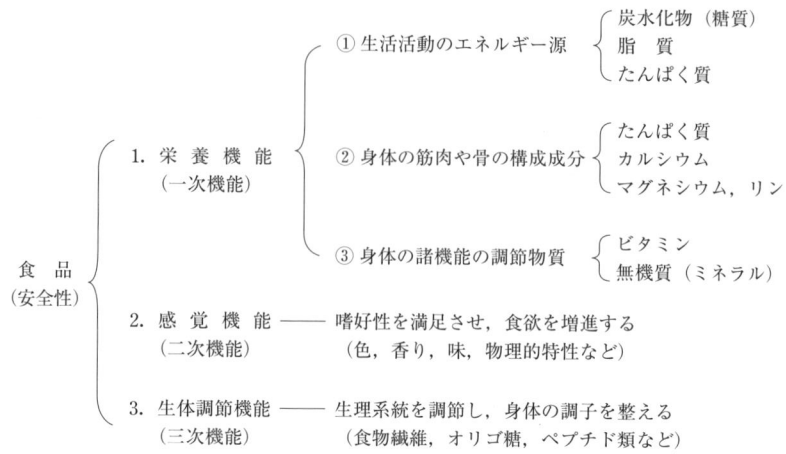

このような働きをする食品成分の種類はきわめて多種，多様であるが，その化学的性質および生理機能の類似性，共通性から，次のように大別される．

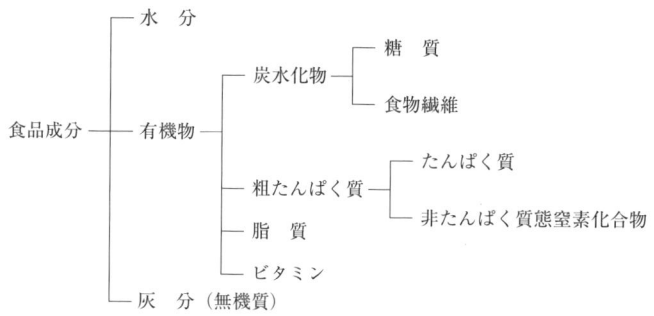

　食品の栄養素を論ずる場合に，水分，たんぱく質，脂質，炭水化物および灰分を食品の一般成分とよび，ビタミンなどの微量成分と区別している．
　第Ⅰ編では，まず食品の分類と食品成分表についてふれ，これらをもとに食品成分の特徴，役割を中心に，食品の嗜好成分，食品に関する核酸および酵素，さらには食品の物理的特性，有害成分，官能検査，機能性などについても述べる．
　第Ⅱ編では，植物性食品および動物性食品の栄養的特徴，さらには最近の加工食品，バイオテクノロジー食品の意義などについて，食品例をあげながら述べる．

2. 食品の分類

　食品に対する嗜好性の変化や食品加工の技術の進歩に伴い，多くの新しい食品が開発され，輸送技術の発展は輸入食品を増加させるなど，私たちの食生活にかかわる食品の種類と数は急増している．食品はその共通性や特徴をもとに，原材料の起源，生産形態，加工・保存法，栄養素組成などさまざまな観点から分類され，目的に応じて使い分けられている．

1) 原材料起源などによる分類

　ほとんどの食品は自然界の生物起源であり，植物性食品（穀類，いも類，種実類，豆類，野菜類，きのこ類，藻類など）と動物性食品（魚介類，肉類，卵類，乳類など）に大別される．そのほかに，食品そのものではないが，自然界からの原材料起源として，鉱物性食品とよばれる食塩，炭酸水素ナトリウムなどがある．

2) 食品の生産形態などによる分類

　生産業種により，農産食品（穀類，いも類，種実類，豆類，野菜類，果実類），畜産食品（肉類，卵類，乳類），林産食品（きのこ類，山菜類），水産食品（藻類，魚介類）など一次産業による生産食品およびそれらの加工食品に大別される．

3) 食品の主たる成分による分類

　食品の主成分により，糖質食品（炭水化物食品，でん粉質食品ともよばれる．穀類，いも類，豆類（大豆および大豆製品を除く）），たんぱく質食品（魚介類，肉類およびその加工品，卵類，乳類，乳製品，大豆，大豆製品），油脂食品（脂質食品ともよばれる．バター，ラード，マーガリン，植物油脂類）に分類される．

4) 食品の加工法および保蔵法などによる分類

　食生活の多様化と食品加工技術の進歩に伴い，多種多様な加工食品がつくり出されてきた．以下に加工食品の分類と食品例をまとめ，あわせて最近の加工食品の概要を述べる（表I.1）．

　(1) コンビニエンス・フード（便利食品）　最近の食生活の簡易化，省力化に伴い，新しい食品形態をもった調理済み食品，下調理済み食品が開発され，種

表 I.1　加工法および保蔵法などによる分類と食品例

分　類	食　品　例
加工法	インスタント食品（乾燥食品），燻製食品，調味食品，発酵食品など
保蔵（存）法	塩蔵食品，糖蔵食品，乾燥食品，冷蔵食品，チルド食品，冷凍食品など
容器・包装法	缶詰食品，びん詰食品，レトルトパウチ食品など
その他	コピー食品，成形食品，組立て食品，フィルム食品，シート食品など

類も豊富になっている．これらの食品は時間の節約や調理の手間を省き，携帯運搬がしやすいようにつくられた現代的加工食品で，これらの食品価値は保存性が必須条件である．これらをコンビニエンス・フードとよび，次のように大別される．

$$
\text{コンビニエンス・フード} \atop \text{（保存性あり）} \begin{cases} \text{下調理済み食品} \begin{cases} \text{冷　凍　食　品：調理材料物} \\ \text{乾　燥　食　品：乾燥野菜} \end{cases} \\ \text{調理済み食品} \begin{cases} \text{冷　凍　食　品} \\ \text{レトルト食品} \\ \text{インスタント食品（乾燥食品）} \end{cases} :\text{調理献立物} \end{cases}
$$

冷凍食品　「前処理をほどこし急速凍結を行い包装された規格品で，簡単な調理で食膳に供されるもので，消費者に渡る直前まで商品がストッカー（冷凍庫，冷蔵庫，冷凍用ショーケース）で－18℃以下に保蔵されたもの」をよんでいる．生鮮食品の品質が劣化する主な要因は，① 水分，香気成分の蒸発，② 細菌の繁殖による腐敗，③ 酵素作用による食品の成分変化，④ 脂肪分およびビタミン類の酸化などである．冷凍食品ではこれらの変化を極力抑制するため，新鮮で上質な材料を選び前処理を行い，流通，保存温度を－18℃以下にする．品質保持期限はおおよそ1年間を目安とするが，魚類の中の多脂肪のもの，エビ類，家禽類などの肉食品の中には，さらに低温での保存が必要なものが多い．しかし，品温－15℃以下を守ることができないときは変質する可能性がある．

レトルトパウチ食品（レトルト食品）　「調理済み食品を特殊なフィルム容器（パウチ）に密封して高圧加熱殺菌釜（レトルト）で殺菌処理したもの」をよぶ．商品的特性として，保存のための添加物を使わず長期保存ができ，また，容器のまま数分加熱すると食べられるなど衛生的であり，簡便性，保存性をもつ．しかし，容器包装のき裂やピンホールがあると細菌の侵入や酸化により変質するので注意しなければならない．食品例として，カレー，ハンバーグ，米飯類，ぜんざい，シチュー，ミートボールなど多種ある．

インスタント食品（乾燥食品）　冷凍食品やレトルト食品とともに，簡便性の高い食品に乾燥食品（脱水食品）があり，いわゆる「インスタント食品」とよばれるものである．保存性を増すために真空乾燥または噴霧乾燥により水分を除いた乾燥食品で，即席麺，即席カレー，インスタントコーヒー，粉末ジュース，粉末しょうゆ，即席みそ汁などがあり，即席性が高い．また，最近の乾燥技術の進歩により，野菜類にも真空凍結乾燥法を適用し，風味，栄養価などの物理的・化学的変化の少ない復元性の大きい乾燥野菜としての用途が広まっている．食品例としては，ミツバ，ネギ，ホウレンソウ，パセリ，トロロイモなどがある．

その他の加工食品　食品加工技術の進歩に伴い，食品の保存性と嗜好性を高めたチルド食品などのほかに，コピー食品，シート食品（フィルム食品），組立て食品，成形食品など，新しい特殊な加工食品が次々と出現してきている．

5) 食品成分表，国民栄養調査などに用いられる分類

(1) 日本食品標準成分表　2000（平成12）年に公表された五訂日本食品標準成分表は，国民が日常摂取するきわめて多くの食品について，最新の分析値・文献値などをもとに標準的な成分値を定め，1食品1標準成分値を原則とし，18食品群，1,882食品が収載されている．食品群の名称と配列は次のとおりである．1. 穀類，2. いも及びでん粉類，3. 砂糖及び甘味類，4. 豆類，5. 種実類，6. 野菜類，7. 果実類，8. きのこ類，9. 藻類，10. 魚介類，11. 肉類，12. 卵類，13. 乳類，14. 油脂類，15. 菓子類，16. し好飲料類，17. 調味料及び香辛料類，18. 調理加工食品類（3章参照）．

(2) 国民栄養調査食品群別表　毎年1回，国民の栄養調査をする際に使用される国民栄養調査食品群別表では，日本食品標準成分表の「野菜類」が「緑黄色野菜」と「その他の野菜類」に分けられ，「し好飲料類」と「調味料及び香辛料類」が「調味・嗜好飲料」として一括されるなど，食品を18群に分類してある．

(3) その他　FAO（国際連合食糧農業機関）が食料生産と消費に関する世界的な統計調査を行う際に使用する食品群別分類，農林水産省が食料需給計画を策定するために食料生産および消費状況の統計調査に用いる食料需給表などがある．

6) 栄養素組成による分類：六つの基礎食品

栄養素の組成をもとに成分の類似している食品を分類する方法として，最も普及しているのが「六つの基礎食品」である．第一群を主菜，第五群を主食，その他を副菜として分類してある（表Ⅰ.2）．毎日の食事で，これらの六食品群のす

表 I.2 「六つの基礎食品」(厚生省公衆衛生局)[1]

食品の類別		特徴と供給される栄養素
第一群	魚, 肉, 卵, 大豆	主菜となり, 良質たんぱく質の給源. 副次的な栄養素として, 脂肪, カルシウム, 鉄, ビタミンA, B_1, B_2の給源.
第二群	牛乳, 乳製品, 骨ごと食べられる魚	カルシウムの主たる給源, そのほか良質たんぱく質, 鉄, ビタミンB_2の給源. 海草を含む.
第三群	緑黄色野菜	カロテン (ビタミンA) の主たる給源. そのほかビタミンC, B_2, カルシウム, 鉄の給源 (原則として, 100 g 中にカロテンとして 600 μg 以上含有している野菜).
第四群	その他の野菜, 果実	ビタミンCの給源. そのほかカルシウム, ビタミンB_1, B_2の給源 (主として第三群以外の野菜および果実類が属する).
第五群	米, パン, めん, いも	主食となり, 糖質性エネルギー源となる. 穀類とその加工品および砂糖類, 菓子類も含まれる.
第六群	油脂	脂肪性エネルギー源, 植物油, 動物脂および多脂性食品.

べてからどのような食品をどのように組み合わせて摂取すれば, バランスのとれた栄養素を補給できるかを誰にもわかりやすくしたものである. 食生活の指針ともなり, また栄養教育, 栄養指導においても欠かせないものである.

7) 法令による分類

(1) 特別用途食品 栄養学的および医学的見地から, 特定の国民を対象に供給することを目的とし, 健康増進法第26条に規定された食品である (図 I.1). 特別用途食品には, 病者用食品, 妊産婦, 授乳婦用粉乳, 乳児用調製粉乳, 高齢者用食品, 特定保健用食品があり, 販売に際しては, 厚生労働大臣より特別の用途に適する旨の表示許可を受けなければならない. 特別用途食品の検査および試験のための収去は食品衛生監視員が行う.

① 病者用食品は, 高血圧や腎臓病患者のための減塩しょうゆ, 肥満者用の低カロリー食品などにみられるように, 病気治療のための食事療法において利用されるよう特定の栄養素を加減し, 若くは特殊な加工を施したもの, または複数の食品を組合わせたものであって, 医学的, 栄養学的見地からみて特別の栄養的配慮を必要とする病者に効果的な食品として許可されたものである. 病者用食品は食品群別の許可基準から病者用単一食品 (7品目) と病者用組合わせ食品 (4品目) に大別される. さらに, 病者用特別用途食品のうち許可基準のない食品については, 個別に評価され, 病者用食品 (個別評価型) の表示許可が行われる. 病者用食品は, 医師に指示された場合に限り用いられ, その使用に際しては医師,

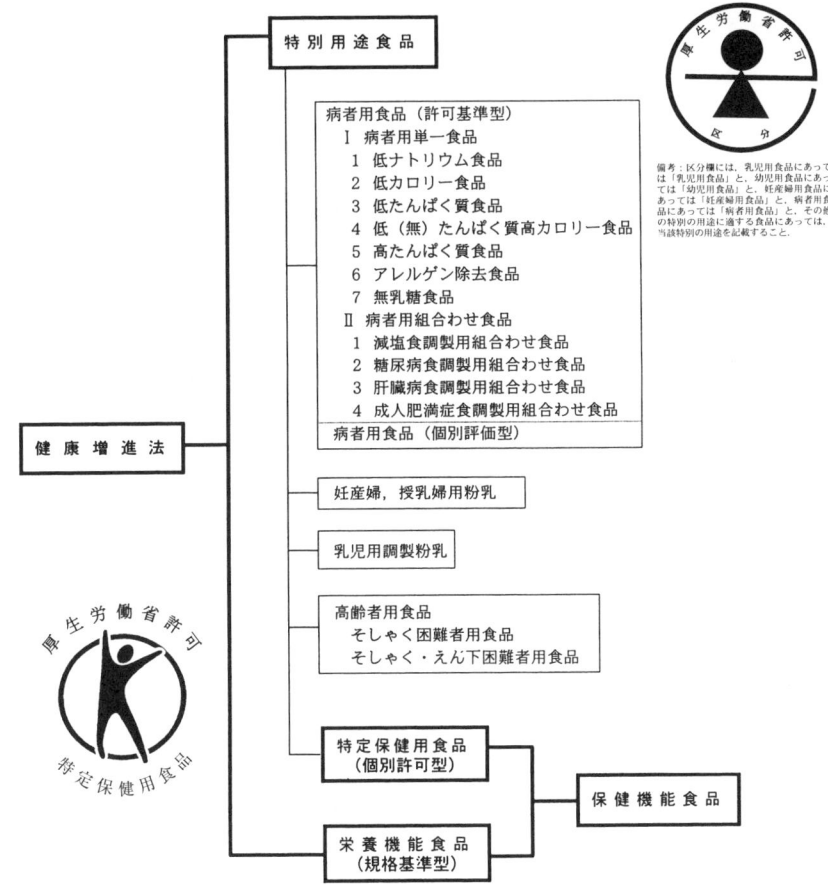

図 I.1　特別用途食品と保健機能食品の分類

管理栄養士などの相談，指導および具体的な献立指示を受ける必要がある．

② 妊産婦，授乳婦用粉乳では，妊産婦の栄養状態を考慮し，カルシウムやビタミンなどが強化されている．

③ 乳児用調製粉乳は，母乳の代替食品として使用できるように母乳の成分に近くなるよう調製されている．ただし，乳児にとっては母乳が最良のものであり，医師，管理栄養士などの相談指導を受けて使用することが適当である旨を表示することが義務づけられている．

④ 高齢者用食品は，食品群別にそしゃく困難者用食品とそしゃく・えん下困難者用食品に大別される．そしゃく困難者用食品は，そしゃくを容易にし，そし

ゃくの困難な人にはそしゃくを不要とする食品であるが，えん下困難者には適しない食品である．そしゃく・えん下困難者用食品は，そしゃくを容易にし，不要とするとともに，適当な増粘剤などを用いてえん下を容易に，かつ，誤えんを防ぐようにした食品である．高齢者用食品には，煮こごりあるいはゼラチンを用いたよせ物，煮物，おかゆ，寒天，くず，ポタージュなどがある．

(2) 特定保健用食品　食生活において特定の保健の目的で摂取する者に対し，その摂取により当該保健の目的が期待できる旨の表示を許可された食品で，栄養改善法（現行の健康増進法）で規定された特別用途食品に位置づけられている．

機能性食品の制度化　食品の第三の機能である生体調節機能が効率よく発現するように設計された食品，いわゆる機能性食品が特定保健用食品として制度化され，食品として初めて健康強調表示（ヘルスクレーム）が正式に認められた．1996（平成8）年5月から，特定保健用食品独自の許可証票が用いられている．

(3) 保健機能食品制度　人生80年代の国民一人一人が健やかで心豊かな生活を送るためには，バランスのとれた食生活が大切である．消費者個々人の食生活が多様化し，多種多様な食品が流通する今日，食品の特性を消費者自らが理解し，正しい判断により食品を選択できる一定の規格基準，表示基準の情報提供が不可欠である．このような観点から，いわゆる健康食品を類型化し，栄養改善法および食品衛生法に規定された保健機能食品制度が2001（平成13）年4月から始まった．しかし，平成15年5月から新たに健康増進法が施行され，栄養改善法で規定されていた特別用途表示制度および栄養表示基準制度などが引き継がれ，栄養改善法は廃止された．

保健機能食品は，特定保健用食品と栄養機能食品の2類型からなる（図Ⅰ.2）．

特定保健用食品（個別許可型）は，食生活において特定の保健の目的で摂取す

医薬品 (医薬部外品 を含む)	保健機能食品		一般食品 (いわゆる健康食品を含む) [表示義務事項] 1. (栄養成分含有表示)
	特定保健用食品 (個別許可型) [表示義務事項] 1. 栄養成分含有表示 2. 保健用途の表示 3. (栄養成分機能表示) 4. 注意喚起表示	栄養機能食品 (規格基準型) [表示義務事項] 1. 栄養成分含有表示 2. 栄養成分機能表示 3. 注意喚起表示	

図Ⅰ.2　保健機能食品の位置づけ

る者に対し,その摂取により当該保健の目的が期待できる旨の表示を厚生労働大臣より許可された食品で,従前どおり,特定保健用食品独自の許可証票が表示してある.特定保健用食品は,身体の生理学的機能などに影響を与える保健機能成分を含んだ食品であって,健康の維持増進および特定の保健の用途に資する栄養成分の含有表示および保健の用途などの内容表示が義務づけられている.

栄養機能食品（規格基準型）は,高齢化,食生活の乱れなどにより,通常の食生活を行うことが困難な場合などに不足しがちな栄養成分の補給・補完に資するものであり,栄養成分含有表示と栄養成分機能表示が義務づけられている.栄養機能食品として栄養成分の機能を表示できる食品は,厚生労働大臣が定める基準に従い,ミネラル類5種（亜鉛,カルシウム,鉄,銅,マグネシウム）とビタミン類12種（ナイアシン,パントテン酸,ビオチン,ビタミンA,B_1,B_2,B_6,B_{12},C,D,Eおよび葉酸）のいずれかについて規格基準に適合した栄養成分を一定量含むものである.なお,栄養機能食品にあっては個別の許可申請などを行う必要はないが,特定保健用食品とは異なり特定の保健の目的が期待できる旨の表示は行えない.

なお,ヘルシー志向の高まりとともにいわゆる健康食品がブームとなっているが,健康食品は,一般食品に属しこれらの範疇には入らない.

(4) 特定保健用食品の許可要件　主な許可要件は,① 食生活の改善が図られ健康の維持増進に寄与することが期待でき,② 食品または関与する栄養成分についての保健の用途の根拠および適切な摂取量が医学的・栄養学的に設定され,③ 関与する成分の物理化学的・生物学的性状が明らかで,食経験から安全かつ日常的に食べられる食品であり,④ 同種の食品が一般に含有している栄養成分の組成を著しく損なったものでなく,⑤ 食品または関与する成分の本質が医薬品として使用されるものでないこと,などである.なお,保健機能食品制度発足以前にあった食品形態などの制限（錠剤型,カプセル型）は除かれ,この制度の発足により保健の機能をもったすべての食品が含まれることとなった.

(5) 特定保健用食品の種類　平成16年6月現在までに許可されている特定保健用食品は,422商品である.特定保健用食品の期待される効果,主な関与成分と食品の種類などを以下にまとめる.

① 抗う蝕作用が認められているマルチトール,キシリトール,エリスリトールなどの糖アルコールおよび茶ポリフェノールなどを用いた食品（ガム,チョコレート,あめ）,② ビフィズス菌増殖作用や腸内細菌のバランスを良好に保つこ

とが認められているキシロオリゴ糖，フラクトオリゴ糖，大豆オリゴ糖，乳果オリゴ糖，イソマルトオリゴ糖などのオリゴ糖，二糖類のラクチュロースおよび乳酸菌などを用いた食品（テーブルシュガー，清涼飲料水，炭酸飲料，乳酸菌飲料，キャンデー，ビスケット，チョコレート，発酵乳，プリン），③整腸作用が認められているポリデキストロース，グァーガム分解物，サイリウム種皮，難消化性デキストリン，小麦ふすまなどの食物繊維を用いた食品（シリアル，炭酸飲料，清涼飲料水，粉末清涼飲料水，ソーセージ類，ナタデココ，即席麺），④コレステロール吸収抑制作用の認められている大豆たんぱく質，キトサン，低分子化アルギン酸ナトリウムを用いた食品（ソーセージ類，ミートボール，ハンバーグ，がんもどき，から揚げ，清涼飲料水），⑤血圧上昇抑制作用の認められているカゼインドデカペプチド，ラクトトリペプチド，杜仲葉配糖体，かつお節オリゴペプチドを用いた食品（清涼飲料水，乳酸菌飲料，粉末みそ汁，スープ），⑥カルシウム吸収促進作用が認められているクエン酸リンゴ酸カルシウム（CCM）やカゼインホスホペプチド（CPP）を用いた食品（清涼飲料水，豆腐），⑦鉄吸収促進作用が認められているヘム鉄を用いた食品（清涼飲料水），⑧血中中性脂肪上昇抑制の期待されるジアシルグリセロールやグロビンたんぱく分解物を用いた食品（食用調理油，清涼飲料水）（8章参照）．

3. 食品成分表

a. 食品成分表の変遷

　食品は人々の生命と健康を支える基本物質であり，国民が日常摂取する食品の成分を知ることは，健康の維持増進を図る上で重要なことである．

　わが国初の公的食品成分表である日本食品標準成分表が，戦後の国民の栄養改善の見地から，食品の栄養成分の基礎データ集として，1950（昭和25）年に経済安定本部より公表された．時代の変遷とともに科学技術庁資源調査会により改訂が重ねられ，1982（昭和57）年に四訂日本食品標準成分表[2]（以下，四訂成分表）が公表された．その後，四訂成分表未収載成分を中心に六次にわたりフォロ

表 I.3　日本食品標準成分表の沿革

公表年	成分表名	収載食品数	収載成分項目	備考（収載成分，別表，資料などの留意点）
昭和 25	日本食品標準成分表	538	14	
29	改訂日本食品標準成分表	695	15	
38	三訂日本食品標準成分表	878	19	
41	日本食品アミノ酸組成表	157		
57	四訂日本食品標準成分表	1,621	19	・（別表）ビタミン D，食塩相当量
61	改訂日本食品アミノ酸組成表（四訂フォローアップ）	295		・資料：食品のたんぱく質とアミノ酸
平成 元	日本食品脂溶性成分表（四訂フォローアップ）	518	3	・脂肪酸，コレステロール，ビタミン E
3	日本食品無機質成分表（四訂フォローアップ）	436	3	・マグネシウム，亜鉛，銅
4	日本食品食物繊維成分表（四訂フォローアップ）	227	3	・水溶性，不溶性，総量
5	日本食品ビタミン D 成分表（四訂フォローアップ）	179	1	・ビタミン D
7	日本食品ビタミン K，B_6，B_{12} 成分表（四訂フォローアップ）	393	3	・ビタミン K，B_6，B_{12}
9	五訂日本食品標準成分表 —新規食品編—	213	36	・新規収載成分2項目：葉酸，パントテン酸
12	五訂日本食品標準成分表	1,882	36	・（別表）マンガン

ーアップ調査が行われ，改訂日本食品アミノ酸組成表[3]，日本食品脂溶性成分表[4]，日本食品無機質成分表[5]，日本食品食物繊維成分表[6]，日本食品ビタミンD成分表[7]，日本食品ビタミンK，B_6，B_{12}成分表[8]が相次いで公表された（表Ⅰ.3）．

しかし，四訂成分表の公表後10年あまりが経過し，食生活の変化，食品の多様化，食品生産・流通の変化などに伴う栄養成分値の変化などを踏まえ，四訂成分表の全面改訂が着手された．四訂成分表に未収載の新規食品を対象に，新たな成分項目の葉酸とパントテン酸を追加した五訂日本食品標準成分表（新規食品編）[9]が1997（平成9）年に公表された．そして，最新の調査，分析データに基づいて，四訂成分表の収載食品と成分値を見直し，新規食品編の収載食品を加えて集大成された五訂日本食品標準成分表[10]が2000（平成12）年に公表された（表Ⅰ.4）．

五訂日本食品標準成分表は，国民の栄養，健康への関心の高まりとともに，一般家庭の日常献立，栄養計算はもとより，学校，病院などの集団給食施設での栄養管理・指導，食事制限，治療食など生活習慣病患者の栄養指導など国民生活において広く利用されると同時に，行政面では栄養所要量作成，国民栄養調査，食料需給計画の策定，食品規格基準設定などの基礎資料や参考資料として活用されている．また，食品学，栄養学などの教育，研究面でも利用されている．

以下に，五訂日本食品標準成分表の特徴および活用方法についてまとめる．

b. 五訂日本食品標準成分表[10]

国民が日常摂取する食品について，最新の分析値・文献値などをもとに標準的な成分値を定め，1食品1標準成分値を原則として作成されている．収載食品は18食品群，1,882食品である．

1）食品群の分類と配列

食品群は四訂成分表と同様18食品群であるが，その配列は植物性食品，動物性食品，加工食品の順に，また「獣鳥鯨肉類」は「肉類」に変更されている．

食品群の名称と配列は次のとおりである．1.穀類，2.いも及びでん粉類，3.砂糖及び甘味類，4.豆類，5.種実類，6.野菜類，7.果実類，8.きのこ類，9.藻類，10.魚介類，11.肉類，12.卵類，13.乳類，14.油脂類，15.菓子類，16.し好飲料類，17.調味料及び香辛料類，18.調理加工食品類．

(1) 食品の分類および配列　収載食品は大分類，中分類，小分類および細分の4段階に分類，配列してある．大分類は，原則として動植物の名称が当てられ，

五十音順に配列してある．ただし，「魚介類」，「肉類」，「乳類」，「し好飲料類」および「調味料及び香辛料類」は，大分類の前に副分類（〈 〉で表示）を設けて食品群を区分し，また，食品によっては，大分類の前に類区分（（ ）で表示）が五十音順に設けてある．中分類（〔 〕で表示）および小分類は，原則として原材料的形状から順次加工度の高まる順に，原材料が複数からなる加工食品は，原則として主原材料の位置に配列してある．

　(2) 食品番号　各食品には，5桁で表される食品番号が決められている．最初の2桁は食品群を，次の3桁は小分類または細分を示す（表I.5）．

2) 収載食品の概要

　(1) 原材料的食品　原植物および原動物の種類，品種，生産条件などの各種の要因によって成分値に変動幅があるので，これらの変動要因に留意しつつ，標準サンプルの選定，分析，数値の評価などがしてある．輸入野菜，冷凍野菜，輸入熱帯果実類などの新規食品類も収載されている．

　(2) 調理食品　四訂成分表の「いも及びでん粉類」，「魚介類」，「野菜類」などの水煮，ゆで，焼きなどの基本的な調理食品に加え，「肉類」の一部についても焼き，ゆでなどが考慮され，収載されている．

　(3) 加工食品　加工食品では原材料の配合割合，加工方法により成分値に幅がみられるので，生産，消費の動向を考慮した標準的な食品が選定されている．

　(4) 食品名　原材料的食品の名称は学術名または慣用名が，加工食品は一般名称や食品規格基準などで公的に定められている名称が用いてある．食品名には原則として英名が併記されている．適切な英名のない場合は日本名がイタリック体のローマ字で記され，英語による簡単な説明が脚注に付してある．なお，資料として原材料的食品の原植物および原動物の学名が一括して掲載されている．

3) 収載成分項目

　収載成分項目の配列は，廃棄率，エネルギー，水分，たんぱく質，脂質，炭水化物，灰分，無機質，ビタミン，脂肪酸，コレステロール，食物繊維，食塩相当量，備考の順である．成分表見本例を表I.4に示す．

　(1) 廃棄率および可食部　廃棄率は，通常の食習慣において廃棄される部分を食品全体あるいは購入形態に対する重量％で示してある．廃棄部位は備考欄に記載されている．可食部とは食品全体から廃棄部分を除いたものであり，各成分値は可食部100g当たりの数値で示されている．

　(2) 成分値の表示方法　成分値は「可食部100g当たり」の枠内に，エネル

3. 食品成分表

表 I.4 五訂日本食品標準

1 穀類

可食部 100g 当たり

番号 Item No.	食 品 名 Food and description	廃棄率 Refuse	エネルギー Energy		水分 Water	たんぱく質 Protein	脂質 Lipid	炭水化物 Carbohydrate	灰分 Ash	無機質 Minerals								A		
										ナトリウム Sodium	カリウム Potassium	カルシウム Calcium	マグネシウム Magnesium	リン Phosphorus	鉄 Iron	亜鉛 Zinc	銅 Copper	レチノール Retinol	カロテン Carotene	レチノール当量 Retinol equivalents
		%	kcal	kJ	(················· g ·················)					(······························· mg ·······························)								(········· µg ·········)		
	穀類 CEREALS																			
	アマランサス Amaranth																			
01001	玄穀 Whole grain, raw	0	358	1498	13.5	12.7	6.0	64.9	2.9	1	600	160	270	540	9.4	5.8	0.92	(0)	Tr	(0)
	あわ Foxtail millet																			
01002	精白粒 Milled grain, raw	0	364	1523	12.5	10.5	2.7	73.1	1.2	1	280	14	110	280	4.8	2.7	0.45	(0)	(0)	(0)
01003	あわもち Glutinous cake	0	210	879	48.0	4.5	0.7	46.5	0.3	2	77	8	26	87	0.4	1.1	0.19	(0)	(0)	(0)
	えんばく Oats																			
01004	オートミール Oatmeal, raw	0	380	1590	10.0	13.7	5.7	69.1	1.5	3	260	47	100	370	3.9	2.1	0.28	(0)	(0)	(0)
	おおむぎ Barley																			
01005	七分つき押麦 Under-milled pressed grain, raw	0	341	1427	14.0	10.9	2.1	72.1	0.9	2	220	23	46	180	1.3	1.4	0.32	(0)	(0)	(0)
01006	押麦 Pressed grain, raw	0	340	1423	14.0	6.2	1.3	77.8	0.7	2	170	17	25	110	1.0	1.2	0.40	(0)	(0)	(0)
01007	米粒麦 Splited grain, raw	0	343	1435	14.0	7.0	2.1	76.2	0.7	2	170	17	25	140	1.2	1.2	0.37	(0)	(0)	(0)
	大麦めん Noodles																			
01008	乾 Dry form, raw	0	339	1418	14.0	12.9	1.7	68.0	3.4	1100	240	27	63	200	2.1	1.5	0.33	(0)	0	0
01009	ゆで Dry form, boiled	0	122	510	70.0	4.8	0.6	24.3	0.3	64	10	12	18	61	0.9	0.6	0.13	(0)	0	0
01010	麦こがし Roasted flour	0	391	1636	3.5	12.5	5.0	77.1	1.9	2	490	43	130	340	3.1	3.8	0.41	(0)	(0)	(0)
(01004)	オートミール→えんばく																			
	きび Proso millet																			
01011	精白粒 Milled grain, raw	0	356	1490	14.0	10.6	1.7	73.1	0.6	2	170	9	84	160	2.1	2.7	0.38	(0)	(0)	(0)
	こむぎ Wheat																			
	[玄穀] [Whole grain]																			
	国産 Domestic																			
01012	普通 Medium, raw	0	337	1410	12.5	10.6	3.1	72.2	1.6	2	470	26	80	350	3.2	2.6	0.35	(0)	(0)	(0)

1) Including nonglutinous and glutinous grains 2) Milling yield 3) Mixing ratio of ingredients : glutinous millet 50, glutinous rice 50 4) Milling yield : 40-50%, naked barley 50-60% 7) Mixing ratio of ingredients : barley flour 50, wheat flour 50

3. 食品成分表

成分表（2000）[10] 見本例

per 100g edible portion																			
ビタミン Vitamins											脂肪酸 Fatty acids			コレステロール Cholesterol	食物繊維 Dietary fibers			食塩相当量 NaCl derived from Na content	備考 Remarks
D Vitamin D	E Vitamin E	K Vitamin K	B₁ Thiamin	B₂ Riboflavin	ナイアシン Niacin	B₆ Vitamin B₆	B₁₂ Vitamin B₁₂	葉酸 Folate	パントテン酸 Pantothenic acid	C Ascorbic acid	飽和 Saturated	一価不飽和 Monounsaturated	多価不飽和 Polyunsaturated		水溶性 Water soluble	不溶性 Water insoluble	総量 Total		
(…)	mg	µg	(………mg………)					(…µg…)	(…mg…)		(……g……)			mg	(……g……)			g	
(0)	2.3	(0)	0.04	0.14	1.0	0.58	(0)	130	1.69	(0)	1.18	1.47	2.10	(0)	1.1	6.3	7.4	0	うるち、もちを含む[1]
(0)	0.8	(0)	0.20	0.07	1.7	0.18	(0)	29	1.84	(0)	—	—	—	(0)	0.4	3.0	3.4	0	歩留り[2]：70〜80%
(0)	0.1	(0)	0.05	0.03	0.3	0.03	(0)	7	0.60	(0)	—	—	—	(0)	0.1	1.5	1.6	0	原材料配合割合：もちあわ50、もち米50[3]
(0)	0.7	(0)	0.20	0.08	1.1	0.11	(0)	30	1.29	(0)	—	—	—	(0)	3.2	6.2	9.4	0	
(0)	0.2	(0)	0.22	0.07	3.2	0.14	(0)	17	0.43	(0)	0.58	0.20	0.91	(0)	6.3	4.0	10.3	0	歩留り：玄皮麦60〜65%、玄裸麦65〜70%[4]
(0)	0.1	(0)	0.06	0.04	1.6	0.14	(0)	9	0.46	(0)	0.36	0.12	0.57	(0)	6.0	3.6	9.6	0	歩留り：玄皮麦45〜55%、玄裸麦55〜65%[5]
(0)	0.1	(0)	0.19	0.05	2.3	0.19	(0)	10	0.64	(0)	0.58	0.20	0.91	(0)	6.0	2.7	8.7	0	別名：切断麦。白麦を含む 歩留り：玄皮麦40〜50%、玄裸麦50〜60%[6] 原材料配合割合：大麦粉50、小麦粉50[7]
(0)	0.1	(0)	0.21	0.04	3.5	0.09	(0)	19	0.64	(0)	0.42	0.15	0.82	(0)	3.6	2.7	6.3	2.8	
(0)	Tr	(0)	0.04	0.01	1.0	0.01	(0)	5	0.26	(0)	0.15	0.05	0.29	(0)	1.2	1.3	2.5	0.2	
(0)	0.6	(0)	0.09	0.10	7.6	0.09	(0)	24	0.28	(0)	1.38	0.47	2.18	(0)	5.2	10.3	15.5	0	別名：こうせん、はったい粉
																			うるち、もちを含む[1]
(0)	0.1	(0)	0.15	0.05	2.0	0.20	(0)	13	0.94	0	—	—	—	(0)	0.1	1.6	1.7	0	歩留り[2]：70〜80%
(0)	1.4	(0)	0.41	0.09	6.3	0.35	(0)	38	1.03	(0)	0.56	0.35	1.53	(0)	0.7	10.1	10.8	0	

hulled barley 60−65%, naked barley 65−70%　5) Milling yield : hulled barley 45−55%, naked barley 55−65%　6) Milling yield : hulled barley

表 I.5　食品番号の例

食品番号	食品群	区分	大分類	中分類	小分類	細分
01002	穀類 01	—	あわ —	—	精白粒 002	—
01020	穀類 01	—	こむぎ —	〔小麦粉〕 —	強力粉 —	一等 020
10332	魚介類 10	(かに類)	がざみ —	—	生 332	—

ギーはkcalとkJ単位（1 kcal = 4.184 kJ）の整数値で，一般成分の水分，たんぱく質，脂質，炭水化物および灰分はg単位で小数第1位まで，無機質はmg単位で，ナトリウム，カリウム，カルシウム，マグネシウムおよびリンは整数で，鉄および亜鉛は小数第1位まで，銅および別表のマンガンは小数第2位までをそれぞれ表示してある．ビタミンAはレチノール，カロテンおよびレチノール当量をμg単位で整数表示してあるが，カロテンの最小記載量は3 μgである．ビタミンDはμg単位の整数で，ビタミンEはmg単位で小数第1位まで，ビタミンKはμg単位の整数で，ビタミンB_1，B_2，B_6およびパントテン酸はmg単位で小数第2位まで，ナイアシンはmg単位で小数第1位まで，ビタミンCはmg単位の整数で，ビタミンB_{12}はμg単位で小数第1位まで，葉酸はμg単位の整数でそれぞれ表示してある．また，脂肪酸はg単位で小数第2位まで，コレステロールはmg単位の整数で，食物繊維および食塩相当量はg単位で小数第1位までそれぞれ表示してある．

（3）記　号　各成分の0の記号は食品成分表の最小記載量の1/10未満または検出されなかったこと，Trの記号は含まれているが最小記載量に達していないことを示している．ただし，カロテンの0記号は1 μg未満，Tr記号は1 μg以上含まれているが最小記載量（3 μg）に達していないこと，食塩相当量の0記号は算出値が最小記載量（0.1 g）に達していないことを示している．また，文献などより含まれていないと推定される成分については測定せず，(0)記号で，含まれていると堆定されるものについては，(Tr) 記号で表示してある．「いも及びでん粉類」，「野菜類」，「果実類」および「きのこ類」の脂肪酸組成は原則的に測定せず－記号を，水溶性および不溶性食物繊維の分別定量が困難な食品ではそれぞれ－記号を，さらに，四訂成分表再録食品の未収載成分も－記号を付してある．

3. 食品成分表

4) 各成分値の測定方法

(1) エネルギー換算係数　食品のエネルギー値は，可食部 100 g 当たりのたんぱく質，脂質，炭水化物の含有量（g）に各成分別のエネルギー換算係数を乗じて算出されたエネルギーの合計値である．

エネルギー換算係数については，次のように適用される．① 穀類，動物性食品，油脂類，大豆および大豆製品のうち主要な食品については「日本人における利用エネルギー測定調査」に基づいたエネルギー換算係数，② 上記以外の食品については，原則として FAO/WHO（国連食糧農業機関/世界保健機関）合同特別専門委員会のエネルギー換算係数，③ 適用すべきエネルギー換算係数が明らかでない食品および複数の原材料からなる加工食品などについては Atwater の係数（1 g 当たりたんぱく質 4 kcal，脂質 9 kcal，炭水化物 4 kcal；4，9，4 係数）が適用されている．なお，④ アルコールを含む食品については，アルコールのエネルギー換算係数として FAO/WHO の 7.1 kcal/g，⑤ 酢酸を多く含む「調味料及び香辛料類」では，酢酸のエネルギー換算係数として 3.5 kcal/g が適用されている．⑥「いも及びでん粉類」のきくいも，こんにゃく，「きのこ類」，「藻類」，「し好飲料類」の昆布茶については，暫定的な算出法として，Atwater の係数を適用して求めたエネルギー値に 0.5 を乗じて算出してある．

(2) 水　分　水分は食物から摂取する成分のうちで最も量が多く，人は水分の 1/2 を食品から摂取している．食品の性状を表す最も基本的な成分であり，食品の構造の維持に寄与している．水分量は常圧 105℃恒量乾燥法が標準的に用いられているが，穀類およびでん粉類では常圧 135℃乾燥法（乾燥助剤添加法），みそ類や果実類では 70℃減圧加熱乾燥法などを用い，加熱乾燥前後の重量差により求められている．さらに，アルコール飲料では乾燥減量からアルコール分の重量を，食酢類は乾燥減量から酢酸の重量をそれぞれ差し引いてある．

(3) たんぱく質　アミノ酸の重合体であるたんぱく質は，人体の水分を除いた重量の 1/2 以上を占める．たんぱく質の値は，改良ケルダール法によって定量された窒素量に，表 I.6 の「窒素-たんぱく質換算係数」を乗じて算出されている．個別の係数のない食品の場合は 6.25 の係数を乗じて算出されている．なお，茶類およびコーヒーはカフェインを，ココア類およびチョコレート類はカフェインおよびテオブロミンを別に定量し，これら由来の窒素を差し引いてから算出してある．野菜類で硝酸イオンを多く含む場合のたんぱく質量は，全窒素量から硝酸態窒素量を差し引いた値に係数 6.25 を乗じて算出してある．

表 I.6 窒素-たんぱく質換算係数（五訂日本食品標準成分表，2000[10] より）

食品群	食品名	換算係数
1. 穀類	アマランサス	5.30
	えんばく	
	オートミール	5.83
	おおむぎ	5.83
	こむぎ	
	玄穀，全粒粉	5.83
	小麦粉，フランスパン，うどん・そうめん類	5.70
	中華めん類，マカロニ・スパゲッティ類，ふ類，	
	小麦たんぱく，ぎょうざの皮，しゅうまいの皮	
	小麦はいが	5.80
	こめ，こめ製品（赤飯を除く）	5.95
	ライ麦	5.83
4. 豆類	だいず，だいず製品（豆腐竹輪を除く）	5.71
5. 種実類	アーモンド	5.18
	ブラジルナッツ，らっかせい	5.46
	その他のナッツ類	5.30
	あさ，えごま，かぼちゃ，けし，ごま，すいか，	5.30
	はす，ひし，ひまわり	
6. 野菜類	えだまめ，だいずもやし	5.71
	らっかせい（未熟豆）	5.46
10. 魚介類	ふかひれ	5.55
11. 肉類	ゼラチン，腱（うし），豚足，軟骨（ぶた，にわとり）	5.55
13. 乳類	乳，チーズを含む乳製品，その他（シャーベットを除く）	6.38
14. 油脂類	バター類，マーガリン類	6.38
17. 調味料及び香辛料類	しょうゆ類，みそ類	5.71
	上記以外の食品	6.25

（4）脂　質　脂質は，有機溶媒に溶ける食品中の有機化合物の総称であり，中性脂肪のほかに，リン脂質，ステロイド，ロウ，脂溶性ビタミンなども含んでいる．食品の特性により，ジエチルエーテルによるソックスレー抽出法，クロロホルム-メタノール改良抽出法，レーゼ-ゴットリーブ法または酸分解法などの各種の方法が用いられている．

（5）炭水化物　炭水化物は，生体内で主にエネルギー源として利用される重要な成分である．炭水化物は，いわゆる「差し引きによる炭水化物」，すなわち，可食部 100 g から水分，たんぱく質，脂質および灰分の合計（g）を差し引いた

値で示してある．なお，アルコール，タンニン，カフェインおよびテオブロミン（し好飲料類），酢酸（調味料及び香辛料類），硝酸イオン（野菜類）を多く含む食品ではこれらも差し引いて示してある．動物性食品では炭水化物が一般に微量であり，魚介類，肉類および卵類については差し引き計算によらずアンスロン-硫酸法による分析値を炭水化物の値としてある．

炭水化物の成分値には食物繊維も含まれているが，食物繊維の成分値はさらに別項目として掲載してある．

(6) 灰 分　灰分の測定は，直接灰化法（550℃）で恒量となるまで灰化して得られる残渣であり，炭水化物の算出に必要である．食品を焼いて残る灰は無機質の総量と考えられているが，灰化中に酸化物や炭酸塩が生成したり，塩素などの一部の元素は気化するので，灰分と真の無機質とは必ずしも一致しない．

(7) 無機質　無機質は，1日の摂取量がおおむね 100 mg 以上となるナトリウム，カリウム，カルシウム，マグネシウムおよびリンと 100 mg に満たない鉄，亜鉛，銅およびマンガンが収載されており，すべて人において必須性が認められたものである．なお，マンガンの成分値は別表に示してある．

ナトリウム，カリウムの含量は，食品を希酸抽出または乾式灰化後，原子吸光法により，鉄，亜鉛，銅，マンガンは，乾式灰化後，原子吸光法により，カルシウム，マグネシウムは，乾式灰化後，干渉抑制剤添加-原子吸光法により，また，リンは乾式灰化後，バナドモリブデン酸吸光光度法またはモリブデンブルー吸光光度法によりそれぞれ求められている．

(8) ビタミン　脂溶性ビタミンのビタミン A, D, E, K および水溶性ビタミンのビタミン B_1, B_2, ナイアシン，ビタミン B_6, B_{12}, 葉酸，パントテン酸，ビタミン C について記載してある．

① ビタミン A：　レチノール，カロテンおよびレチノール当量（μg）で表示されている．

レチノール：　ビタミン A の物質名称である．測定は紫外部吸収検出-高速液体クロマトグラフィーで行われ，成分値は異性体の分離を行わず全トランスレチノール相当量をレチノールとして記載されている．

カロテン：　カロテノイド色素のうち，レチノールと同様の活性を有するプロビタミン A には，植物性食品に主として含まれる β-カロテンのほかに α-カロテン，クリプトキサンチンなどがある．β-カロテン，α-カロテンおよびクリプトキサンチンは，可視部吸収検出-高速液体クロマトグラフィーにより測定され，

次の式 (1) に従って β-カロテン当量を求め，カロテンとして記載されている．

$$\beta\text{-カロテン当量} (\mu g) = \beta\text{-カロテン} (\mu g) + 1/2\,\alpha\text{-カロテン} (\mu g) \\ + 1/2\,\text{クリプトキサンチン} (\mu g) \quad (1)$$

レチノール当量： ビタミン A としての働きを表すレチノール当量 (μg) は，まず式(1)より β-カロテン当量 (μg) を算出し，次いで，すべての食品について，β-カロテンの変換率を 1/2，生物学的効力を 1/3 とし，式(2)からレチノール当量 (μg) が算出してある．

$$\text{レチノール当量} (\mu g) = \text{レチノール} (\mu g) + 1/6\,\beta\text{-カロテン当量} (\mu g) \quad (2)$$

②ビタミン D（カルシフェロール）： カルシウムの吸収と利用，骨の石灰化などに関与し，植物性食品に含まれるビタミン D_2（エルゴカルシフェロール）と動物性食品に含まれるビタミン D_3（コレカルシフェロール）がある．両者の分子量は異なるが，人に対してほぼ同等の生理活性を示すことから，分けることなくビタミン D として記載されている．測定は紫外部吸収検出−高速液体クロマトグラフィーによる．

③ビタミン E： 脂質の過酸化の阻止，細胞壁および生体膜の機能維持に関与している．食品に含まれるビタミン E は，主として α-，β-，γ-および δ-トコフェロールの 4 種からなる．ビタミン E は蛍光検出−高速液体クロマトグラフィーで測定され，α-トコフェロール当量（mg）で示してある．α-トコフェロール当量は，トコフェロール類の生物学的効力を，α-トコフェロール 100，β-トコフェロール 40，γ-トコフェロール 10，δ-トコフェロール 1 として，次の計算式によって算出されている．

$$\alpha\text{-トコフェロール当量} (\text{mg}) = \alpha\text{-トコフェロール} (\text{mg}) \\ + 40/100\,\beta\text{-トコフェロール} (\text{mg}) \\ + 10/100\,\gamma\text{-トコフェロール} (\text{mg}) \\ + 1/100\,\delta\text{-トコフェロール} (\text{mg})$$

④ビタミン K： K_1（フィロキノン）と K_2（メナキノン類）があり，両者の生理活性はほぼ同等である．蛍光検出−高速液体クロマトグラフィーで測定され，成分値は K_1 と K_2（メナキノン-4）の合計で示してある．

⑤ビタミン B_1（チアミン）： 蛍光検出−高速液体クロマトグラフィーで測定され，成分値はチアミン塩酸塩相当量で示されている．

⑥ビタミン B_2（リボフラビン）： 蛍光検出−高速液体クロマトグラフィーを用いて測定されている．

⑦ ナイアシン： 酸化還元酵素の補酵素の構成成分として重要なニコチン酸，ニコチン酸アミドなどの総称である．微生物学的定量法により測定され，成分値はニコチン酸相当量で示されている．

⑧ ビタミン B_6： アミノ酸代謝や神経伝達物質の生成などに関与している補酵素であるピリドキシン，ピリドキサール，ピリドキサミンなどの総称である．微生物学的定量法により測定され，成分値はピリドキシン相当量で示してある．

⑨ ビタミン B_{12}： アミノ酸，奇数鎖脂肪酸，核酸などの代謝に関与する酵素の補酵素であるシアノコバラミン，メチルコバラミン，アデノシルコバラミン，ヒドロキソコバラミンなどの総称である．微生物学的定量法により測定され，成分値はシアノコバラミン相当量で示してある．

⑩ 葉　酸： プリンヌクレオチドの生合成，ピリジンヌクレオチドの代謝に関与する補酵素として重要な葉酸の測定には，微生物学的定量法が用いられている．

⑪ パントテン酸： 補酵素であるコエンザイムＡおよびアシルキャリヤープロテインの構成成分である．測定には微生物学的定量法が用いられている．

⑫ ビタミンＣ： 食品中のビタミンＣは，L-アスコルビン酸（還元型）とL-デヒドロアスコルビン酸（酸化型）として存在する．その効力値は同等とみなされるので，成分値は両者の合計で示してある．可視部吸光検出-高速液体クロマトグラフィーにより測定されている．

(9) 脂肪酸　脂肪酸はカルボキシル基1個をもつカルボン酸のうち鎖状構造をもつものの総称であり，脂質の主要な構成成分としてグリセリンとエステル結合した形で存在するものが多い．脂肪酸は，脂肪酸組成に基づき，二重結合をもたない飽和脂肪酸，一つもつ一価不飽和脂肪酸，二つ以上もつ多価不飽和脂肪酸に分けて表示してある．脂肪酸組成は，食品から脂質を抽出後，エステル化し，水素炎イオン化検出-ガスクロマトグラフィーで測定してある．

(10) コレステロール　食品中や体内では遊離型と，脂肪酸と結合したエステル型がある．食品をケン化後，不ケン化物を抽出分離し，水素炎イオン化検出-ガスクロマトグラフィーで測定してある．

(11) 食物繊維　「ヒトの消化酵素で消化されない食品中の難消化性成分の総体」と定義される．測定には酵素-重量法（プロスキー変法）が用いられ，水溶性食物繊維と不溶性食物繊維および両者の合計値の総量を表示してある．水溶性食物繊維と不溶性食物繊維では生理作用に違いがあるといわれているが，両者の

分別定量が困難な藻類などの食品では総量のみが示されている．なお，動物性食品は，食物繊維の供給源としての寄与率が低いと判断されて測定されず，(0) 記号で示してある．

(12) 食塩相当量　成分表のナトリウム量に 2.54 を乗じて算出した値を g 単位で表示してある．ナトリウム量には食塩のほか，グルタミン酸ナトリウム，アスコルビン酸ナトリウム，リン酸ナトリウムなどに由来するナトリウムも含まれる．

(13) 備考欄　食品の内容と各成分値などに関連の深い重要な事項について，次のような補足説明が記してある．① 食品の別名，市販通称名，性状，廃棄部位，加工食品の材料名や主原材料配合割合，添加成分．② 食品本来の成分で，その食品を特徴づける硝酸イオン，アルコール，酢酸，カフェイン，タンニン，テオブロミン，しょ糖などの含量を g 単位で小数第 1 位まで表示．③ ホウレンソウの季節別情報やグレープフルーツの果肉色の異なる場合の食品情報など．

5）収載食品内容の充実

五訂日本食品標準成分表（以下，五訂成分表）では，食品成分の季節変動，国産と輸入食品の成分比較，調理後食品の成分値などについて，次のように内容が充実されている．

(1) 食品成分の季節変動　旬のある食品のうち，ホウレンソウの夏採りと冬採りの場合のビタミン C の季節別成分値（備考欄），カツオの春獲り（初ガツオ）と秋獲り（戻りガツオ）の水分と脂質の季節別成分値が比較，収載されている．

(2) 国産食品と輸入食品の成分比較　小麦，大豆，ピーマン，サクランボ，アジ，サバ，シシャモ，牛肉では国産・輸入品別に成分値が収載してある．また，輸入冷凍野菜のホウレンソウ，西洋カボチャでは国産品と成分比較がしてある．

(3) 養殖，天然別成分比較　魚介類のアユ，マダイ，ヒラメでは天然品と養殖品のたんぱく質，脂質，ビタミン B_1，B_2 などの成分値比較が収載してある．

(4) 食品の細分化　魚介類については品種などによる細分化，牛および豚の胃腸などの部位別の成分値などが収載されている．

(5) 調理後食品の成分値　食品は調理に際して，水さらしや加熱により食品中の成分が溶出あるいは変化し，一方，調理に用いる水や油の吸着などにより食品の重量は増減する．食品は調理前後で重量が変化することから，五訂成分表の「ゆで」，「焼き」，「あげ」などの調理した食品の成分値は，調理前の食品の成分値との整合性を考慮し，調理前の成分値に，次式より得られた調理前後の重量変

化率を乗じて算出してある．

$$\text{重量変化率 (\%)} = \text{食品の調理後重量} \div \text{食品の調理前重量} \times 100$$

なお，栄養計算に当たっては，この重量変化率と五訂成分表掲載の「調理した食品の成分値」と「調理前の可食部重量」を用い，次式により調理された食品全重量に対する成分量が算出できる．

$$\text{調理された食品全重量に対する成分量} = \text{調理した食品の成分値} \times \frac{\text{調理前の可食部重量 (g)}}{100 \text{ (g)}} \times \frac{\text{重量変化率 (\%)}}{100 \text{ (g)}}$$

また，五訂成分表の「廃棄率」と「調理前の可食部重量」から廃棄部を含めた原材料重量，すなわち食品材料の購入量が次式より算出できる．

$$\text{廃棄部を含めた原材料重量 (g)} = \frac{\text{調理前の可食部重量 (g)} \times 100}{100 - \text{廃棄率 (\%)}}$$

6) 食品可食部 100 g 当たりのアミノ酸および脂肪酸量

各食品の可食部 100 g 当たりの各アミノ酸量および各脂肪酸量は，改訂日本食品アミノ酸組成表，日本食品脂溶性成分表および五訂成分表を用いて，次式によりそれぞれ暫定的に算出する．

$$\text{可食部 100 g 当たりの各アミノ酸量 (mg)} = \frac{\text{五訂成分表の「たんぱく質 (g)」}}{\text{五訂成分表の「たんぱく質換算係数」}} \times \text{アミノ酸組成表の第 2 表の「可食部の全窒素 1 g 当たりの各アミノ酸量 (mg)」}$$

$$\text{可食部 100 g 当たりの各脂肪酸量 (g)} = \text{五訂成分表の「脂質 (g)」} \times \frac{\text{脂溶性成分表の「脂質 1 g 当たりの脂肪酸総量 (mg)」}}{1000} \times \frac{\text{脂溶性成分表の「脂肪酸総量 100 g 当たり脂肪酸 (g)」}}{1000}$$

4. 食品成分とその変化

4.1 水　　分

　水は食品の主成分でもあり，その働きには水分子の化学構造が重要な役割を果たしている．特に，食品中の水の存在形態（結合水・自由水）が，食品の保存や加工・調理において，食品の品質を左右していることが多い．

1) 水分子と水素結合

　水は H 原子，O 原子がそれぞれもっている電子が，図Ⅰ.3 で示すように共有結合をして，水の分子になっている．水分子全体では電気的に中性であるが，共有結合の電子は電気的に陰性の原子（水分子の場合は O 原子）の方に強く引きつけられる性質をもつので，その結果，水分子は「極性をもった分子」として存在し，分極をしている．水の化学的性質の多くはこの分極に密接に関係づけられる．すなわち，水分子の正電荷をもつ H 原子は隣接の水分子の負電荷をもつ O 原子にも引かれて，水分子は互いに引き合い水を構成する．このとき H 原子は二つの O 原子の間の橋となって新しい結合をしており，これを水素結合とよぶ（図Ⅰ.4）．水素結合は，水が食品中や生体中で存在する場合に，重要な役割を果たしている．また，氷を融解させたり水を沸騰させる場合には，普通考えられるよりも，この水素結合を切るための高いエネルギーが必要である．

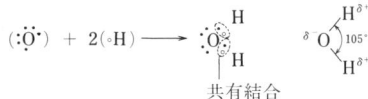

図Ⅰ.3　水分子の電子配置と分極

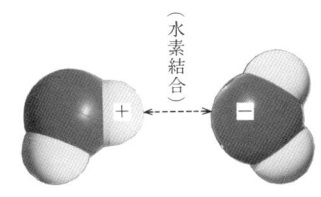

図Ⅰ.4　水分子間の水素結合

　次に，水分子と食品や生体成分とのかかわりについて考えてみる．砂糖水では，図Ⅰ.5 でわかるように，水分子の H 原子が砂糖分子の O 原子と水素結合している．このようにして，溶質の砂糖の分子は溶媒の水の中に溶かされ，水溶液にな

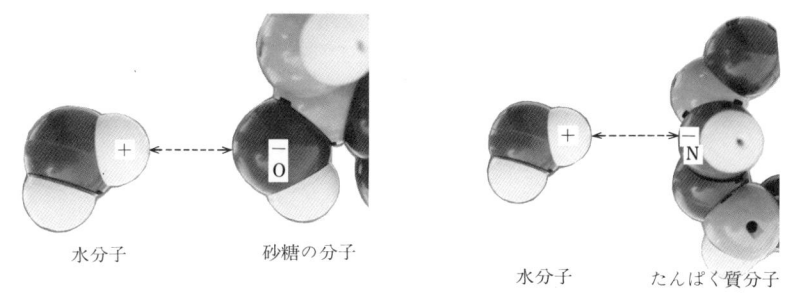

図 I.5 水分子と他物質の水素結合

っている．水分子のH原子はO原子だけでなく他の極性をもつ原子，たとえばN原子とも水素結合をする．このようにして，食品ではOH基をもつ糖質やNH基をもつたんぱく質などの成分が，水素結合によって水分子と結びつき，大きな組織構造をつくり上げている．

2) 自由水と結合水

食品中の水が糖質，たんぱく質などと水素結合をしている状態を水和とよぶ．この結合している水の束縛力が非常に強い場合を結合水とよぶ．この水は蒸発，凍結しにくく，溶媒としての性質を示さないので微生物や酵素に利用されにくい．また，この水は食品の安全保蔵に役立っている．この結合水を単分子層水分量[11]以下に取り除くと，食品成分が直接空気に触れることになり，酸化が促進され，食品が劣化する．それに対して，束縛力がほとんどなく，乾燥，凍結しやすい水を自由水（遊離水）とよぶ．この水は，微生物や酵素に利用されやすいので，この水を多く含有している食品は保存性が低く，腐敗や褐変が起こりやすい．結合水と自由水の中間の性質をもつ水を準結合水とよぶ．

3) 水分含量

食品中の総水分量，すなわち水分含量（%）は一般に常圧下105℃恒量乾燥したときの減量から，次式によって求められる．

$$水分含量（\%）=(W_1 - W_2)/W_1 \times 100$$

W_1：乾燥前の試料重量，W_2：乾燥後の試料重量，$W_1 - W_2$：乾燥により失われた水分重量．この水分含量によって，食品は次の3群に大別される．

① 水分が多い生鮮食品，加工食品（60～96%）： 野菜，果実，魚介，肉，ジュース，ハムなど．

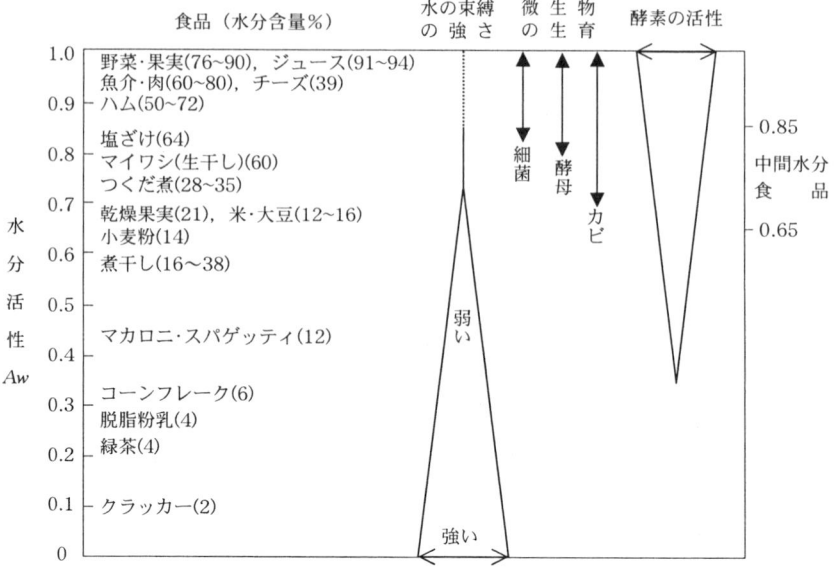

図Ⅰ.6 食品の水分活性と束縛力・微生物・酵素の関係

② 水分が非常に少ない自然の乾燥食品（4～16％）：米，小麦，大豆，落花生，クルミなど．

③ 水分をできるだけ少なくした人工による乾燥食品（2～40％）：干し魚，するめ，干し柿，つくだ煮，脱脂粉乳，コーンフレークなど．

しかし，食品の生鮮的な役割と保存面などを考える場合には，総水分量よりも，微生物の繁殖や酵素作用と関連のある自由水について考えることが大切である．このような考え方から出された概念が，次の水分活性である．

4）水分活性と食品の保存・加工

水分活性（A_w：water activity）とは，食品を密封容器内に入れ，水分が出入りしなくなって平衡に達した器内空気の相対湿度（RH：relative humidity）のことであり，次式によって表される．

$$A_w = 食品の蒸気圧／純水の蒸気圧 < 1, \qquad RH（\%）= A_w \times 100$$

図Ⅰ.6に示すように，食品の水分活性は，その水分含量とは必ずしも相関していない．生鮮さが要求される野菜，果実，魚介，肉，ジュース，ハムなどの水分含量はおよそ60～96％で幅があるが，A_wはいずれも0.9以上である．束縛力のほとんどない自由水が多い状態なので，微生物が繁殖しやすく酵素も活発に作用

するので腐敗や褐変を起こしやすく，これらの食品は保存しにくい．

　A_w が 0.65〜0.85 の間の食品は中間水分食品とよばれ，適度な水分量を保持し，微生物の繁殖や酵素の働きを抑えて保存性を高めた食品である．中間水分食品としては，乾燥果実，ゼリー，ジャム，米，大豆，つくだ煮，干し魚，塩漬魚などがある．このように，A_w は食品の保存中に起こる種々の微生物の繁殖や酵素による変化を知る目安になるので，食品の貯蔵や加工を考える場合に大切である．また，食品に食塩（塩蔵）や砂糖（糖蔵）を加えると，自由水の一部は結合水に変わるので水分活性は低くなり，微生物による変質を防ぐことができ保存性が高まる．

　一方，乾燥食品の脱脂粉乳，緑茶，コーンフレーク，クラッカーなどでは自由水はなくなり，束縛された水ばかりとなる．しかし，水分活性が極端に低くなると，空気中の酸素と光により酸化や退色などの変化を起こしやすくなるので注意が必要である．

4.2 炭水化物

　炭水化物は糖質と食物繊維の総称である．糖質は，食品中にでん粉，しょ糖，ぶどう糖，果糖などさまざまな形で含まれ，エネルギー源の材料や嗜好食品に用いられる．このように炭水化物中の糖質は消化性成分が多いが，食物繊維であるセルロールなどは難消化性成分である．でん粉などの炭水化物が加水分解によってできる最小単位を単糖類とよび，分子式は $C_m(H_2O)_m$ となる．

　単糖は多価アルコールの水酸基（-OH）が一つ酸化され，アルデヒド基（-CHO）をもつものをアルドース（aldose），またはケトン基（>C=O）をもつものをケトース（ketose）とよんでいる．単糖は分子内の炭素数 m の値により三炭糖（$m=3$），四炭糖（$m=4$），五炭糖（$m=5$），六炭糖（$m=6$）に区別される．

　これらの単糖の縮重合体である炭水化物は，その数により二糖類，多糖類に区別され，特に 2〜10 個程度の単糖が結合したものは少糖類（オリゴ糖）とよばれる．

a. 単糖・二糖類の化学構造
1）単糖類
　六炭糖の分子式は $C_6H_{12}O_6$ で示されるが，実際には性質が違った 4 種の糖がある．それぞれ，グルコース（ぶどう糖），フルクトース（果糖），マンノース，ガ

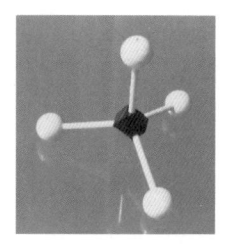

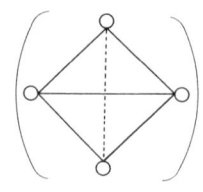

図 I.7 メタン CH_4 の分子モデル写真と炭素原子に結合する立体配置図

ラクトースと区別するが，そのためには，平面構造でなく立体的な構造式で説明する必要がある．

図 I.8 異性体のモデル

(1) 単糖類の鎖状構造　図 I.7のように，メタン CH_4 の分子モデルに基づいて考えると，C は 4 本の結びつく手をもち，立体的に 4 方向へ等しい角度につき出していると考えると説明しやすい．右側の図はこれを四面体構造で示したものである．図 I.8 の下の平面図では同じ構造式のようにみえるが，これは立体構造を簡略化したもので，上の立体配置の図でわかるように正四面体の中心に C があり，この 4 本の手にア，イ，ウ，エの異なった別々の原子または原子団が結

```
        CHO         ①        CH2OH
        |                      |
       *CH・OH       ②         C=O
        |                      |
        CH2OH       ③        CH2OH
   グリセルアルデヒド        ジヒドロキシアセトン
  （アルドースに属する）    （ケトースに属する）
```

D-グリセルアルデヒド　　L-グリセルアルデヒド

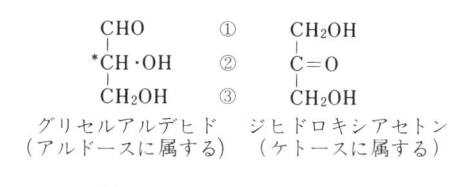

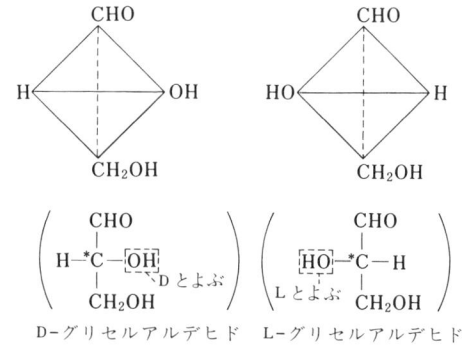

図 I.9 三炭糖（グリセルアルデヒド）の異性体

4.2 炭水化物

合したとすると，ちょうど鏡が中間にあって実像と鏡像との立体配置を示したこととになる．したがって，どのようにしても重ね合わせることができず，2種の異なった構造式を示すことがわかる．このような C を不斉炭素原子（C*で示す）とよび，この物質どうしを鏡像異性体または光学異性体という．

単糖の中で三炭糖 $C_3H_6O_3$ では図 I.9 の 2 系列の構造式をもっている．そのうち，最も簡単なアルドースであるグリセルアルデヒドを四面体構造で表すと，図のように，2 位の炭素が不斉炭素原子（C*）であるので 2 種の異性体ができ，この投影図が（図1.9（ ）内）の一般の構造式として示すと理解しやすい．この C* に結合する水酸基が右側にあるものを D 型，左側にあるものを L 型と定めている．もう一つの三炭糖（ケトース）であるジヒドロキシアセトンには異性体は存在しない．

次に五炭糖 $C_5H_{10}O_5$ と六炭糖 $C_6H_{12}O_6$ について，自然界で主に含まれる D 型の糖質の場合を取り上げてそれぞれの可能な異性体例をアルドース系列とケトース系列に分けて図 I.10 に示す．このような構造式を鎖状構造とよぶ．

(2) 単糖類の環状構造　　単糖は鎖状構造よりも，多くは C_1 の -CHO とほかの水酸基とが分子内結合（ヘミアセタール結合，ちょうちょ）して環をつく

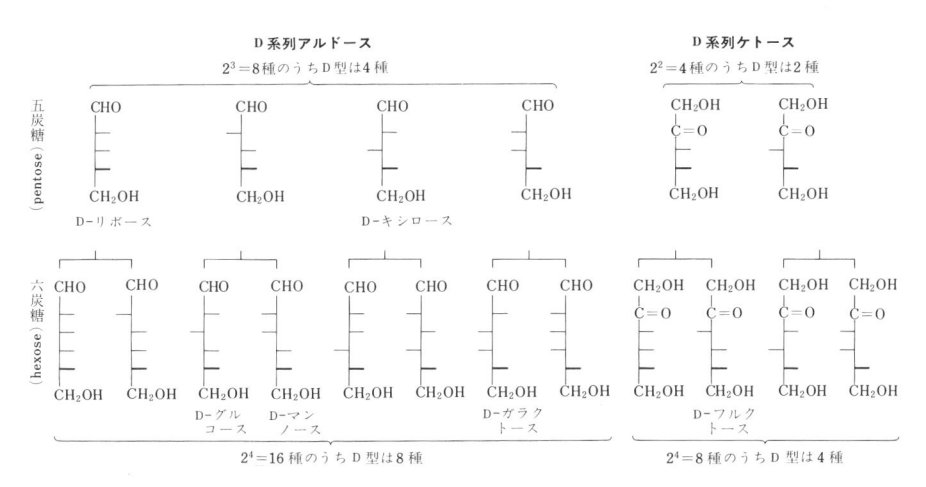

図 I.10 D 型単糖類の鎖状構造（吉岡・遠藤，1980[12] を改変）
異性体のうち天然の単糖のみ名称を記す．

図 I.11 グルコースの鎖状構造と環状構造

り，−CHO の部分は＞CH·OH に代わって結びついている．これを環状構造とよぶが，ここではグルコースの例をあげよう．図 I.11 で示すように，もとの鎖状構造では C^* は 4 個であったから，環状構造になると C_1 も新たに不斉炭素 C^* になる．そのため，D-グルコースに 2 種の異性体ができ，1 位の C^* にある水酸基が下側にあるものを α-D-グルコース，上側にあるものを β-D-グルコースとよぶ．環状構造では化学者のハース（W. N. Haworth）の提案により，右側の図のように六員環の環状構造（ピラノース型）で示すことになっている．

次に，D-フルクトースでは図 I.12 に示すように，C_2 の＞C=O と C_5 の水酸基とが環をつくり五員環の環状構造（フラノース型）になると，新たに C_2 が C^*

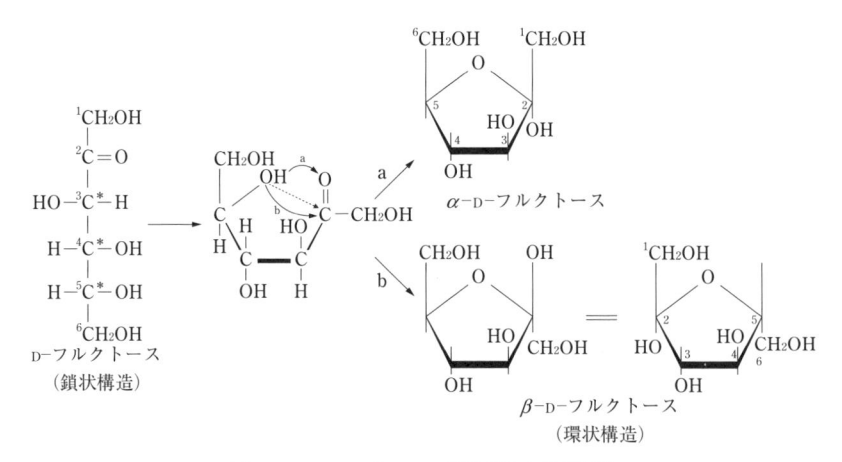

図 I.12 フルクトースの鎖状構造と環状構造

4.2 炭水化物

表 I.7 食品中に含まれる単糖類（吉岡・遠藤，1980[12]）を参考）

名　称	構造式	食　　品		旋光度$[\alpha]_D$ ($\alpha \cdot \beta$型混合の平衡)
		単糖のまま	構成成分	
（五炭糖 pentose）D-キシロース D-xylose		タケノコ	麦・イネわら，トウモロコシ穂軸（キシランの形）	+19°
D-リボース D-ribose		ーーー	動植物細胞（RNAの形） 呈味成分（イノシン酸の形）	−24°
L-アラビノース L-arabinose		ーーー	植物ゴム，粘質物，大豆 （アラバンの形）	+105°
（六炭糖 hexose）D-グルコース D-glucose		果物	穀類，いも類（でん粉の形） 肝臓，カキ貝（グリコーゲンの形） 植物（セルロースの形） 配糖体（グリコシドの形） サトウキビ（しょ糖の形） 麦芽（マルトースの形）	+52°
D-ガラクトース D-galactose		ーーー	牛，ヤギの乳汁（ラクトースの形） マメ科（ガラクタンの形，重合度は100程度）	+81°
L-ガラクトース L-galactose		ーーー	テングサ，フノリ（寒天の形）	−84°
D-マンノース D-mannose		ーーー	コンニャク（マンナンの形）	+14°
D-フルクトース D-fructose		果物，蜂蜜	サトウキビ，テンサイ（しょ糖の形） キクイモ，ゴボウ（イヌリンの形）	−92°
L-ソルボース L-sorbose		熱帯果樹	トケイ草の果皮，ビタミンCの製造原料	−43°
（デオキシヘキソース）L-ラムノース L-rhamnose （6-デオキシ-L-マンノース 6-deoxy-L-mannose）		ーーー	ソバのルチン，かんきつ類のナリンギン，ジャガイモのソラニン（いずれも配糖体の形）	+8°
L-フコース L-fucose （6-デオキシ-L-ガラクトース 6-deoxy-L-galactose）		ーーー	褐藻類（細胞間多糖の形）	−76°

図 I.13 D型, L型糖の構造（対称図より）

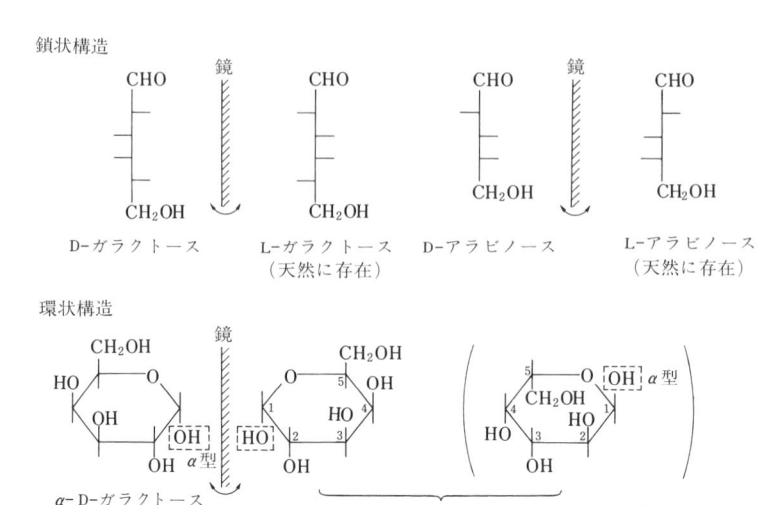

注：β-D-ガラクトースとβ-L-ガラクトースの場合もある．

になり，2種のα-D-フルクトースとβ-D-フルクトースができる．ただし，水溶液中では，フラノース型とピラノース型の平衡混合物として存在し，しょ糖を構成する場合はフラノース型であるが，単糖の場合はピラノース型が安定である．

環状構造においても，鎖状構造の場合と同様に，D型とL型は図 I.13 に示すように互いに鏡像関係にある．これらの糖と食品との関係例を示す（表 I.7）．

（3）変旋光　単糖類は還元性をもつので還元糖とよばれ，水に溶けると旋光度が変化する．グルコースの溶液作成直後はα型の比旋光度は $[\alpha]_D +112°$ で時間とともに異性化しβ型が生成してαとβ型の平衡状態となり旋光度は一定（$[\alpha]_D +52°$）になる（図 I.14）．この現象を変旋光とよぶ．甘味度は溶かした直後が最も高く，β型が混じると甘さは減少する．一方，フルクトースでは，逆に溶かした直後はβ型（$[\alpha]_D -134°$）で最も甘く，時間とともに変旋光をして，α型が加わるに従って，甘さは減少し，β, α型の平衡状態で $[\alpha]_D -90°$ である．

（4）糖誘導体　単糖の反応しやすい部分（-CHO, >C=O, -OH）が還元，酸化または置換されて，それぞれ特徴をもった糖アルコール，アルドン酸，ウロン酸，糖酸，アミノ糖，イオウ糖などの糖誘導体ができる．図 I.15 に，最もよく利用されるグルコースの例をあげる．そのうち，チオグルコースはカラシナ，

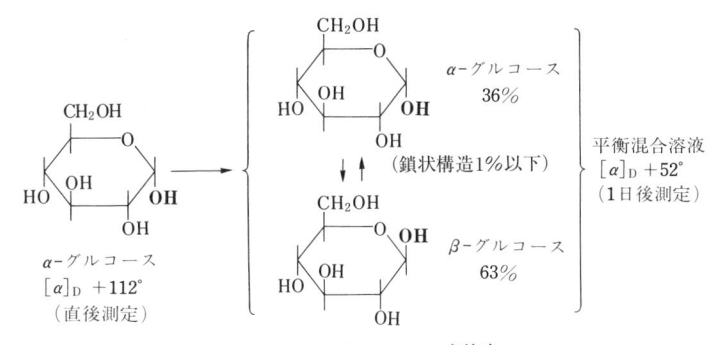

図 I.14 D-グルコースの変旋光

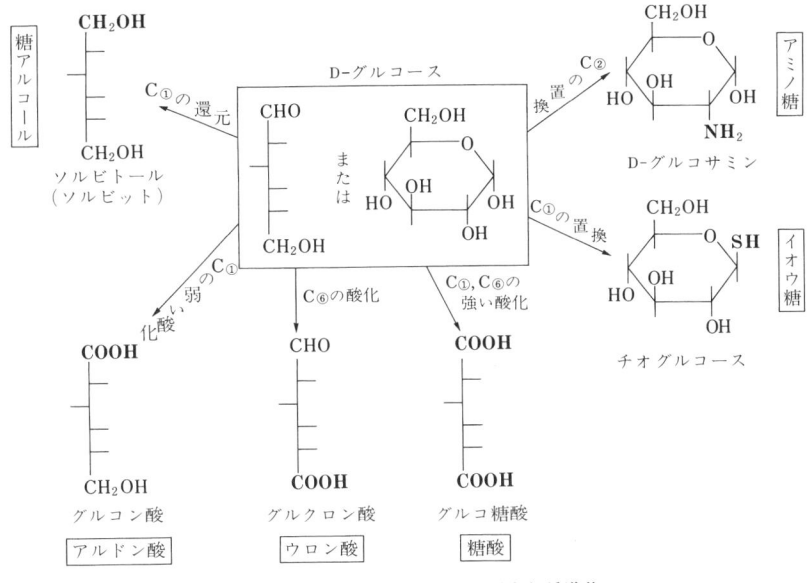

図 I.15 D-グルコースの主な反応と誘導体

ワサビの配糖体のシニグリンの成分として存在する．糖アルコールは結晶またはあめ状の形で取り出され，甘味料や食品加工などに用いられる．ほかの糖誘導体はほとんどが動植物内の構成成分として含まれる．表 I.8 に糖誘導体の構造式とその所在をあげる．

2) 二糖類

二糖類の化学式は $C_{12}H_{22}O_{11}$ で示され，2分子の単糖がグリコシド結合したもので，異性体のマルトース (maltose)，ラクトース (lactose)，しょ糖 (sucrose,

表 I.8 主な糖誘導体

	名　称	構造式	所在
ウロン酸	グルクロン酸 D-glucuronic acid	(構造式)	軟骨（結合組織の主成分）
	ガラクツロン酸 D-galacturonic acid	(構造式)	細胞壁，特にミカンの皮，リンゴ，イチゴ（ペクチンの成分）
	マンヌロン酸 D-mannuronic acid	(構造式)	褐藻（アルギン酸の成分）
アミノ糖	グルコサミン D-glucosamine	(構造式)	エビ，カニの殻（キチンの成分）
	ガラクトサミン D-galactosamine	(構造式)	人乳のオリゴ糖の成分
糖アルコール	ソルビトール D-sorbitol (sorbit)	(構造式)	植物，特に果実に多い．甘味のある結晶，ビタミンCの原料
	マンニトール D-mannitol (mannit)	(構造式)	コンブ，干し柿，キノコに多い
	マルチトール D-maltitol (maltit)	(構造式)	マルトースの還元により得られるダイエット甘味料．難消化性二糖類である

saccharose）がある．これらの二糖類は，人体では消化酵素の働きにより加水分解されて単糖になり吸収されるので，消化性二糖類とよばれる．消化吸収されないマルチトール（maltitol，maltit）は難消化性二糖類として区別する．

(1) α-マルトース（麦芽糖） 2分子のα-D-グルコースがα-1,4グリコシド結合して生成した還元糖で，でん粉にアミラーゼを作用させると多量の水あめができる．マルトースは麦芽中に存在し取り出してあめなどに，また結晶になりにくいことから和菓子などにも用いられる．

マルトースの還元により得られた糖アルコールをマルチトールとよび，低カロリー甘味料に用いられる（第II編 3.1 節）．

(2) α-ラクトース（乳糖） β-D-ガラクトースとα-D-グルコースが結合してα-ラクトースができる．哺乳動物の乳汁中に含まれ，食品としては牛乳中の乳糖が利用されている．

(3) しょ糖 α-D-グルコースとβ-D-フルクトースのグリコシド性の-OHが脱水縮合したもので，非還元糖である．α型，β型の区別はないので変旋光はない．一定した甘味をもっている．果実や野菜中に含まれ，特にサトウキビ（甘蔗），ビート（砂糖大根，甜菜）には多いので搾って精製して砂糖にする．

しょ糖の比旋光度は $[\alpha]_D + 66.5°$ である．このしょ糖に酵素スクラーゼ（サッカラーゼ）を作用すると加水分解してD-グルコース（平衡後は$+52°$）とD-フルクトース（平衡後は$-92°$）の混合物になる．その際，旋光度が右旋性から左旋性（$[\alpha]_D - 20°$）に転じるので，この現象を転化（inversion）といい，この混合物を転化糖とよぶ．

α-グルコース + β-フルクトース ⇌(縮合/加水分解) スクロース(しょ糖) (α-1,2 結合) + H_2O

b. 消化性多糖類

食品に含まれるでん粉、グリコーゲンなどは消化吸収するので消化性多糖類とよばれる．

(1) でん粉 エネルギー源としてよく用いられ，穀類，いも類，豆類などに幅広く含まれる．表I.9に示すように，うるち米など多くのでん粉性食品はアミロペクチンにアミロースを17～30%含んだ混合物で，ヨード反応は青色を示すが，もち米やもち種トウモロコシ（ワキシーコーン）のでん粉はアミロペクチン

表I.9 穀類、いも類中のアミロース・でん粉・含有部

植 物 名	うるち米	もち米	サツマイモ	ジャガイモ	トウモロコシ	小 麦
アミロース(%)	17～19	0	19	24～25	21～25	24～30
でん粉量(%)	75～85		15～29	14～25	68～77	70～77
含 有 部	種 子		塊 根	塊 茎	種 子	種 子

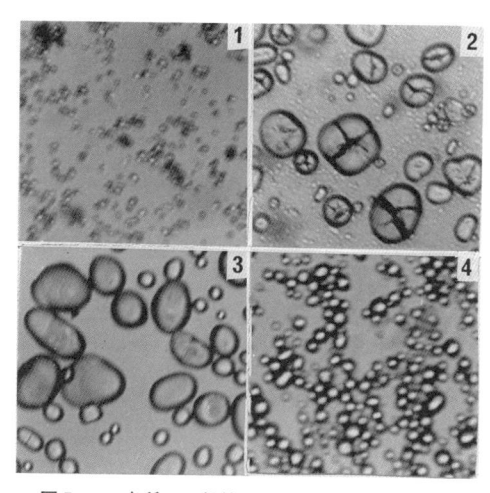

図I.16 各種でん粉粒の顕微鏡写真（小田原図）
(1) もち米でん粉，(2) アズキでん粉，(3) ジャガイモでん粉，(4) サツマイモでん粉．同倍率（×600）での拡大写真．大小，形が比較できる．

だけで，ヨード反応は赤色を示す．同じでん粉でも材料により理化学的性質が異なっており（図Ⅰ.16），その特徴を生かして調理加工などに広範に利用されている．

① アミロース，アミロペクチンの化学構造：　アミロースは α-D-グルコースが α-1,4 結合により生成した直鎖構造のでん粉の一つである．

アミロペクチンは α-D-グルコースが α-1,4 結合をし，ところどころで α-1,6 結合により生成した枝分かれ構造で，同様にでん粉の一つである．

アミロース(amylose)：DP(重合度)240〜3,800，ヨード反応は青色，還元性なし．

アミロペクチン(amylopectin)：DP1,000〜37,000，ヨード反応は赤紫色，還元性なし．

アミロースのらせん構造

② 糊化と老化：　生のでん粉はアミロースやアミロペクチン分子相互が強い結合力（ファンデルワールス力）によって規則正しく集まったミセル構造よりなるでん粉粒である．このでん粉粒を β でん粉とよぶ．このでん粉に水を加えて加熱すると熱エネルギーによってでん粉粒の中に水分子が入り込み，さらに熱エネルギーの働きによってミセル構造がゆるんででん粉粒子や水分子の運動が盛んになり，でん粉粒がくずれて，やがてミセル構造がみられなくなり，水分を十分に吸収して糊状になる．このように糊化（または α 化）によりミセル構造がくずれて生じたものを α でん粉とよぶ．生の β でん粉を食べると固くて消化しにくいので，でん粉性食品は加熱調理により α 化して利用する．

α でん粉を放置すると，再びでん粉粒子が寄り集まってミセル構造を形成し β でん粉に戻る．この現象を老化とよび，0℃付近の低温で水分が 30〜60% の条

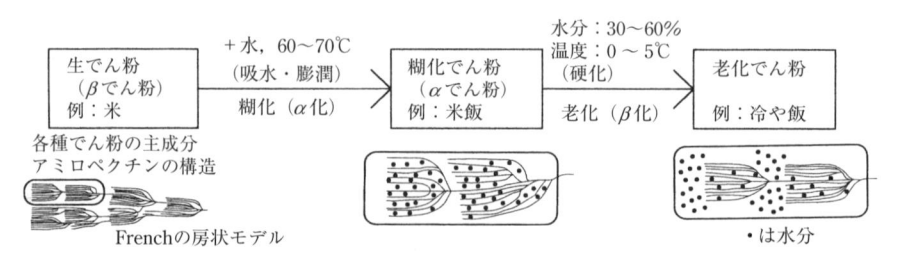

図 I.17 でん粉の糊化と老化（豊沢ら，1998[13]）を参考）

件のとき，特に老化しやすい．図 I.17 にでん粉の糊化と老化の概要を示す．この老化の防止のため，αでん粉にした加工食品を熱風乾燥法や凍結乾燥法により水分を 10 ～ 13%前後に調整して利用する．即席餅，乾燥飯，凍結飯，おこし，あられ，せんべい，ビスケットなどがある．

(2) グリコーゲン　牛，鶏の肝臓やカキ（貝）などに含まれ，エネルギー源として役立つ．動物性でん粉ともいわれるほどアミロペクチンとよく似た構造（α-1,4 結合，α-1,6 結合）をもつが，枝分かれ構造が多く，ヨード反応は赤色を示す．

4.3 食物繊維

食物繊維は，1972 年トロウェル（Trowell）博士により生理的意味を含む用語として提唱されたダイエタリー・ファイバー（dietary fiber）の訳語であり，「人の消化酵素で消化されない食品中の難消化性成分の総体」と定義されている．食物繊維には水溶性および不溶性食物繊維があり，セルロース，ヘミセルロース，ペクチン質，リグニン，キチンなどその種類は非常に多い．食物繊維の分類と食品例を表 I.10 にまとめる．食物繊維は人体内の腸管のぜん動促進，食物の腸管通過時間の短縮，便容積の増加などの整腸作用をもち，非常に大切な役割を果たしている．

(1) セルロース（cellulose）　植物の細胞壁の主成分で D-グルコースが β-1,4 結合した直鎖状の高分子である（図 I.18）．

セルロースのカルボキシメチル誘導体（CMC）は水によく溶け独特な粘性を示すので，アイスクリームなどの増粘剤として利用され

図 I.18　セルロースの構造式

表 I.10　食物繊維の分類と含有食品例（辻・森編，2000[14]）を簡略化）

		水溶性食物繊維	不溶性食物繊維	食品例
植物起源			セルロース	穀類，野菜
			ヘミセルロース	ふすま，緑豆
			リグニン	ココア，野菜
			寒天	紅藻類
		ペクチン		果物，野菜
		グアーガム		グアー豆
		グルコマンナン		コンニャク
		アルギン酸ナトリウム		褐藻類
		低分子アルギン酸		褐藻類
		低分子グアーガム		飲料
		難消化性デキストリン		パン
動物起源			キチン	カニ，エビ
			コラーゲン	畜肉，フカヒレ
		コンドロイチン硫酸		魚肉
多糖類	化学修飾		カルボキシメチルセルロース	
			キトサン	

ている．

(2) ペクチン（pectin）　植物の果実や茎などに広く分布する成分で，組織中ではセルロースやヘミセルロースなどと結合した水不溶性のプロトペクチンとして存在している（図 I.19）．このプロトペクチンは，水や希酸と加熱もしくはプロトペクチナーゼの作用を受け水溶性ペクチンとなる．さらにこの水溶性ペクチンにペクチンエステラーゼが作用するとペクチン酸となる．

　ペクチンは，メトキシル基含量 7% 以上の高メトキシルペクチンと 7% 未満の低メトキシルペクチンに分類される．高メトキシルペクチンの酸性液（pH 3 程度）はしょ糖（60〜70%）とともに加熱するとゲル化し，高糖度ジャムやマーマレードに利用される．低メトキシルペクチンは Ca^{2+} や Mg^{2+} など二価の金属イオン共存下でゲル化し，低糖度ジャムなどに応用される．

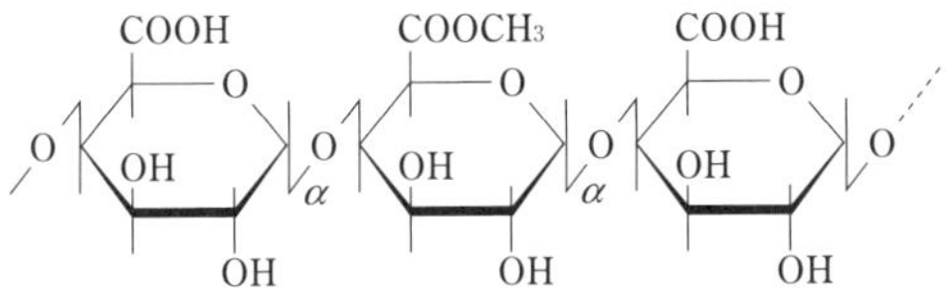

図 I.19　ペクチンの構造式

(3) 寒天（agar-agar） テングサなどの紅藻類の成分で，熱可逆性ゲル化能をもつ．寒天の主成分はガラクトースを構成糖としたアガロース（約70%）とアガロペクチン（約30%）であり，ゲル化能にはアガロースの関与が大きい．製菓のゼリーやトコロテンなどに利用する．

(4) イヌリン（inulin） ゴボウ，キクイモなどの根に存在する多糖で，スクロースのフルクトース残基部分が延長した$β-2,1$フルクタンである．

(5) グルコマンナン（glucomannan） こんにゃくいもに存在し，水と消石灰を加えて加熱すると，粘度の高いゲル（コンニャク）を形成する．D-グルコースとD-マンノースが約1：2の割合で結合している．

(6) アルギン酸（alginic acid） コンブなどの褐藻類の細胞壁に多く含まれる．D-マンヌロン酸とL-グルロン酸が$β-1,4$結合したポリマーである．その塩（NaやCa塩）溶液は安定な粘稠液となるので，アイスクリームやドレッシングなど加工食品への利用範囲が広い．

(7) キチン（chitin） キチンは，エビ，カニなどの甲殻類の殻，昆虫の甲皮，菌類の細胞壁などに存在するN-アセチル-D-グルコサミンが$β-1,4$結合した多糖類である．また，キトサンは，キチンの脱アセチル化物（アセチル化度60%以上）である．この両者を総称してキチン質という（図Ⅰ.20）．

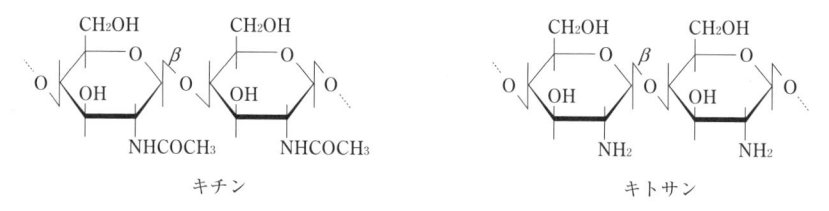

図Ⅰ.20 キチン，キトサンの構造式

4.4 脂 質

脂質（lipid）とは，動植物に広く分布し，一般に水に溶けず，エーテル，クロロホルムなどの有機溶剤に溶ける有機物を総称していう．食品中の脂質には，主成分である脂肪（グリセリンと脂肪酸の縮合物）をはじめとして，ロウ，リン脂質，ステロール，カロテノイド色素なども含まれる．

4.4 脂質

a. 脂肪酸の構造と性質

脂肪酸（fatty acid）とは脂肪族炭化水素基の末端にカルボキシル基（−COOH）が1個結合した化合物のことである．この名前の由来は脂肪を加水分解して得られた酸性物質ということである．通常食品中にある脂肪酸はほとんどが偶数個（生体内で炭素数2個が単位となって生合成されるため．例外的に奇数個の炭素をもつ脂肪酸を含むこともある）の炭素をもち，末端にカルボキシル基を1個有する直鎖状の炭化水素である．

1) 飽和脂肪酸

飽和脂肪酸の例として一般の動植物油脂に広く分布する，炭素数18個のステアリン酸の構造を考えてみよう．この酸は下の構造式でわかるように，炭化水素鎖の末端に CH_3- と $-COOH$ をもち，その間に $-CH_2-$ が16個つながった脂肪酸である．これを簡略にして示性式 $CH_3 \cdot (CH_2)_{16} \cdot COOH$ で示すこともできる．このように，炭素鎖の各炭素原子の4本の結合のすべてが，隣りの炭素原子あるいは水素原子と単結合して飽和されている脂肪酸を飽和脂肪酸とよび，一般式として $C_nH_{2n+1}COOH$ で示す．

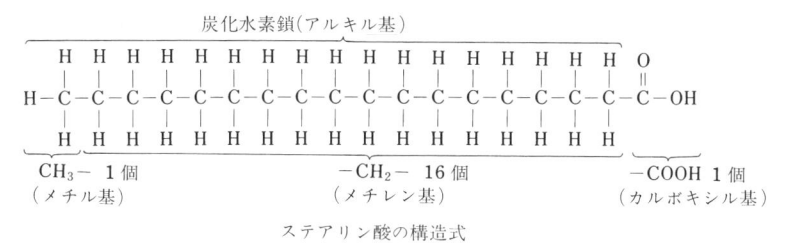

```
        炭化水素鎖(アルキル基)
    H H H H H H H H H H H H H H H H H      O
    | | | | | | | | | | | | | | | | |      ||
 H-C-C-C-C-C-C-C-C-C-C-C-C-C-C-C-C-C-C-OH
    | | | | | | | | | | | | | | | | |
    H H H H H H H H H H H H H H H H H
   CH₃- 1個        -CH₂- 16個           -COOH 1個
  （メチル基）     （メチレン基）       （カルボキシル基）
```

ステアリン酸の構造式

飽和脂肪酸の示性式，所在および融点・水に対する溶解度を表 I.11 に示す．

通常，炭素数 12 ～ 20 個のものが多く，パルミチン酸（C_{16}）とステアリン酸（C_{18}）が天然には最も多く存在する．炭素数が 4 ～ 10 個までのものはバター，ヤシ油以外にはほとんど含まれない．

$CH_3 \cdot CH_2 \cdots\cdots CH_2 \cdot CH_2 \cdot CH_2 \cdot COOH$
　　　　　　　　　…… 4　3　2　1
ω　　　　…… γ　β　α

脂肪酸の炭素の位置を示すには，通常，左式右側のカルボキシル基のCを1とし，左側に向かって2, 3, 4, …の番号をつける．カルボキシル基の隣りのC（左側のメチレン基）から $\alpha, \beta, \gamma, \cdots \omega$ をつける方法も用いられる．

2) 不飽和脂肪酸

不飽和脂肪酸の例として，一般の植物油に多く含まれ，炭素数18個で二重結合を2個もつリノール酸を考えてみよう．この酸は，次の構造式からわかるよう

表 I.11　飽和脂肪酸（油脂化学便覧，1971[15]，1990[16]）

炭素数	名称	示性式	所在	備考 融点(℃)	溶解度(水)
2	酢酸	CH_3COOH	（脂肪の構成成分にならない）	16.6	易溶
4	酪酸	$CH_3(CH_2)_2COOH$	バター	-7.9	〃
6	カプロン酸	$CH_3(CH_2)_4COOH$	バター，ヤシ油	-3.4	〃
8	カプリル酸	$CH_3(CH_2)_6COOH$	〃	16.7	可溶
10	カプリン酸	$CH_3(CH_2)_8COOH$	〃	31.6	冷水に難溶
12	ラウリン酸	$CH_3(CH_2)_{10}COOH$	〃	44.2	不溶
14	ミリスチン酸	$CH_3(CH_2)_{12}COOH$	〃	53.9	〃
16	パルミチン酸	$CH_3(CH_2)_{14}COOH$	一般動植物油	63.1	〃
18	ステアリン酸	$CH_3(CH_2)_{16}COOH$	〃	69.6	〃
20	アラキン酸（アラキジン酸）	$CH_3(CH_2)_{18}COOH$	落花生油	75.3	〃
22	ベヘン酸	$CH_3(CH_2)_{20}COOH$	〃	79.9	〃
24	リグノセリン酸	$CH_3(CH_2)_{22}COOH$	〃	84.2	〃

に，カルボキシル基から数えて9番と10番および12番と13番の炭素の間に二重結合（−CH=CH−）をもっている．このように，飽和脂肪酸の炭化水素鎖から2個以上の水素原子がとれ，二重結合を有する脂肪酸を不飽和脂肪酸とよぶ．なお，これらの二重結合の位置は各不飽和脂肪酸において異なる．

リノール酸の構造式

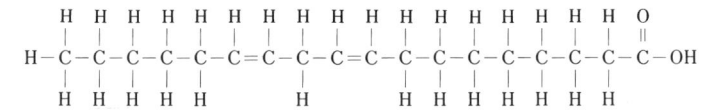

```
           H H H H H H   H H   H H H H H H H H O
           | | | | | |   | |   | | | | | | | | ||
        H−C−C−C−C−C−C=C−C−C=C−C−C−C−C−C−C−C−C−OH
           | | | | |     |     | | | | | | | |
           H H H H H     H     H H H H H H H H
```

末端カルボキシル基を
1とする．　　　　　18 17 16 15 14 13=12 11 10=9 8 7 6 5 4 3 2 1

末端メチル基をω_1
とする．　　　　　ω1 2 3 4 5 6=7 8 9=10 11 12 13 14 15 16 17 18
（n-x表記）　　　　　　　　　　 n-6　　　n-9
=（二重結合位置）

示性式　　$CH_3(CH_2)_4CH=CHCH_2CH=CH(CH_2)_7COOH$
注：簡略にして，$C_{18:2}$ または n-6 系脂肪酸：$C_{18:2}$, n-6 と示す方法もある．
通常n-6はnマイナス6と読む．二重結合はカルボキシル基炭素から数えて18-6
=12位にある（文献39）のp.65より）．

二重結合の位置によって脂肪酸を分類する場合，カルボキシル基の反対側にある末端メチル基の炭素を1として数えるω（オメガ）命名法と，二重結合がこのメチル基末端から何番目の炭素にあるかを示すn-x表記がある．リノール酸は末端メチル基の炭素から数えて6番目と7番目の位置の炭素間に二重結合をもつ

表 I.12　不飽和脂肪酸 [16]

炭素数：二重結合数	二重結合の位置（末端カルボキシル基（COOH）の炭素を1とした場合）	n-x表記	名称	所在	備考 融点（℃）
16:1	9	n-7	パルミトレイン酸	バター，動物油	0.5
18:1	9	n-9	オレイン酸	一般動植物油	13.4
18:2	9, 12	n-6	リノール酸	一般植物油	-5.2
18:3	9, 12, 15	n-3	α-リノレン酸	アマニ油，エゴマ油，シソ油	-10～-11.3
18:3	6, 9, 12	n-6	γ-リノレン酸	月見草種子油	
20:4	5, 8, 11, 14	n-6	アラキドン酸	リン脂質	-49.5
20:5	5, 8, 11, 14, 17	n-3	イコサペンタエン酸（IPA）*	魚油	
22:1	13	n-9	エルカ酸（エルシン酸）	ナタネ油	34.7
22:5	4, 8, 12, 15, 19	n-3	クルパノドン酸（イワシ酸）	魚油	-78
22:6	4, 7, 10, 13, 16, 19	n-3	ドコサヘキサエン酸（DHA）	魚油	
24:6	4, 8, 12, 15, 18, 21	n-3	ニシン酸	魚油	

* 20:5はエイコサペンタエン酸（EPA）ともよぶ．

ので ω6 脂肪酸，すなわち n-6 系脂肪酸に属する．n-6 系脂肪酸および n-3 系脂肪酸については，3)項参照．

$C_{16:1}$（パルミトレイン酸）から $C_{24:6}$（ニシン酸）までの不飽和脂肪酸の二重結合の数と位置，n-x 表記による分類，所在および融点を表 I.12 に示す．

不飽和脂肪酸の一般式は，二重結合が 1, 2, 3 個存在すると，それぞれ $C_nH_{2n-1}COOH$，$C_nH_{2n-3}COOH$，$C_nH_{2n-5}COOH$ となる．

二重結合をもつ化合物には，シス型とトランス型の二つの幾何異性体があるが，天然の不飽和脂肪酸の二重結合は通常シス型である．二重結合を 2 個以上もつ不飽和脂肪酸を高度不飽和脂肪酸，または多価不飽和脂肪酸とよぶ．

3）必須脂肪酸

リノール酸，α-リノレン酸およびアラキドン酸は動物の正常な成長と健康の維持のために食物として摂取しなければならないので必須脂肪酸とよばれる．必

須脂肪酸は生体膜の重要な構成成分である．

　植物では飽和脂肪酸からオレイン酸→リノール酸→ α-リノレン酸という順序でつくられるが，動物体内では高度不飽和脂肪酸である n-6 系列のリノール酸と n-3 系列の α-リノレン酸は合成されない．これらは，食物として取り込まれると，それぞれの系列の脂肪酸に変換される．すなわち n-6 系列の脂肪酸のリノール酸は食用油，穀類，動物性食品に比較的多く，動物体内でリノール酸→ γ-リノレン酸→ジホモ- γ-リノレン酸→アラキドン酸に変換される．一方，n-3 系列の脂肪酸は葉菜，根菜，植物プランクトン，魚介類に多く，α-リノレン酸は動物体内で，α-リノレン酸→イコサペンタエン酸（IPA）→ドコサヘキサエン酸（DHA）に変換される．動物体内ではこれら2系列の間に相互変換はない．

　n-6 系列のリノール酸は動物の成長，皮膚症状などを正常に保つ上で必須である．主にアラキドン酸に変換され，ホルモン様イコサノイド（プロスタグランジン，トロンボキサンやロイコトリエンなど）の前駆体になる．

　n-3 系列の α-リノレン酸は脳・神経機能を高く保つ上で必須である．

4) 脂肪酸の性質

(1) 脂肪酸の溶解度　表 I.11 にあげた最も簡単な脂肪酸，酢酸（ただし，脂肪の構成成分にならない）は，親水性のカルボキシル基（-COOH）をもつので水によく溶ける．ところが，カルボキシル基をもっていても，それに結合している炭化水素鎖（アルキル基）は疎水性（親油性）なので，この炭素数が増すにつれて水に溶けにくくなり，カプリン酸（C_{10}）は冷水に溶解しにくくなり，ラウリン酸（C_{12}）はほとんど溶解しない．

$$\underbrace{CH_3CH_2CH_2CH_2CH_2CH_2CH_2CH_2CH_2CH_2}_{\text{疎水基（親油基）}} \cdot \underbrace{COOH}_{\text{親水基}}$$

ラウリン酸（C_{12}）

炭化水素鎖が長くなるほど水に難溶性になる．

　油が水に溶けないのは，油を構成する脂肪酸のカルボキシル基がグリセリンの水酸基とエステル結合して親水性が低下している上に，構成脂肪酸の大部分が C_{16} や C_{18} の長鎖脂肪酸（C_{12} 以上のもの）であるからである．

　炭素数の増加とともに蒸気圧も低下する．水蒸気蒸留によって留出してくるのはカプリン酸（C_{10}）までであり，カプリン酸（C_{10}）までを揮発性脂肪酸とよぶ．

(2) 脂肪酸の融点　飽和脂肪酸では，表 I.11 の融点の比較から明らかなように，C_8 までの脂肪酸の融点は比較的低く，常温では液体であって，不快臭が

ある．C_{10} 以上は，炭素数増すにつれて融点は高くなり固体となる．

一方，不飽和脂肪酸の融点は，表 I.12 でわかるように，同一炭素数の飽和脂肪酸の融点に比較して著しく低く，しかも二重結合の数が多くなるほど融点は低くなり，通常常温では液状となる．また，二重結合は反応性に富むので，高度不飽和脂肪酸を多く含む油脂ほど酸化されやすく，変質しやすい．

b. 脂質の種類と特徴

脂質は構造の上から，単純脂質，複合脂質，誘導脂質に分けることができる．

1) 単純脂質

単純脂質の一つの脂肪は図 I.21 に示すように，多価アルコールのグリセリンが 3 個の脂肪酸と縮合してトリグリセリド（triglyceride）となったもので，中性脂肪または「油脂」（oil and fat）ともよぶ．その他，ロウ（脂肪酸の高級一価アルコールエステル）も単純脂質の一つである．

$$\begin{array}{c}CH_2OH\\|\\CHOH\\|\\CH_2OH\end{array} + \underbrace{HOOCR_1 + HOOCR_2 + HOOCR_3}_{脂肪酸} \xrightarrow{-3H_2O} \begin{array}{c}CH_2OCOR_1\\|\\CHOCOR_2\\|\\CH_2OCOR_3\end{array}$$

グリセリン　　　　　　　　　　　　　　　　　　　　　　脂肪
（トリグリセリド）

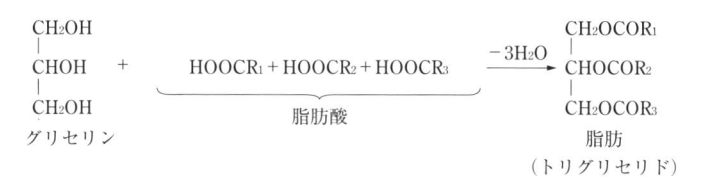

図 I.21　グリセリンおよびトリグリセリド

2) 複合脂質

リン脂質と糖脂質　　リン脂質は複合脂質の一種であって，アルコール類に脂肪酸およびリン酸が結合した生体成分である．アルコールの種類によって図 I.22 のように，グリセリンを含有するもの（レシチン，ケファリン）と，長鎖状塩基のスフィンゴシンを含有するもの（スフィンゴミエリン）とがある．

レシチンは，親水性を帯びたコリンリン酸の部分と，グリセリンの 1 位，2 位に結合した長鎖脂肪酸の親油性を帯びた炭化水素鎖（アルキル基）をもつので乳化性がある．この性質は，生体膜の構造と機能に関係し，生体成分として重要な意味をもっている．食品では，大豆や卵黄に多く含まれている．大豆レシチンはマーガリン，チョコレート，アイスクリームなどに用いられるが，ほかに酸化防止剤としての働きもあるので食用油脂などにも利用される．一方，卵黄レシチンはマヨネーズの乳化に役立っている．

ほかに，リン脂質としてケファリン，スフィンゴミエリンなどがある．前者は

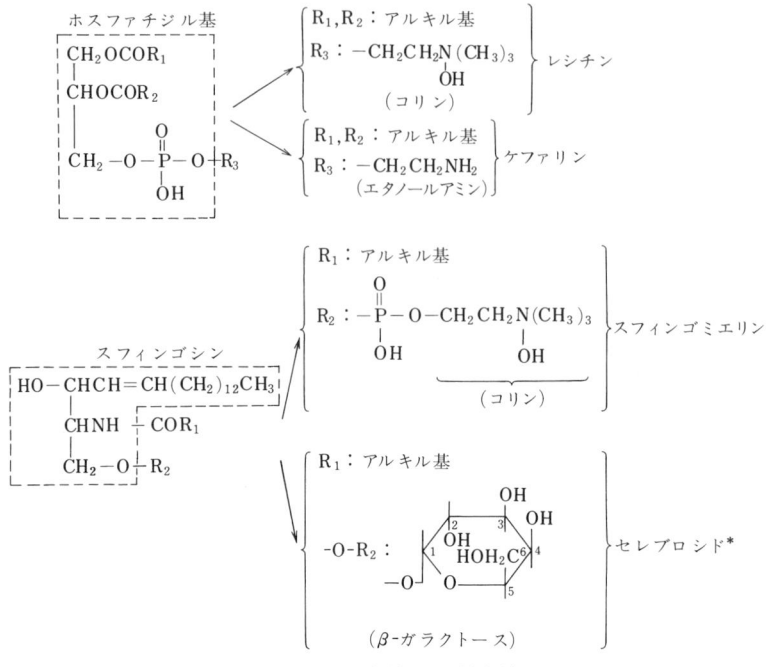

図 I.22 リン脂質および糖脂質*

エタノールアミンを，後者はコリンを含む．

スフィンゴミエリンと同様，スフィンゴシンを構成成分にもつ糖脂質の，セレブロシドはガラクトースの配糖体である．これはスフィンゴミエリンとともに，動物の脳，神経組織に多く含まれる．

3) 誘導脂質

脂質中のトリグリセリドはアルカリ（KOH）の作用で加水分解され，水溶性の脂肪酸アルカリ塩（石ケン）（RCOOK）とグリセリンを生ずる．この反応をケン化とよぶ．脂質中の単純脂質，複合脂質はケン化されるが，ケン化されずに水層に移動しない成分もある．これを不ケン化物とよび，高級アルコール，高級炭化水素，ステロール，トコフェロールなどがこれに属し，誘導脂質ともよばれる．

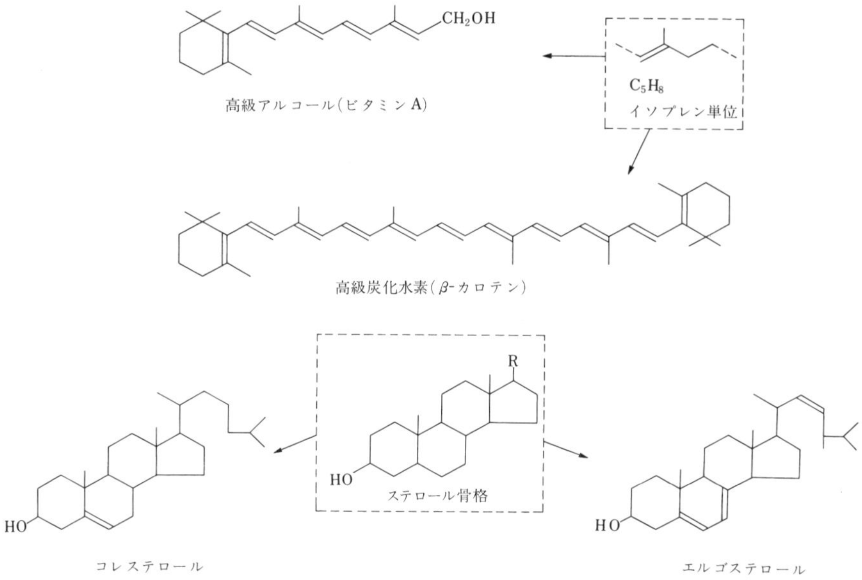

4.4 脂　　　質

図 I.23 不ケン化物の例（イソプレン単位またはステロール骨格をもつもの）

　これらの不ケン化物は，食用油脂ではステロールやトコフェロールが主で，ビタミンＡ（高級アルコールの一種）や高級炭化水素のカロテン（4.8節参照）なども含まれる．

　ステロール　　不ケン化物中に含まれ，図 I.23 に示すように，ステロール骨格をもっている．一般の動植物油脂は 0.1〜0.5%，海産動物油脂は 1〜1.5% 程度含んでいる．

　ステロールは側鎖 R，二重結合の数や位置などの違いにより，多くの同族体があるが，動物に含まれるものはほとんどがコレステロール（cholesterol）で，動物脂（卵黄，バター，肝臓，畜肉）の中に多く含まれる．一方，植物ではコレステロールは含まれず，β-シトステロール（β-sitosterol）やエルゴステロール（ergosterol）などが含まれている．後者はプロビタミン D_2 として重要な物質である．

c. 油脂の特徴と変化
1）油脂の特徴
　天然の油脂は，種々の脂肪酸からなるトリグリセリドを主成分とする混合物な

ので，油脂の利用価値を大きく左右する物理・化学的性質は，構成脂肪酸の組成およびその性質に大きく依存する．

(1) 天然油脂の種類と脂肪酸組成　主要な動植物油脂の分類，脂肪酸組成，用途および特徴を表Ⅰ.13に示す．

(2) 油脂の物理的性質　油脂の物理的性質として，融点，凝固点，発煙点，引火点，燃焼点，粘度，屈折率，比重，色調などが測定される．

① 融　点：　油脂は各種のトリグリセリドの混合物なので，その融点は単一の脂肪酸とは異なって一定の値を示さない．すなわち，油脂の融点は，その脂肪酸組成やグリセリド組成などによって異なった値を示す．表Ⅰ.13に示すように，不飽和脂肪酸（$C_{18:1}$，$C_{18:2}$，$C_{18:3}$）を構成成分として多く含む植物油は，融点0℃以下のものが多く，常温では液状である．一方，$C_{18:2}$の不飽和脂肪酸は少なく，C_{16}，C_{18}の飽和脂肪酸を多く含む動物脂および植物脂は，融点が高く，常温では固体となる．海産動物の魚油，肝油，鯨油などは高度不飽和脂肪酸を多く含むため，常温では液状となる．

なお，パーム核油とヤシ油の場合は，飽和脂肪酸の含量はパーム油やカカオ脂よりも高いが，C_{12}以下の低級脂肪酸を多く含むので融点は逆に低い．

② 発煙点・引火点・燃焼点：　いずれも空気存在下の油脂の加熱安定性を調べるもので，遊離脂肪酸などを含む油脂および低級脂肪酸からなる油脂は発煙点，引火点が低い．多くの油脂の引火点は300℃以上あって，燃焼点は引火点より約30～50℃高い．油脂のこれらの性質は揚げ物を伴う食品加工では重要となる．

③ 粘　度：　一般に油脂の粘性は高いが，これは分子量が影響し，構成脂肪酸の炭素数が少ない場合，また不飽和度の高い場合に粘度は若干低下する．高温で加熱すると油脂は酸化重合して，粘度は高くなる．

④ 屈折率：　トリグリセリド構成脂肪酸の種類に関係し，長鎖の脂肪酸や不飽和脂肪酸などの含量の高い油脂ほど屈折率は大きい．油脂の品質鑑定や水素添加の際の反応の進行程度を知るのに利用する．

⑤ 比　重：　油脂の比重は，低級脂肪酸，不飽和脂肪酸，ヒドロキシ脂肪酸（例：リシノール酸，$C_{17}H_{32}(OH)COOH$）の含量が増加するほど大きくなる．油脂の比重は15℃で0.91～0.95のものが多い．

(3) 油脂の化学的性質　油脂の化学的性質を示す化学的指標の定義や試験法を表Ⅰ.14にあげる．これらの指標の数値のうち，脂肪酸組成によって決まり，各油脂に特有の値を示す化学的指標を特数とよぶ．一方，油脂の精製や変敗の程

度によって異なる値を示す化学的指標を変数とよぶ．

2）油脂の変質

油脂の変質をもたらす反応には，自動酸化，熱酸化重合および加水分解がある．

（1）自動酸化　油や揚げ物などは，はじめは無臭でも長時間保存すると，きわめて初期の酸化で生ずる「戻り臭」や，かなり酸化が進んだ状態で生ずる刺激性の「変敗臭」が発現して商品価値が低下する．この変化は自動酸化によるもので，その反応の機構は次のようにまとめられる．

図Ⅰ.24に示すように，脂肪酸残基における二重結合に隣接するメチレン基の水素が，熱，光，金属などの作用で離れ，フリーラジカル（R·）を生成し，反応が開始される．次いで，R·に分子状酸素が結合してパーオキサイドラジカル（ROO·）となる．ROO·は未反応の脂肪酸残基から水素を引き抜いて，ハイドロパーオキサイド（ROOH）となり，その際，R·を生ずる（1）．この段階は連鎖反応であって，加速されていき，過酸化物価が上昇する．またROOH自身も分解して，反応を連鎖させる（2）．そこで生ずるRO·は，二次分解して，アルデヒド，ケトン，アルコール，酸などを生成する．このようにして生じたカルボニル化合物は，変香の原因となる．この段階では，過酸化物価が減少し，カルボニル価および酸価が上昇する．ROOHが蓄積し，未反応の不飽和脂肪酸が減少してくると，フリーラジカル間で結合が起こり，安定な重合物を生成し，連鎖反応は停止する（3）．変敗と同時に，このような重合物が多くなると油脂の粘度が上昇する．なお，この反応で生ずるハイドロパーオキサイド類は毒性を示し，食中毒の原因となる．

（2）熱酸化重合　天ぷらを揚げ続けていると，ブクブクと泡が立ち，なかなか消えにくくなる．この泡を「カニ泡」とよぶが，これは油が疲れてきた証拠である．このような変化は，油を空気中で200～300℃程度に加熱した場合に起こる熱酸化重合の結果である．この酸化重合反応は，乾性油において最も起こりやすく，半乾性油，不乾性油の順に起こりにくくなる．この熱酸化重合物は，極性基を多量に含む非環状のもので炭素-炭素結合をしている．油を加熱したときの変化としては，ヨウ素価が低下し，粘度が増大し，屈折率は一般に増加する．その他，油の発煙，油の減りの増加，油の着色，油の保存安定性の低下などがある．

（3）加水分解　油の変質には，上のような酸化のほかに加水分解反応があ

表 I.13　主要な動植物油脂（高木ら，1978[17]；湯木，1978[19]；

分類	名称	脂肪酸組成例* （100 g 当たりの g 数)							物理・融点・凝固点（℃）
		$C_{16:0}$	$C_{16:1}$	$C_{18:0}$	$C_{18:1}$	$C_{18:2}$	$C_{18:3}$	その他	
飽和脂肪酸と一価不飽和脂肪酸の系列の油脂	牛乳脂	30	4	11	28	2		(4:0, 1) (6:0, 2) (8:0, 1) (10:0, 3) (12:0, 3) (14:0, **10**) (14:1, 1) (20:0, 1)	28～38
	人乳脂	29	3	7	36	7		(4:0, 1) (10:0, 2) (12:0, 5) (14:0, 7) (20:0, 2)	30～32
	パーム核脂	9		3	16	3		(8:0, 3) (10:0, 3) (12:0, **47**) (14:0, **16**)	25～30
	ヤシ油	9		3	7	2		(8:0, **8**) (10:0, **6**) (12:0, **47**) (14:0, **18**)	20～28
	豚脂	27	4	12	43	10	1	(14:0, 2)	28～48
	牛脂	26	3	18	43	3		(14:0, 3) (14:1, 1) (17:0, 1) (17:1, 1)	35～50
	パーム油	44		5	39	10		(14:0, 1)	27～50
	カカオ脂	26		35	35	3		(20:0, 1)	32～39
	落花生油	11		4	42	35		(20:0, 2) (20:1, 1) (22:0, 4) (24:0, 2)	3～0
	オリーブ油	10	1	3	75	10	1		0～6
	高オレイン酸サフラワー油	5		2	81	12			
n-6系列脂肪酸の油脂	サフラワー油（ベニバナ油）	7		3	13	77			-5
	ヒマワリ油	7		4	19	70	1		-16～-18
	トウモロコシ油	11		2	35	51	2		-10～-15
	ゴマ油	9		5	39	45	1		-3～-6
	米ぬか油	16		2	42	37	1	(20:0, 1) (20:1, 1)	-5～-10
	綿実油	20	1	2	18	57		(14:0, 1)	4～6
	大豆油	10		4	24	53	8		-7～-8
	月見草種子油	6		2	12	71	10[†]		

4.4 脂　質

＊炭素数と二重結合数のみで示す．

油脂化学便覧，1971[15]，1990[16]，2001[25]；磯田，1989[18]）　太字の数字はその油脂に特徴的な脂肪酸を示す．

化学的特徴		用途	特徴
ケン化価	ヨウ素価		
210〜245	25〜47	家　庭　用 調　理　用 製　菓　用 製　パ　ン　用	低級脂肪酸を含み，加水分解を受けると酪酸臭を生ずる．風味がよい．クリーミング性劣る
205〜209	36〜47	母乳として乳児用	低級脂肪酸を含む
240〜257	12〜20	冷菓，揚げ油 食用加工油脂	ラウリン酸含量大，低級脂肪酸含量大，加水分解によって異臭を生ずる．口どけがよく，酸化安定性大
245〜271	7〜16	冷菓，揚げ油 食用加工油脂	ラウリン酸含量大，低級脂肪酸含量大，加水分解によって異臭を生ずる．口どけがよく，酸化安定性大
193〜202	46〜70	調　理　用 揚　げ　油 食用加工油脂	クリーミング性はないが，ショートニング性にすぐれている．こくのある風味
190〜202	25〜60	食　用　油 食用加工油脂 石　　け　　ん	
196〜210	43〜60	石けん用，揚げ油 食品加工油脂	トコフェロール類含量大，自動酸化と熱酸化に対して安定，風味淡泊，半固形状．生産量は世界第2位
189〜202	29〜38	製　菓　用 医　薬　品　用	酸化に対して安定，融点幅がシャープでさわやかな口どけ，カカオ特有の香気を有する
188〜197	82〜109	サ　ラ　ダ　油 揚　げ　油 食用加工油脂	酸化安定性大，風味良好
185〜197	75〜90	サ　ラ　ダ　油 化　　粧　　品	オレイン酸含量高い．酸化安定性が高い
	80〜100	食　用　油	オレイン酸含量高い．酸化安定性が高く加熱調理用にも向く
186〜194	122〜150	サ　ラ　ダ　油 塗　　　　料	リノール酸含量高く，不飽和度が高いため揚げ油としては不適
186〜194	113〜146	サ　ラ　ダ　油 揚　げ　油 食用加工油脂	リノール酸に富む，くせがない
187〜198	88〜147	サ　ラ　ダ　油 揚　げ　油	トコフェロール（ビタミンE）含量大，酸化安定性大，風味安定性良好．わが国で第3位の消費量
186〜195	103〜118	揚げ油，サラダ油 調　理　用	原料ゴマをよく炒って搾油，ろ過して製造される．セサモールを含み酸化安定性大，特有の風味が好まれる
179〜196	99〜103	サ　ラ　ダ　油 揚　げ　油	α-リノレン酸が少なく，かつトコフェロールの含量が高いので，酸化に対して安定で，保存性加工食品に適する
189〜199	81〜121	サ　ラ　ダ　油 揚　げ　油	トコフェロール含量高く，α-リノレン酸を含まず，酸化安定性大，フライ条件下で酸価の増加が少なく，風味にくせがない
188〜196	114〜138	サ　ラ　ダ　油 揚げ油，調理用 食用加工油脂	わが国で第2位の消費量．世界第1位の生産量．α-リノレン酸の給源．比較的酸化を受けやすい．こくがあり，うまい
187〜189	195〜199	健　康　食　品	†γ-リノレン酸（n-6系列）を含む

(表Ⅰ.13のつづき)

分類	名称	脂肪酸組成例* (100g 当たりの g 数)							物理・融点・凝固点 (℃)
		$C_{16:0}$	$C_{16:1}$	$C_{18:0}$	$C_{18:1}$	$C_{18:2}$	$C_{18:3}$	その他	
n-3系列脂肪酸の油脂	アマニ油	6		3	17	14	60		−18〜−27
	エゴマ油	7		2	19	14	58		−4〜−5
	ナタネ油(カノーラ)	4		2	59	22	11	(20:0,1) (20:1,2) (22:1,1)	
	ナタネ油(ハイエルシック)	4		1	17	16	7	(20:1,**10**) (22:1,**45**)	0〜−12
	馬脂	25	7	6	36	11	10	(14:0,3) (20:1,1)	29〜50
	イワシ油	16	10	4	17	3	1	(14:0,7) (18:4,3) (20:1,8) (20:4,3) (20:5,**10**) (22:1,8) (22:5,3) (22:6,**9**) (24:1,2)	
	サンマ油	11	4	2	6	2	1	(14:0,7) (17:0,1) (18:4,3) (20:1,18) (20:4,1) (20:5,**5**) (22:1,**21**) (22:5,1) (22:6,**11**) (24:1,2)	
	マグロ油(クロマグロ)	18	6	6	16	2	1	(14:0,5) (17:0,2) (18:4,2) (20:1,5) (20:4,2) (20:5,**9**) (22:1,3) (22:5,3) (22:6,**19**) (24:1,2)	
	タラ肝油	14	10	3	27			(14:0,3) (20:1,14) (20:5,**10**) (22:1,7) (22:5,2) (22:6,**10**)	
	ナガス鯨脂肉油	14	13	3	29	4	1	(14:0,8) (18:4,1) (20:1,3) (20:4,1) (20:5,6) (22:5,4) (22:6,5)	
ヒドロキシ脂肪酸系油脂	ヒマシ油	1		1	3	3		(リシノール酸 **89**)	−10〜−13

化学的特徴		用途	特徴
ケン化価	ヨウ素価		
187～197	168～190	塗　　　料	α-リノレン酸含量高く，自動酸化されやすい．加熱により容易に重合する．最近，健康の面から食用として注目されている
187～197	162～208	工　業　用 サ ラ ダ 油	シソ科植物の油，古くから栽培されている．α-リノレン酸の含量が高く，健康の面から注目されている
		サ ラ ダ 油 揚　げ　油 食用加工油脂	現在わが国で消費量第1位，生産量は世界第3位．加熱安定性はよいが，保存性加工食品には不適当，大豆油より耐寒，耐光性がよい．植物油からのα-リノレン酸の主要な給源
167～180	94～107	揚　げ　油 サ ラ ダ 油	エルカ酸含量が高く，加熱安定性が大きい．在来種ナタネ油．現在は，工業用のみに用いられ，食用は，カナダ産（カノーラ）に変わった
195～204	71～86	石けん原料	陸上動物脂としては高度不飽和脂肪酸の含量が多く，中でもα-リノレン酸の含量が多い
188～205	163～195	食用硬化油 工　業　用 薬　　　用	高度不飽和脂肪酸を多く含む．最近，含有するIPA（イコサペンタエン酸）やDHA（ドコサヘキサエン酸）が健康面で注目されている
184～189	136～141	食用硬化油 塗　　　料	高度不飽和脂肪酸を多く含む．最近，含有するIPAやDHAが注目されている
183～185	148～199	健 康 食 品	高度不飽和脂肪酸を多く含む．最近，含有するIPAやDHAが注目されている
175～191	143～205	薬用，飼料用	ビタミンAを多く含む
190～197	107～156	食用硬化油	現在は，捕鯨禁止となり得られなくなっている
176～187	81～91	医 薬 品 化 粧 品	水酸基を含むリシノール酸を含むので食用にはならない

表 I.14 油脂の化学的特数および変数

	名　称	定　義	得られる情報	備　考
特数	ケン化価	油脂1gをケン化するのに必要なKOHのmg数	構成脂肪酸の平均分子量 (ケン化価大→分子量小) (ケン化価小→分子量大)	油脂をアルカリ性アルコール中で加熱するとグリセリンと脂肪酸のアルカリ塩(石ケン)を生じ水に溶けるようになる．この反応をケン化という．ケン化されない成分を不ケン化物という
	ヨウ素価	油脂100gと反応するヨウ素のg数	構成脂肪酸の不飽和度	二重結合にはヨウ素などのハロゲンが容易に付加するので，不飽和脂肪酸を多く含む油脂はこの値が高い．この値が130以上の油は塗布して空気中に放置すると自動酸化を受け乾燥皮膜をつくるので乾性油という．この値が100から130の油を半乾性油，100以下の油を不乾性油という
	ライヘルトマイスル価	油脂5gを分解して生成する水溶性揮発性脂肪酸を中和するために要する0.1 N-KOHのml数	水溶性揮発性脂肪酸の量	バター脂(26～32)，ヤシ油(5～9)，人乳脂(1.4～3.4)．一般の油脂では1.0以下．酸敗した油脂では揮発性酸を含むのでこの値が高い．バターの偽和鑑定の一指標となる
	ポレンスケ価	油脂5gを分解して生成する水不溶性揮発性脂肪酸を中和するために要する0.1 N-KOHのml数	水不溶性揮発性脂肪酸の量	バター脂とヤシ油の値がライヘルトマイスル価の場合の逆となる．ヤシ油(15～20)，パーム核油(10～12)，バター脂(2.3～3.3)
	水酸基価	油脂1gに含まれる遊離の水酸基をアセチル化するために要した酢酸を中和するために要するKOHのmg数	水酸基の量	ヒマシ油ではリシノール酸を一定量含むので特数(156～174)，一般の油脂では変数(10以下)，酸敗した油脂や，ジグリセリド，モノグリセリドを含む油脂では高くなる．アセチル価も同様な意味をもつ
変数	酸価	油脂1gに含まれている遊離脂肪酸を中和するのに必要なKOHのmg数	油の品質の良否	精製食用油脂では0.3以下が普通で，米原油は高い．油脂の精製度合や，保存中の酸敗によって生じた遊離脂肪酸の量が知られる．この値が高いものは食用には適さない
	過酸化物価	油脂1kgに含まれている過酸化物のmg当量数	初期の酸敗度	油脂中の過酸化物の量を示す．新鮮な食用油では普通2以下である
	カルボニル価	油脂1kgに含まれるカルボニル化合物のmg当量数	変敗の程度	油脂の自動酸化の第二次生産物であるカルボニル化合物の量を示す．2,4-ジニトロフェニルヒドラジン法が一般的
	T B A 値	油脂中のマロンアルデヒド様化合物とTBA(チオバルビツール酸)を酸性条件下で加熱し生ずる縮合物の赤色(波長530nm)の色の濃さ	変敗の程度	カルボニル価と同様にカルボニル化合物の量を示す．生体内脂質過酸化反応の検出にも用いられる

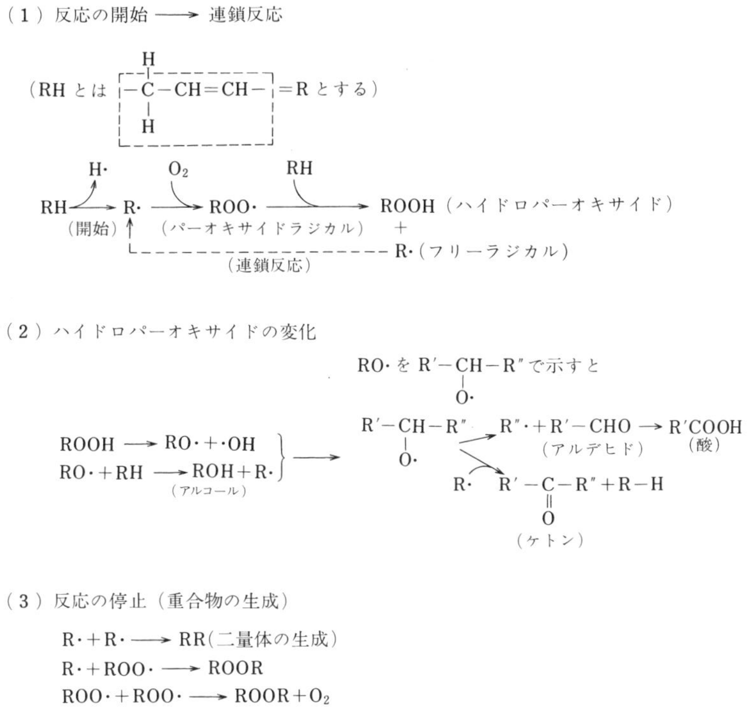

4.4 脂　　質

(1) 反応の開始 ⟶ 連鎖反応

$$\left(\text{RH とは} \begin{array}{c} \text{H} \\ -\text{C}-\text{CH}=\text{CH}- \\ \text{H} \end{array} =\text{R とする}\right)$$

$$\text{RH} \xrightarrow{\text{H·}} \text{R·} \xrightarrow{\text{O}_2} \text{ROO·} \xrightarrow{\text{RH}} \text{ROOH（ハイドロパーオキサイド）}$$
　　(開始)↑　　(パーオキサイドラジカル)　　　＋
　　　　└──────────── R·（フリーラジカル）
　　　　　　　　　　　(連鎖反応)

(2) ハイドロパーオキサイドの変化

RO· を R′−CH−R″ で示すと
　　　　　　｜
　　　　　　O·

ROOH ⟶ RO· + ·OH ┐　　R′−CH−R″ ⟶ R″ + R′−CHO ⟶ R′COOH
RO· + RH ⟶ ROH + R·┘　　　　｜　　　　　　　　　(アルデヒド)　　(酸)
　　　(アルコール)　　　　　　O·
　　　　　　　　　　　　　　　　　　R·　 R′−C−R″ + R−H
　　　　　　　　　　　　　　　　　　　　　　‖
　　　　　　　　　　　　　　　　　　　　　　O
　　　　　　　　　　　　　　　　　　　　　(ケトン)

(3) 反応の停止（重合物の生成）

R· + R· ⟶ RR（二量体の生成）
R· + ROO· ⟶ ROOR
ROO· + ROO· ⟶ ROOR + O$_2$

図 I.24　自動酸化の機構

る．これは主に高温で油が水蒸気に触れる揚げ油の場合に問題となる．またリパーゼなどによる酵素的加水分解があるが，これがバター，ヤシ油などで起こると低級の揮発性脂肪酸を遊離し，悪臭を放つ．

(4) 油脂の変質の防止法　　油脂の自動酸化は空気の存在下，熱，光，金属などによって促進されるので，これらの促進因子を取り除くことが油脂食品の貯蔵にとって重要である．このために，低温貯蔵，光のしゃ断，空気の CO_2 または N_2 による置換，真空包装などが行われている．また，酸化防止剤の使用も，油脂の酸化防止に効果がある．一方，熱酸化重合は，油の過熱を避け，空気の接触を少なくすることでかなり防止される．また，リポキシゲナーゼなどによる酸化やリパーゼによる加水分解は，加熱処理によって酵素を不活性化することによって防止される．

酸化防止剤　　油脂の自動酸化の初期に生ずるパーオキサイドラジカルと反応して，これをハイドロパーオキサイドに変え，連鎖反応を停止させたり，アルキ

表 I.15 主要な酸化防止剤と相乗剤

酸化防止剤	天 然	ビタミンE ($\alpha, \beta, \gamma, \delta$-トコフェロール), セサモール (ゴマ), ゴシポール (綿実), フラボノイド, コーヒー酸誘導体, アミノカルボニル反応物
	合 成*	BHA, BHT, 没食子酸プロピル, ノルジヒドログアヤレチック酸, dl-α-トコフェロール, エリソルビン酸, エリソルビン酸ナトリウム
相 乗 剤		クエン酸, リン酸, 酒石酸, リンゴ酸, アスコルビン酸, フィチン, リン脂質

*わが国で食品添加物として許可されているもの．

ルラジカルに働き，これに水素を与えてフリーラジカルを消失させることにより酸化を防止する．一方，相乗剤は，酸化防止剤に水素を与え，その酸化を防止するが，クエン酸などは，油の酸化を促進する金属とキレート化合物をつくり，その触媒作用を不活性化する．表 I.15 に天然および合成酸化防止剤ならびに相乗剤をあげる．

また図 I.25 に代表的な酸化防止剤と相乗剤の構造を示す．酸化防止剤の活性はフェノール部によるものであり，相乗剤のそれは多価の酸である．

3) 食用油脂

動物原料からの採油には融出法と煮取り法があり，植物油脂には圧搾法と抽出法が主に用いられている．採油した原油は精製し，用途に応じて，さらに食用油脂の利用価値を高める方法として，水素添加による硬化，エステル交換，および乳化などの処理が行われる．そのうち，乳化については6章でふれる．

(1) 精 製　一般に原油は脱ガム，脱酸，脱色，脱臭などの操作で精製され，天ぷら油ができる．サラダ油はさらに高融点の物質を除去する操作（ウインタリ

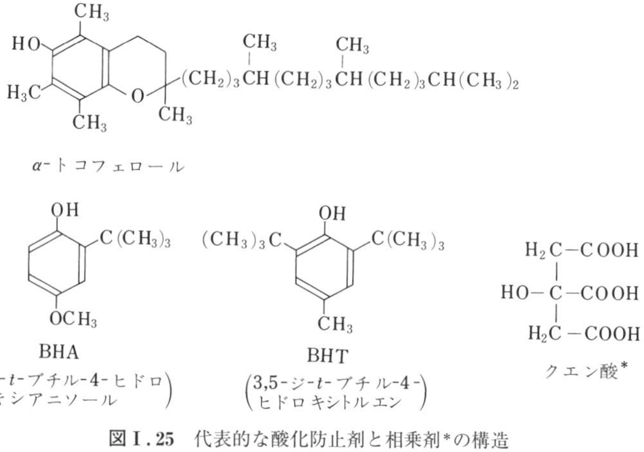

図 I.25　代表的な酸化防止剤と相乗剤*の構造

4.4 脂質

表 I.16 食用油脂の用途別に必要な性質（湯木，1978）[16]

用途		必要な性質	効果	食用油脂
サラダ用		風味の安定性および耐寒性がよいこと	冷やしても固形物が析出せず，食品の品質を保つ	表 I.13 参照
揚げ物用	天ぷら，フライ用	熱安定性および加水分解安定性がよく，発煙点が高く，着色しにくいこと	①でん粉をα化する，②たんぱく質を変性する，③多孔質で食感がよい食品を与える，④独特の味を与える	表 I.13 参照
	ポテトチップス，即席麺用（保存性食品用）	上記に加えて，酸化安定性がよいこと		ラード，ヤシ油，パーム油
調理用（炒め物用）		熱安定がよく，揮発性が小さいこと．油が飛散しにくいこと	①味をよくする，②こびりつくのを防ぐ，③香り，色を与える	表 I.13 参照
製菓・製パン用	パン生地練込み用	広い温度範囲で変化しない．適切な可塑性をもち，分散性がよいこと	①風味，栄養価を高める，②生地の機械的耐性の強化，③きめ細かで，触感や歯応えがよくなる，④パンの老化防止	バター，マーガリン，ショートニング
	ビスケット，クラッカー用	ショートニング性がよく，酸化安定性がよいこと	歯ざわり（もろさ）をつける	ショートニング，マーガリン
	スプレー用（カケ油）（あられ，せんべい）	酸化安定性がよく，油脂と食品の風味の調和がよいこと	でん粉主体の水分の少ない製品にスプレーし，口ざわりをよくする	米油，パーム油，ヤシ油
	チョコレート用	常温で硬く，体温以上では狭い温度範囲で融けること	口どけのよさ	カカオ脂，ハードバター
	バタークリーム用	クリーミング性，口どけ，乳化性がよいこと	風味や口どけがよく，きめ細かく，保存によって縮小しない，保型性がよい，蜜分離が起こらない	バター，マーガリン，ショートニング
食卓用		展延性，口どけ，栄養価がよいこと	パンなどに塗りやすく食感を高める	バター，マーガリン

ショートニング性：もろさと砕けやすさを与える性質．
クリーミング性：油脂が粉，砂糖などと緊密に混ざり合い，空気を抱き込む性質．

ング，脱ロウという）を行って耐寒性をつける．

(2) 水素添加 不飽和脂肪酸を多く含んでいる油脂に，ニッケルなどを触媒として水素を添加すると，不飽和度の低い脂肪酸を含む油脂となり，融点が上昇し硬化する．このようにして生じたものを硬化油という．この方法は，高度不飽和脂肪酸を多く含む動植物油脂の中で，特に，そのままでは利用価値の低い魚油や鯨油などから利用価値の高いマーガリン，ショートニングの原料を製造するために用いられている．

(3) エステル交換 天然のラードのきめを細かくする目的や，マーガリンや

ショートニングなどの食用加工脂の可塑性(かそ)（6章参照）の範囲を広げる目的のため，エステル交換の原理を利用する．

　油脂にナトリウムメチラート（CH_3ONa）などの触媒を加えて加熱すると，グリセリド分子内または分子間で脂肪酸残基が交換され，異なったグリセリド組成をもった油脂が得られる．この反応をエステル交換反応とよぶ．

$$\begin{bmatrix} -R_1 \\ -R_2 \\ -R_3 \end{bmatrix} \rightleftarrows \begin{bmatrix} -R_2 \\ -R_1 \\ -R_3 \end{bmatrix} \qquad \begin{bmatrix} -R_1 \\ -R_2 \\ -R_3 \end{bmatrix} + \begin{bmatrix} -R_4 \\ -R_5 \\ -R_6 \end{bmatrix} \rightleftarrows \begin{bmatrix} -R_4 \\ -R_2 \\ -R_3 \end{bmatrix} + \begin{bmatrix} -R_1 \\ -R_5 \\ -R_6 \end{bmatrix}$$

　　　　分子内エステル交換反応　　　　　　　分子間エステル交換反応

（4）油脂の利用　　食用油脂は風味がよいことが第一の条件である．表I.16に，食用油脂の用途別に必要な性質をあげる．なお，主要な天然油脂の用途と特徴については表I.13を参考にするとよい．

4.5 たんぱく質

　たんぱく質（protein）は，肉や卵などの主成分として知られ，炭水化物，脂質とともに，一般食品に多量に含まれる重要な栄養素であり，生体を構成するばかりでなく，生体の機能を維持するための重要な生理的役割を有するものも多い．proteinの語源はギリシャ語で「最も大切なもの」を意味し，「蛋白質」はドイツ語のEiweiss（卵白），中国語の蛋（卵）に由来するように，卵白は古くからたんぱく質を代表するものとして考えられてきた．

　たんぱく質は化学的には多数のアミノ酸が一列に結合し，その鎖が，さらに二重，三重に折れ曲がり，特定な立体構造を保っている高分子化合物である．分子量でいえば，1万前後〜数十万またはそれ以上に及び，その種類はきわめて多い．たんぱく質によってアミノ酸の種類，数，配列順序，立体構造などが異なる．

　たんぱく質の構成元素は炭素（C），水素（H），酸素（O），窒素（N）を主とし，イオウ（S）などを含むものもある．Nはアミノ酸のアミノ基（$-NH_2$）に由来するもので，いずれのたんぱく質も約16％の窒素含量を示すが，これは糖質，脂質と異なり，たんぱく質特有の数値である．したがって，一般に窒素量を測定して，これに100/16 = 6.25（粗たんぱく質換算用窒素係数）を乗ずることにより粗たんぱく質の量が算出される．なお，食品により非たんぱく態窒素成分含量が多少異なるので，五訂成分表のたんぱく質量は，この粗たんぱく質量の表示のほかに，FAOの提唱している「個別食品の窒素-たんぱく質換算係数」をもとに算出されたものもある．

a. アミノ酸の構造と性質
1) α-L-アミノ酸

1分子内にアミノ基（$-NH_2$）とカルボキシル基（$-COOH$）をもつ化合物をアミノ酸とよぶが，カルボキシル基の結合している炭素（これを α 位の炭素という）にアミノ基も結合している場合，これを α-アミノ酸とよぶ．同様に，β 位，γ 位の炭素にアミノ基が結合していれば，それぞれ β-アミノ酸，γ-アミノ酸とよぶ．たんぱく質を構成するアミノ酸はプロリンを除いてすべてが α-アミノ酸である．

$$\begin{array}{ccc}
\text{H} & \text{H H} & \text{H H H} \\
\text{R-C-COOH} & \text{R-C-C-COOH} & \text{R-C-C-C-COOH} \\
\text{NH}_2 & \text{NH}_2\ \text{H} & \text{NH}_2\ \text{H H} \\
\alpha\text{-アミノ酸} & \beta\text{-アミノ酸} & \gamma\text{-アミノ酸}
\end{array}$$

α-アミノ酸は最も簡単なグリシンを除き，すべて不斉炭素原子をもち，光学異性体（D-とL-体）が存在する．炭素原子を立体的な四面体とみなし，図I.26 のように各頂点に結合の手を考え，上端に $-COOH$ を配置し平面に投影した場合，$-NH_2$ が右側に位置するものをD型，左側に位置するものをL型とよぶ．したがって，各 α-アミノ酸にはD型とL型が存在することになるが，自然界にはL型が圧倒的に多く，特にたんぱく質を構成するアミノ酸はすべてL型である．一般的に α-L-アミノ酸と表示すれば，α-アミノ酸のL型のものを指す．

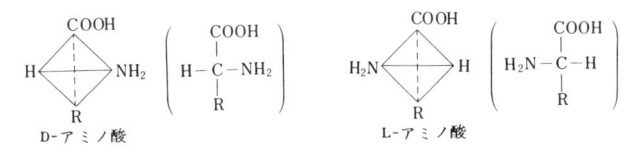

図I.26 D-アミノ酸とL-アミノ酸

たんぱく質に含まれる約20種のアミノ酸を表I.17に示す．これらのアミノ酸はカルボキシル基とアミノ基の数の比較から，酸性アミノ酸，中性アミノ酸，塩基性アミノ酸に分類され，また側鎖の特徴から，芳香族アミノ酸，オキシアミノ酸，含硫アミノ酸などとよばれる．

2) 両性電解質

アミノ酸は一つの分子の中に酸性を示すカルボキシル基と塩基性を示すアミノ基が存在するので，溶液のpHによって，酸として作用したり，塩基として作用

表 I.17　たんぱく質の構成アミノ酸の種類（太字は必須アミノ酸）

	略　号	分子量	Rの構造式*	等電点
中性アミノ酸				
グリシン	Gly, G	75.1	H-	5.97
アラニン	Ala, A	89.1	CH_3-	6.00
バリン	Val, V	117.2	$(CH_3)_2CH-$	5.96
ロイシン	Leu, L	131.2	$(CH_3)_2CHCH_2-$	5.98
イソロイシン	Ileu, I	131.2	$CH_3CH_2CH(CH_3)-$	5.94
オキシアミノ酸				
セリン	Ser, S	105.1	$HO-CH_2-$	5.68
スレオニン	Thr, T	119.1	$CH_3CH(OH)-$	5.64
含硫アミノ酸				
システイン	Cys, C	121.2	$HS-CH_2-$	5.07
シスチン	Cys-Cys	240.3	$-H_2C-S-S-CH_2-$	4.60
メチオニン	Met, M	149.2	$CH_3-S-CH_2CH_2-$	5.74
酸性アミノ酸				
グルタミン酸	Glu, E	147.1	$HOOC-CH_2CH_2-$	3.22
アスパラギン酸	Asp, D	133.1	$HOOC-CH_2-$	2.77
グルタミン	Gln, Q	146.2	$H_2NOC-CH_2CH_2-$	5.65
アスパラギン	Asn, N	132.1	$H_2NOC-CH_2-$	5.41
塩基性アミノ酸				
リジン	Lys, K	146.2	$H_2N-(CH_2)_4-$	9.74
アルギニン	Arg, R	174.2	$H_2N-C-NH(CH_2)_3-$ 　　$\|\|$ 　　NH	10.76
芳香族アミノ酸				
フェニルアラニン	Phe, F	165.2	⟨⟩$-CH_2-$	5.48
チロシン	Tyr, Y	181.2	$HO-$⟨⟩$-CH_2-$	5.66
複素環式アミノ酸				
トリプトファン	Trp, W	204.2	(インドール)$-CH_2-$	5.89
ヒスチジン	His, H	155.2	(イミダゾール)$-CH_2-$	7.47
プロリン	Pro, P	115.1	(ピロリジン)$-COOH$	6.30

*アミノ酸の一般構造式は次の形である．　$R-\underset{NH_2}{\overset{H}{C}}-COOH$

したりする．このような化合物を両性電解質という．たとえば，中性アミノ酸はアルカリ性溶液では-COOHが$-COO^-$となるので，アミノ酸全体としては陰イオンとなり，また酸性溶液では，$-NH_2$が$-NH_3^+$となり，アミノ酸全体としては陽イオンとして存在する．したがって，その中間のあるpHの溶液では-COOHは$-COO^-$，$-NH_2$は$-NH_3^+$となり，両性イオンとして存在する．

　このようにアミノ酸自体がもつ＋，－の荷電が等しくなる溶液のpHを等電点

(pI) という．表 I.17 にたんぱく質構成アミノ酸の等電点を示す．いずれの場合も等電点よりアルカリ側では陰イオン，酸性側では陽イオンとして働く．

$$\underset{\substack{\text{陽イオン}\\\text{（酸性溶液中）}}}{\text{R-C-COOH}\atop\substack{|\\ \text{NH}_3^+}^{|\\\text{H}}} \quad \underset{\substack{\text{両性イオン}\\\text{（等電点）}}}{\text{R-C-COO}^-\atop\substack{|\\ \text{NH}_3^+}^{|\\\text{H}}} \quad \underset{\substack{\text{陰イオン}\\\text{（アルカリ性溶液中）}}}{\text{R-C-COO}^-\atop\substack{|\\ \text{NH}_2}^{|\\\text{H}}}$$

3) 必須アミノ酸 (essential amino acid)

たんぱく質構成アミノ酸のうち，人体内ではほとんど合成されず，栄養上，外界から摂取しなければならないアミノ酸を必須アミノ酸という．したがって，食品たんぱく質の必須アミノ酸含量は栄養的評価の基準となる．必須アミノ酸はバリン，ロイシン，イソロイシン，スレオニン，メチオニン，リジン，フェニルアラニン，トリプトファン，ヒスチジンの9種である．

たんぱく質の栄養評価には各必須アミノ酸をそれぞれ必要量含む理想的たんぱく質を設定し，これを基準たんぱく質として各食品たんぱく質の必須アミノ酸と比較し最も比率の少ないアミノ酸（これを制限アミノ酸という）の割合で表示する化学的評価法が用いられる．1985年 FAO/WHO/UNU が設定したアミノ酸評点パタンを基準たんぱく質とし，食品たんぱく質中の各必須アミノ酸と比較し％表示した際の，そのうちの最低値をアミノ酸スコアとしている．最低値（ただし100未満）を示すアミノ酸を第1制限アミノ酸，次を第2制限アミノ酸とよんでいる．なお，最低値が100を上回る場合のアミノ酸スコアは通例100とする．そのほか，1957年 FAO 勧告のアミノ酸パタンによるたんぱく価，1973年 FAO/WHO 勧告によるアミノ酸スコアや実在する鶏卵や人乳たんぱく質と比較して得られる卵価・乳価などのケミカルスコア（化学価）も用いられる．表 I.18 に主な食品たんぱく質の必須アミノ酸組成とアミノ酸スコアを示す．

このようにたんぱく質の栄養価は構成する必須アミノ酸中の制限アミノ酸の量によって決まる．この制限アミノ酸を添加したり，また，このアミノ酸を多量に含むたんぱく質食品を組み合わせることによって栄養価を高めることができる．これをアミノ酸の補足効果という．

4) 遊離アミノ酸

食品中のアミノ酸にはたんぱく質の構成成分としてではなく，遊離型で存在している遊離アミノ酸もあり，食品の呈味に関係している．みそ，しょうゆ，だし

表 I.18 主要食品たんぱく質の必須アミノ酸組成とアミノ酸スコア
(改訂日本食品アミノ酸組成表, 1986)[3]

食品名	イソロイシン	ロイシン	リジン	含硫アミノ酸	芳香族アミノ酸	スレオニン	トリプトファン	バリン	アミノ酸スコア
アミノ酸評点パタン(基準たんぱく質)*	180	410	360	160	390	210	70	220	
食パン	230	450	**150**	240	470	180	65	270	42
精白米	250	500	**220**	290	580	210	87	380	61
トウモロコシ(コーンフレーク)	230	920	**54**	240	560	190	33	290	15
ジャガイモ(生)	200	**300**	340	180	430	200	75	330	73
大豆(全粒,乾)	290	470	390	190	540	230	79	300	100
カツオ(生)	270	450	520	270	420	250	79	310	100
サバ(生)	280	480	550	280	460	290	**69**	330	99
牛肉(サーロイン脂身なし)	300	540	590	260	470	300	71	310	100
豚肉(サーロイン脂身なし)	310	510	570	250	470	290	76	330	100
牛乳(生乳)	330	600	500	260	550	270	97	390	100
鶏卵(全卵,生)	340	550	450	370	580	290	94	420	100

可食部全窒素1g当たりのアミノ酸組成(mg単位).
太字はアミノ酸スコア算出に用いた第1制限アミノ酸である.
* FAO/WHO/UNU 設定 (2〜5歳) 1985年.

表 I.19 遊離アミノ酸

遊離アミノ酸	分子式	所在など
γ-アミノ酪酸	$CH_2(NH_2)CH_2 \cdot CH_2 \cdot COOH$	ジャガイモなど植物中
β-アラニン	$NH_2 \cdot CH_2 \cdot CH_2 \cdot COOH$	筋肉中に存在し,パントテン酸の構成分
ホモセリン	$CH_2(OH)CH_2 \cdot CH(NH_2)COOH$	エンドウマメ中
ホモシステイン	$SH \cdot CH_2 \cdot CH_2 \cdot CH(NH_2)COOH$	哺乳動物の肝臓中
テアニン	$CH_3 \cdot CH_2NH \cdot CO \cdot CH_2 \cdot CH_2 \cdot CH(NH_3)-COOH$	玉露など茶葉中,茶の旨味成分
トリコロミン酸	$H_2C\text{---}CH \cdot CH(NH_2)COOH$ (環状構造)	きのこ中,きのこの旨味成分
アリイン	$CH_2=CH-CH_2-S-CH_2-CH(NH_2)COOH$	含硫アミノ酸,にんにく中の香辛成分,アリシンを生ずる
L-シトルリン	$H_2N\text{-}C(=O)\text{-}NH(CH_2)_3CH(NH_2)COOH$	スイカの果汁中

汁などはアミノ酸の味が主となっている．たとえば，アラニンは甘味，アスパラギン酸は酸味，アルギニンは苦味，グルタミン酸・Na塩は旨味などである．食品に関係のあるそのほかの遊離アミノ酸の例を表 I.19 に示す．

b. ペプチドの構造と性質
1) ペプチド結合 (peptide bond)
一つのアミノ酸のカルボキシル基はその隣りのアミノ酸のアミノ基と水1分子を失って結合（脱水縮合）する．このアミノ酸どうしの基本的な結合様式をペプチド結合という．

$$\text{NH}_2-\underset{R}{\text{CH}}-\text{COOH} + \text{NH}_2-\underset{R'}{\text{CH}}-\text{COOH} \longrightarrow \text{NH}_2-\underset{R}{\text{CH}}-\boxed{\text{CO}-\text{NH}}-\underset{R'}{\text{CH}}-\text{COOH} + \text{H}_2\text{O}$$

（ペプチド結合）

このようにして二つ以上のアミノ酸が結合して生成した化合物をペプチドという．アミノ酸二つが結合したものをジペプチド，三つ結合したものをトリペプチド，多数結合したものをポリペプチドという．図 I.27 にペプチド鎖の構造を示す．アミノ酸が数十個以上，分子量にして約1万以上の大きなポリペプチドをたんぱく質とよんでいる．

ポリペプチドの HN_2- を有する左端のアミノ酸を N 末端アミノ酸，$-COOH$ を有する右端のアミノ酸を C 末端アミノ酸とよぶ．

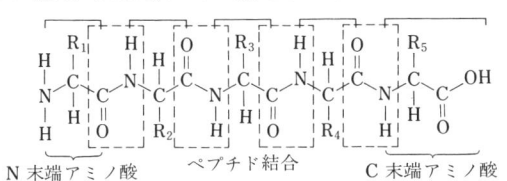

図 I.27　ペプチド鎖
□でくくった単位はアミノ酸残基，$R_1 \sim R_5$ は側鎖．

2) ペプチド類 (peptides)
ペプチド類も生体中や食品中に存在し生理作用を有するものがある．その例を表 I.20 に示す．

c. たんぱく質の構造
たんぱく質は複雑な立体構造を有する高分子化合物であり，その構造を理解す

表 I.20 ペプチド類

ペプチド	化合物名（結合）	所在　な　ど
ジペプチド	カルノシン（β-Ala と His）	肉エキス中（動物の筋肉）
	アンセリン（β-Ala とメチル His）	同上
	アスパルテーム（Asp とメチル Phe）	合成甘味料
トリペプチド	グルタチオン（Glu と Cys と Gly）	酵母，小麦
ノナペプチド	オキシトシン（9個のアミノ酸）	脳下垂体後葉ホルモン
デカペプチド	グラミシジン（10個のアミノ酸）	抗生物質
ポリペプチド（たんぱく質）	インスリン　（51個のアミノ酸）	膵臓ホルモン（血糖低下作用）

るのに，一次，二次，三次，四次構造に分けて考える．二次構造以上を高次構造という．

1) 一次構造

たんぱく質の性質や構造を知る上で最も基礎的な事項は，そのたんぱく質を構成するアミノ酸の組成である．さらにたんぱく質を特徴づけるのは，ペプチド結合をしているアミノ酸の配列順序であり，これはたんぱく質の種類によって決まっている．これをたんぱく質の一次構造という．

2) 二次構造

ポリペプチド鎖は直線的に並んでいるのではなく，その構成アミノ酸どうしの相互作用（水素結合など）によって立体構造を形成する．この代表的なものとして，図 I.28 に示す α-ヘリックス構造とよばれる，らせん構造がある．この構造は同一ポリペプチド鎖内で近接するアミノ酸間に多数存在する水素結合（図中の点線）によって安定に保たれている．生体の機能たんぱく質（酵素など）に多く存在し，ミオグロビンやヘモグロビンではペプチド鎖の約80％，キモトリプシンでは約10％が α-ヘリックス構造である．

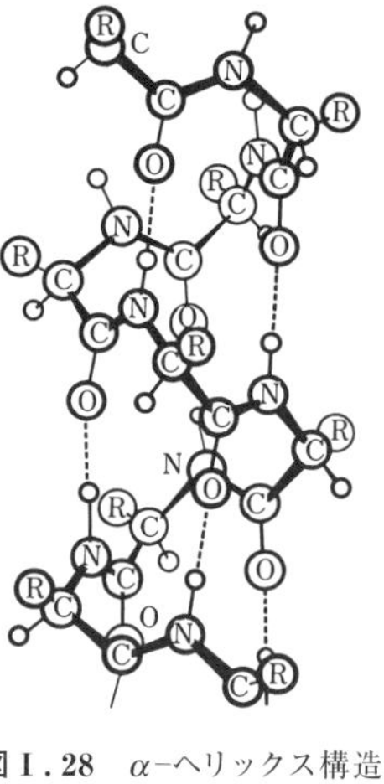

二次構造にはこのほかに，繊維状たんぱく質にみられる β-シート構造や規則性のないランダムコイル状構造がある．

図 I.28　α-ヘリックス構造
（鈴木ら訳，ホワイト生化学，1979）[26]
3.7個のアミノ酸で1回転するらせん．Ⓡは側鎖，◯は水素，点線は水素結合．

3) 三次構造

二次構造をもったペプチド鎖がさらに折れ曲がったり，重なり合ったりした複雑なたんぱく質の立体構造を三次構造という．図 I.29 に鯨のミオグロビンの三

4.5 たんぱく質

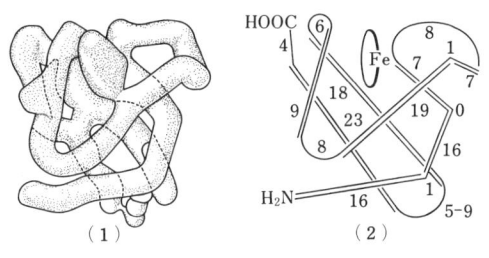

図Ⅰ.29 鯨ミオグロビンの構造(鈴木ら訳,ホワイト生化学,1979)[26]
(1) 分子の全体的形態,(2) α-ヘリックス部分(2本線)と不規則部分(1本線).アミノ酸数を数字で示す.

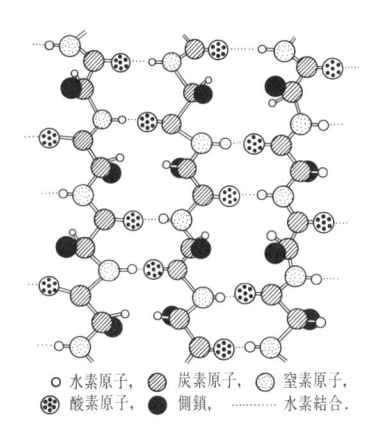

○ 水素原子, ⟨⟨⟩⟩ 炭素原子, ◎ 窒素原子,
⊛ 酸素原子, ● 側鎖, ……… 水素結合.

図Ⅰ.30 絹フィブロインの構造
ジグザグ状の各ペプチド鎖が平行に並び,水素結合によって横方向につながっている.グリシン(48%)とアラニン(36%)を多く含むので側鎖の大部分は水素かメチル基になっている.

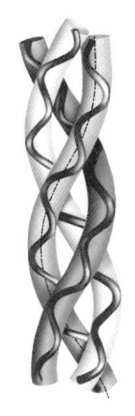

図Ⅰ.31 コラーゲンの三重らせん構造(Woodら,1974)[27]

次構造を示す.

(1) α-ケラチン構造 動物の毛,爪,鳥の羽,羊毛などにみられ,α-ヘリックスのペプチド鎖の束がさらに束ねられたような状態で,S-S結合(後述)が多い.

(2) 平行ヒダ型構造 絹たんぱく質(フィブロイン)にみられる.ジグザグ状のペプチド鎖が並列し,互いに水素結合で横に結ばれヒダ状をなす(図Ⅰ.30).

(3) β-ケラチン構造 髪の毛を熱湯に湿らして引き伸ばしたときの構造で,α-ケラチンの水素結合が切れて伸びきったような構造で,フィブロインの構造に似ている.

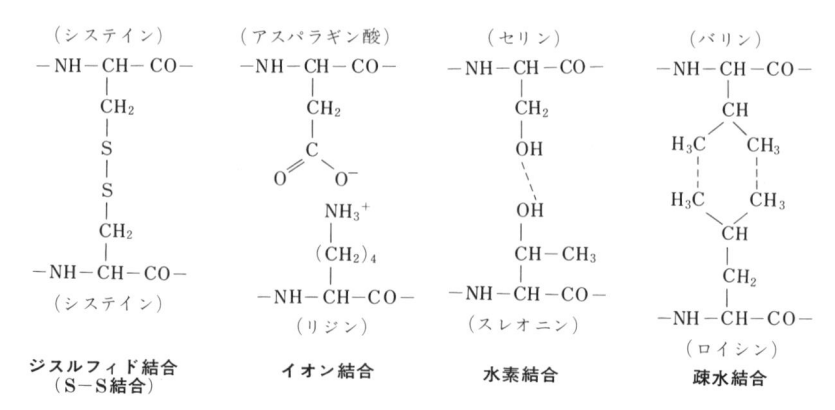

図Ⅰ.32 たんぱく質の立体構造を支える結合

（シスチン）ジスルフィド結合（S-S結合）、（アスパラギン酸）（リジン）イオン結合、（セリン）（スレオニン）水素結合、（バリン）（ロイシン）疎水結合

（4）三重らせん構造　3本のα-ヘリックス構造のペプチド鎖が，図Ⅰ.31のようにからみ合った構造で，コラーゲンにみられる．

4）四次構造

さらに大きなたんぱく質では，いくつかの小単位（サブユニット）が会合して一つの巨大分子となっているものがある．生理機能を有するものに多く，小単位だけではその機能は現れないが，会合して初めて活性を現すもので，このような会合した集合形態を四次構造とよんでいる．

5）高次構造の維持

このような高次構造をもったたんぱく質の立体構造を維持するため，図Ⅰ.32に示すように，側鎖間にジスルフィド結合，イオン結合，水素結合，疎水結合などによる結合力が働いている．

（1）ジスルフィド結合（S-S結合）　たんぱく質中に存在するシステインの-SH基どうしが結合してS-S架橋を形成しシスチンとなり，強い結合となる（共有結合）．

$$2HS-CH_2-CHNH_2COOH \xrightarrow{(2H)} \begin{array}{c} S-CH_2-CHNH_2COOH \\ | \\ S-CH_2-CHNH_2COOH \end{array}$$
　　　　システイン　　　　　　　　　　　シスチン

たんぱく質の立体構造を構成するのに重要な結合である．たとえば，髪の毛には多くのシスチンが含まれている．この元来のS-S結合を還元剤で切り，別な位置にS-S結合させてパーマネントウェーブをつくる．

（2）イオン結合　ペプチド鎖中のアミノ酸の側鎖に存在する$-COO^-$と$-NH_3^+$とのイオン間に働く結合力である．

(3) 水素結合 4.1節で説明したように，OH…Oのほか，OH…H，NH…N，NH…Oなどの間にも存在する．水素結合は弱い結合力ではあるが，数が多く，全体として大きな結合力となっている．アミノ酸にはアミノ基，イミノ基，水酸基，グアニジル基，カルボキシル基などの水素結合の可能な原子団が多く含まれている．

(4) 疎水結合 アルキル基やベンゼン核などの疎水基どうしの間に働く弱い結合力である．球状たんぱく質分子の中心部には，この結合による疎水領域を構成している．

d. たんぱく質の種類

たんぱく質を組成によって分類すると，アミノ酸だけからなる単純たんぱく質，アミノ酸以外に糖や脂質などを含む複合たんぱく質，およびこれらたんぱく質の中間的な分解生成物などを含む誘導たんぱく質に分けられる．また，たんぱく質がもつ生理的機能による分類法もある．

(1) 単純たんぱく質（simple protein） 主に各種溶媒に対する溶解性によって表 I.21 のように分類される．

(2) 複合たんぱく質（conjugated protein） 結合している非たんぱく質部分（補欠分子族）の種類によって表 I.22 のように分類される．

(3) 誘導たんぱく質（derived protein） 以上のようなたんぱく質が熱，酸，アルカリ，酵素などの作用で変性や分解を受けたもので，その分解の程度により，いろいろの大きさのものが生じる．

① ゼラチン： コラーゲンを長時間煮沸して得られる．肉や魚の煮汁が冷えてゼリー状に固まる煮こごりがその例である．

② ペプトン： 加水分解がかなり進んだもので，水溶性でコロイド状態にならず，非熱凝固性である．アルコールで沈でんする．牛乳のカゼインや大豆たんぱく質などから製造され，細菌を培養する際に窒素源としてよく用いられる．

③ 凝固たんぱく質： 熱，紫外線，酸，アルカリなどにより変性を受けて凝固したもの．たとえばゆで卵（熱）やヨーグルト（酸）などにみられる．

4) 生理的機能による分類

たんぱく質には生理的機能を有するものが多く，その作用の面から分類すると表 I.23 のようになる．

表 I.21 単純たんぱく質の分類

分類	溶解性 (+ 可溶, - 不溶)					その他の特徴	たんぱく質の名称・所在
	水	0.8% NaCl	希酸 pH4~5	希アルカリ pH8	60~80% アルコール		
アルブミン (albumin)	+	+	+	+	-	熱凝固性、動植物中に広く存在	オボアルブミン(卵白)、ラクトアルブミン(乳汁)、血清アルブミン(血清)、ミオゲン(筋肉)、ロイコシン(小麦)、レグメリン(マメ類)
グロブリン (globulin)	-	+	+	+	-	熱凝固性、動植物中に広く存在。Glu, Aspが多い	ミオシン(筋肉)、アクチン(筋肉)、オボグロブリン(卵白)、血清グロブリン(血清)、グリシニン(大豆)、アラキン(落花生)、ツベリン(ジャガイモ)、イポメイン(サツマイモ)、メイシン(トウモロコシ)
グルテリン (glutelin)	-	-	+	+	-	植物種子に存在、非熱凝固性	オリゼニン(米)、グルテニン(小麦)、ホルデニン(大麦)
プロラミン (prolamin)	-	-	+	+	+	植物種子中に存在	グリアジン(小麦)、ホルデイン(大麦)、ツェイン(トウモロコシ)
ヒストン (histone)	+	+	+	-	-	非熱凝固性、塩基性たんぱく質、核酸と結合。動物の体細胞や精子の核に存在。His, Argが多い	胸腺ヒストン、肝臓ヒストン、赤血球ヒストン
プロタミン (protamin)	+	+	+	+	-	非熱凝固性、塩基性強く、特に魚類の精子中に存在、核酸と結合。Argが多い	サルミン(サケの白子)、クルペイン(ニシンの白子)、チニン(マグロの白子)
アルブミノイド (albuminoid)	-	-	-	-	-	通常の溶液に不溶、非熱凝固性。硬たんぱく質という。動物体の保護組織中に存在	コラーゲン(結合組織、皮革)、エラスチン(腱、じん帯)、ケラチン(毛、羽、爪)、フィブロイン(絹糸、クモの糸)

4.5 たんぱく質

表 I.22 複合たんぱく質の分類

分類	特徴	たんぱく質の名称・所在
リンたんぱく質 (phosphoprotein)	リン酸がエステルの形でたんぱく質の一部に結合している。希アルカリに可溶	カゼイン（乳汁），ビテリン（卵黄），ビテレニン（卵黄）
核たんぱく質 (nucleoprotein)	核酸と塩基性たんぱく質が結合している。水，希酸に不溶，希アルカリに可溶	ヌクレオヒストン（DNAとヒストン；胸腺，白血球，赤血球，精子），ヌクレオプロタミン（DNAとプロタミン；魚類精子）
糖たんぱく質 (glycoprotein)	糖類とたんぱく質が結合。粘性をもつ。水，希アルカリに可溶	ムチン（唾液，卵白，ヤマイモ類の粘質成分），ムコイド（卵白，軟骨）
色素たんぱく質 (chromoprotein) (metalloprotein)	たんぱく質の一部に金属やフラビン，カロテノイドなどを含む	ヘモグロビン（血液，Fe），ミオグロビン（筋肉，Fe），ヘモシアニン（軟体動物の血液，Cu），クロロフィルたんぱく質，フラビンたんぱく質（酵素），カタラーゼ（酵素，Fe）
リポたんぱく質 (lipoprotein)	脂肪，リン脂質とたんぱく質が結合している	リポビテリン（卵黄），リポビテレニン（卵黄），カイロミクロン（血液中）

表 I.23 生理的機能によるたんぱく質の分類

たんぱく質	例	所在・作用
酵素	リボヌクレアーゼ トリプシン リゾチーム	核酸（RNA）の分解 たんぱく質の分解 卵白中にあって溶菌作用
貯蔵たんぱく質	カゼイン オボアルブミン グリアジン	乳汁 卵白 小麦種子
輸送たんぱく質	ヘモグロビン ミオグロビン	酸素の輸送 酸素の輸送，貯蔵
収縮性たんぱく質	ミオシン，アクチン	筋肉の収縮
ホルモン	インスリン	グルコース代謝
構造たんぱく質	コラーゲン，エラスチン，フィブロイン	結合組織 カイコ，クモの糸
有害たんぱく質	トリプシン阻害因子 アビジン ソイイン リシン	大豆中，トリプシン阻害 卵白中，ビオチンと結合 大豆中，血球凝集性毒素 トウゴマ中，血球凝集性毒素

e. たんぱく質の特徴とその変化
1）たんぱく質の特徴
（1）高分子化合物　たんぱく質の分子量は1万～数十万，あるいは数百万に

及ぶ巨大分子である．このような高分子化合物の溶液を，高速度遠心機により遠心力をかけると，分子量の大きいものほど早く沈降する．この原理は超遠心分離法として，たんぱく質の分別や分子量の決定に用いられる．

また，たんぱく質など高分子化合物の溶液に共存する低分子化合物を除く脱塩と濃縮の方法として，高分子化合物が通過できない半透膜のチューブ（例：セロハンチューブ）から低分子化合物だけを通過させ外液に排出させる透析法がよく用いられる．

(2) 等電点 たんぱく質はポリペプチドであり，遊離の α-アミノ基，α-カルボキシル基はほとんど存在しないが，酸性アミノ酸や塩基性アミノ酸などの側鎖には$-NH_2$や$-COOH$が遊離の状態で存在しており，溶液のpHによって，正，または負に荷電する．したがって，たんぱく質も両性電解質であり，アミノ酸の場合と同様な等電点の概念が使われる．たんぱく質分子は，その等電点では分子の＋，－の荷電量が等しくなり，分子全体としては荷電を示さない．したがって，たんぱく質分子どうしの間に静電気的な斥力がなく，凝集しやすくなる．また，周囲の水分子との水和も最小となり，沈でんしやすくなる．この現象を等電点沈でんといい，特定たんぱく質を分離するのによく用いられる．等電点は，個々のたんぱく質によって異なる特徴ある性質の一つである．

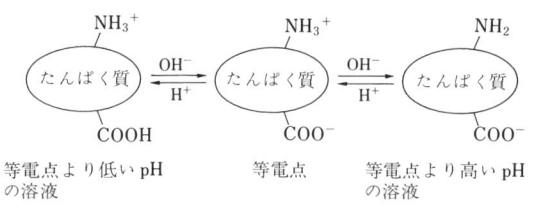

$$\underset{COOH}{\overset{NH_3^+}{たんぱく質}} \xrightleftharpoons[H^+]{OH^-} \underset{COO^-}{\overset{NH_3^+}{たんぱく質}} \xrightleftharpoons[H^+]{OH^-} \underset{COO^-}{\overset{NH_2}{たんぱく質}}$$

等電点より低いpH　　　　等電点　　　　等電点より高いpH
の溶液　　　　　　　　　　　　　　　　　の溶液

食品と関係のあるたんぱく質には，等電点が酸性側のものが多い．一方，塩基性アミノ酸を多く含むプロタミンには等電点が12以上を示すものもある．表I.24に各種たんぱく質の等電点の例をあげる．

たんぱく質は高濃度の塩類溶液によって，沈でんすることがある．これは塩類が解離して正，負のイオンの濃度が増え，たんぱく質の荷電が中和され，たんぱく質分子どうしの斥力が減り，凝集，沈でんするもので，この操作を塩析という．加える塩類の濃度により析出するたんぱく質が異なるので，たんぱく質の分離精製に利用される．

(3) たんぱく質の呈色反応 多数のアミノ酸よりなるたんぱく質にはいろいろな官能基が含まれており，種々の化学反応を示す．たんぱく質の定性，定量に

表 I.24 たんぱく質の等電点（井村ら，1984）[28]

たんぱく質	等電点	分子量（×10³）	所在など
オボアルブミン	4.6	45	卵白，糖たんぱく質
β-カゼイン	4.5	24.1	牛乳
グリシニン	4.3	350	大豆
ブロメライン	9.6	32～34	パイナップル茎，糖たんぱく質
ミオグロビン	8.1～8.2	17.8	マッコウクジラ
ミオシン	5.4	470～480	ウサギ骨格筋
リゾチーム	11.0～11.4	14.3	卵白

表 I.25 たんぱく質の主な呈色反応

呈色反応	反応基	呈色
ビューレット反応	ペプチド結合	赤紫色
キサントプロテイン反応	チロシン	橙黄色
ニンヒドリン反応	アミノ基	赤紫色
ミロン反応	チロシン	赤褐色

用いられる主な呈色反応を表 I.25 に示す．

2) たんぱく質の変化

(1) 変 性（denaturation） たんぱく質の複雑な立体構造は，多くの比較的弱い結合力によって支えられているので，化学的・物理的作用により性状の変化を起こしやすい．卵白を加熱すれば凝固し，牛乳に酸を加えれば凝固沈でん物を生ずるように，この性状の変化をたんぱく質の変性とよぶ．この変性は分解と異なり，ペプチド結合の切断ではなく，図 I.33 に示すように二次構造以上の立体構造の変化によるものである．

一般にたんぱく質は変性により，粘度の増加，溶解度の減少，凝固，沈でんなどの現象をひき起こす．酵素たんぱく質などでは活性の低下，または失活したりする．ごく微細な変性であれば可逆的に復元する場合もあるが，非可逆の場合が多い．変性たんぱく質は，一般に消化酵素の作用を受けやすくなるが，過度の加熱の場合には消化率を低下させることもある．

変性は，加熱，乾燥，加圧，凍結，超音波，紫外線，放射線など物理的原因や酸，アルカリ，塩類，有機溶媒，重金属類などの化学的原因によって起こる．

たんぱく食品では変性現象を利用している場合が多い．たとえば，ゆで卵（熱変性），大豆から豆腐の製造（塩類の作用），凍り豆腐の製造（凍結），屠殺後の肉の熟成（酵素の作用），パン生地の形成（酸化作用），牛乳からヨーグルトの生

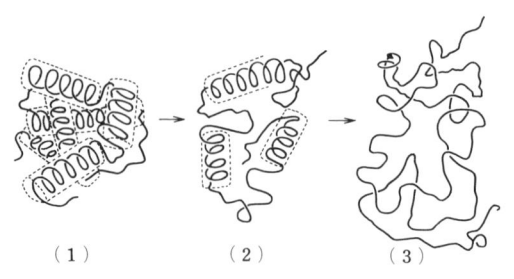

図 I.33 たんぱく質の変性（佐竹，1975）[29]
(1) 天然のたんぱく質（α-ヘリックス構造や三次構造などの規則性のある構造が多い），(2) 変性し始めたたんぱく質（二次・三次構造の規則性が失われ始める），(3) 変性の終わった無秩序なペプチド鎖.

成（酸の作用），チーズの製造（酵素，塩類の作用），魚の干物（乾燥），水産練り製品の「あし」生成（塩類，熱作用），酢漬食品，塩漬食品など，いずれもたんぱく質の変性を利用したものである．

　一方，生体膜たんぱく質の可溶化などのためのたんぱく質変性剤として，尿素，塩酸グアニジン，SDS（ドデシル硫酸ナトリウム）などが用いられる．

　(2) たんぱく食品の加熱処理　　たんぱく食品を加熱処理すると，一般に 50〜70℃で熱変性を起こし凝固する場合が多い．この凝固温度は糖質，脂質，塩類など共存物質や pH の影響を強く受ける．牛乳は普通，加熱してもカゼインは凝固しないが，酸敗した牛乳は加熱するとただちに沈でんする．

　肉類が加熱されて固くなるのは筋原線維たんぱく質が熱変性により，凝固，収縮するためである．さらに加熱を続ければ，肉基質のコラーゲンが熱変性によりゼラチンとなって溶出し，肉は軟化をしてほぐれやすくなる．酵素など活性のあるたんぱく質は熱変性し，その作用能を失う（失活）．そのほか，たんぱく性の有毒・有害物質も熱変性により無害化される．

　また，食品を加熱処理するとき，アミノカルボニル反応（5.2 節参照）により褐変を生ずるが，必須アミノ酸であるリジンは特に褐変反応を起こしやすい．反応したリジンは，必須アミノ酸としての価値を失うのでたんぱく質の栄養価も減少する．側鎖にあるアミノ基が遊離の状態になっているリジンを有効性リジンとよぶ場合がある．

　リジンはまた，他のアミノ酸残基と反応してリジノアラニンを生成する．これも分解酵素の作用を受けず，リジンとしての有効性を失う．アルカリ処理の際に特に生成されやすく，たんぱく食品の調理加工の場合には注意を要する．

$$-NH\cdot CH\cdot CO-$$
$$|$$
$$CH_2$$
$$|$$
$$NH$$
$$|$$
$$(CH_2)_4$$
$$|$$
$$-NH\cdot CH\cdot CO-$$

リジノアラニン残基

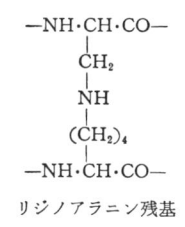

(3) たんぱく食品の腐敗　食品は腐敗細菌の繁殖により変質するが，特にたんぱく質は腐敗の際，生じた分解産物であるアミノ酸が脱炭酸され，「プトマイン」と総称される有毒アミン類を生成する．特にリジンから生ずるカダベリン，アルギニンから生ずるプトレッシンなどは腐敗毒で，中毒の原因になる．また，チロシンから生ずるチラミンやヒスチジンから生ずるヒスタミンなども強い生理作用を有する．

例：$NH_2-(CH_2)_4-CH-COOH \xrightarrow{-CO_2} NH_2-(CH_2)_4-CH_2-NH_2$
　　　　　　　　　　　$|$
　　　　　　　　　　NH_2
　　　　　リ　ジ　ン　　　　　　　　　　カダベリン

4.6 酵　　　素

　酵素（enzyme）は生体内のさまざまな反応を触媒する物質で，その本体はたんぱく質である．生鮮食品も多種多数の酵素を含有しており，保存，加工に際し，大きく影響を受ける．また，微生物の産出する酵素も古くから発酵食品に利用されてきたが，最近では固定化酵素の工業的利用が実用化されている．

1) 酵素の命名法
(1) 慣用名　酵素研究初期に命名した名称が現在も使用されている．
例：ペプシン（pepsin），トリプシン（trypsin），ジアスターゼ（diastase）．
(2) 基質名＋ase　酵素が作用する化合物（基質）にちなんで名づける．
例：アミラーゼ（amylase）：　基質は amylum（でん粉），プロテアーゼ
　　（protease）：　基質は protein，マルターゼ（maltase）：　基質は maltose．
(3) 酵素反応に基づく命名　国際生化学連合の酵素委員会において，酵素反応に基づいて，六つに大別されている．
　① 酸化還元酵素（oxidoreductase）：　酸化還元反応を触媒する．アルコールデヒドロゲナーゼ，ペルオキシダーゼ，ポリフェノールオキシダーゼ．
　② 転移酵素（transferase）：　二分子間で起こる官能基の転移反応を触媒する．

グルコキナーゼ，アミノ基転移酵素，リン酸基転移酵素．

③ 加水分解酵素（hydrolase）：　加水分解を触媒する．グルコシダーゼ（糖質の分解），リパーゼ（脂肪の分解），プロテアーゼ（たんぱく質の分解），ホスファターゼ（リン酸エステルの分解）．

④ 脱離酵素（lyase）：　非加水分解的に基質の官能基を脱離する反応を触媒する．ヒスチジンデカルボキシラーゼ，脱アンモニア酵素．

⑤ 異性化酵素（isomerase）：　異性化反応を触媒する．グルコースイソメラーゼ，乳酸ラセマーゼ（D型とL型の相互交換）．

⑥ 合成酵素（ligase）：　ATP分解のエネルギーを利用して二分子を結合する．クエン酸シンテターゼ．

2）酵素反応の特徴

（1）最適温度　化学反応速度は温度の上昇とともに大となるが，たんぱく質である酵素は，熱による影響を受けやすい．ほとんどの酵素は60℃以上で活性を失う（これを失活という）ので，一般的に酵素反応の最適温度は20～40℃の範囲にあるが，各酵素の最適温度は反応条件によって異なる．

（2）最適pH　酵素は両性電解質のためにpH条件によって酵素活性は変化する．酵素活性が最大となるときのpH値を最適pHとよび，各酵素によって異なったpH値を示すが，多くの酵素反応の最適pHは5～9の範囲の中にある．たとえば，ペプシンはpH 2，だ液アミラーゼはpH 7，トリプシンはpH 8付近で最もよく活性を示す．

（3）基質特異性　酵素は基質のわずかな構造の違いをも識別し，特定の基質に対してのみ活性を示す．その例としては，図I.34にスクラーゼが基質のスクロースに反応してグルコースとフルクトースの各分子に加水分解する様子を模式的に示す．

3）食品と酵素

バイオテクノロジーが発達して酵素利用は積極的に進められ，食品加工や食品工業の分野においても急速な進展がみられる（表I.26）．

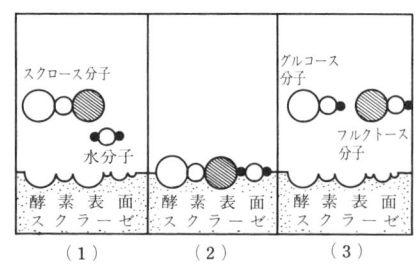

図I.34　酵素反応と基質特異性[34]
スクラーゼ酵素のスクロースの加水分解の模式図．(1) 反応前，(2) 酵素表面での反応（酵素-基質複合体），(3) 反応後グルコースとフルクトースが生成．

表 I.26 食品生産および加工への酵素の利用 [35〜37]

酵素名	起源	効果
トリプシン	動物の膵臓	肉の軟化，ビールの混濁防止
ペプシン	動物の胃	肉の軟化
レンニン	子牛胃	チーズの製造
カテプシンC	動物組織	肉の熟成に関与
パパイン	パパイア	肉の軟化，ビール中の冷却凝固物の沈でん防止
チアミナーゼ	ワラビ，ゼンマイ	ビタミンB_1の破壊
セルラーゼ	キノコ	セルロースの糖化
アリン・リアーゼ	ニンニク	アリチアミンの生成
チオグルコシターゼ（ミロシナーゼ）	アブラナ科植物	カラシ，ワサビの辛味成分の発現
β-アミラーゼ	麦芽，甘藷	マルトース，水あめの製造
α-アミラーゼ	カビ，細菌	グルコースの製造
グルコアミラーゼ	カビ	アルコール，清酒の製造
アルコールデヒドロゲナーゼ	酵母	アルコールの製造
ペクチナーゼ	カビ	果汁の清澄化
グルコースイソメラーゼ	細菌	異性化液糖の製造
インベルターゼ	酵母	転化糖の製造，食品の糖の晶析防止
ナリンギナーゼ	カビ	かんきつ類の苦味成分除去
ヘスペリジナーゼ	カビ	みかん缶詰の白濁原因物質の分解
プロテアーゼ	カビ，細菌	肉の軟化，清酒・ビールの混濁防止，みそ・醬油の製造
リパーゼ	カビ	チーズフレーバーの改良
ラクターゼ	酵母	アイスクリームの乳糖晶析防止，チーズの熟成
グルタミナーゼ	細菌	アミノ酸系調味料の製造
AMPデアミナーゼ	カビ	イノシン酸の製造
ヌクレアーゼ	カビ	シイタケの旨味の生成，ヌクレオチド調味料の生産

(1) 食品工業への固定化酵素の利用 L-アミノ酸の製造などには固定化酵素が利用されている．これは化学合成法で得られたD-，L-アミノ酸混合物を固定化酵素アミノアシラーゼで光学分割してL-アミノ酸のみを製造する方法である．L-トリプトファン，L-リジン，L-メチオニンなどの生産に利用されている．また，グルコースノソメラーゼによるフルクトースの生産，AMPデアミナーゼによるイノシン酸の生産などにも実用化されている．

(2) 醸造と酵素の応用 ワインの醸造においても品質向上のために種々の酵素が利用されている．ペクチナーゼを添加すると，ペクチン質が分解されて可溶となり，搾汁が容易になり，ワインの清澄度が高まる．そのほかに過剰のタンニンはタンナーゼで分解し，アントシアニン色素が濃すぎる果汁にはアントシアナーゼで分解を行うこともある．

(3) 伝統食品における酵素利用 わが国では納豆やそうめんの製造にも酵素

が利用されている．納豆独特の粘質物は酵素作用によって生成される．また，納豆は，納豆菌のプロティナーゼによりたんぱく質の50%が水溶性となり，プロテアーゼにより10%前後がアミノ酸にまで発酵分解しているので消化によい．このときの発酵の進行に伴って，アミノ酸デアミナーゼによってアンモニア態窒素が0.2%以上生成するとにおいが強くなるので，納豆は低温で貯蔵する必要がある．そうめんの製造にリパーゼが利用されており，油臭をやわらげ，グルテンの凝固を促し，ゆでたときの軟化を防ぐと考えられている．また，製麺にプロテアーゼを作用させると小麦粉中のグルテンが改良されて舌ざわりも，仕上りも良好となり，風味が向上する．

(4) 旨味や甘味に関与する酵素 かつお節のイノシン酸，シイタケのグアニル酸などの旨味成分の産出も酵素反応を利用したものである．また，でん粉に α-，β-アミラーゼなどを作用させて得られたグルコースやマルトースを甘味源として利用している．

(5) テクスチャーと酵素 食品のテクスチャーの改善にも酵素が用いられている．小麦粉に利用される α-，β-アミラーゼは，パン生地の物性（ソフトネス　ローフボリューム，きめ細かさ）の改良にも有効である．クッキーの製造にプロテアーゼを添加するとソフトなテクスチャーと焼き上り色調の改善に効果がある．また，採卵廃鶏や乳用廃牛のような老齢の動物の肉には植物起源のフィシン，パパイン，ブロメラインなどのたんぱく質分解酵素を利用して食肉軟化が行われる．

4.7 核　　　　酸

核酸（nucleic acid）は塩基性たんぱく質と結合して，核たんぱく質として存在する．複雑な高分子化合物で，生体内ではたんぱく質の生合成や遺伝情報の担い手として生化学的に重要な役割をもつが，食品中では，これらの核酸系物質が旨味成分などとして食品価値をもつ場合が多い．

1) 核酸の構成

核酸はヌクレオチド（nucleotide）が多数結合したポリヌクレオチドである．ヌクレオチドは糖と有機塩基とリン酸からなる．糖としてはD-リボースとD-デオキシリボースの2種があり，前者を含む核酸をリボ核酸（ribonucleic acid；RNA），後者を含む核酸をデオキシリボ核酸（deoxyribonucleic acid；DNA）という（図I.35）．

4.7 核 酸

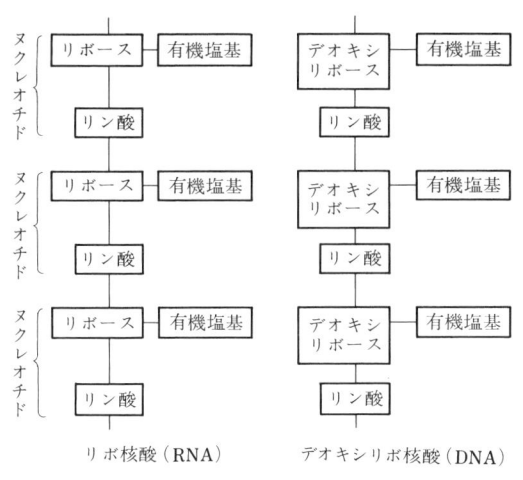

図 I.35 核酸の構成

有機塩基にはプリン塩基とピリミジン塩基があり，さらに表 I.27 に示すように，前者には2種，後者には3種の塩基が核酸中に存在し，それぞれのヌクレオチドに対し，名称がつけられている．

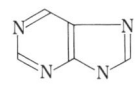

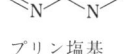

プリン塩基　　　ピリミジン塩基

2) 核酸系呈味物質

旨味成分として知られるイノシン酸（inosine 5′-monophosphate；5′-IMP）は，核酸のモノヌクレオチドの一種で，アデニル酸のアデニンについているアミノ基が脱アミノされ，ヒポキサンチンになったものである．かつお節，煮干し，

表 I.27　各種ヌクレオチドの名称

	D-リボースと結合の場合 （リボヌクレオチド）	D-デオキシリボースと結合の場合 （デオキシリボヌクレオチド）
プリン塩基		
アデニン	アデニル酸（AMP）	デオキシアデニル酸（dAMP）
グアニン	グアニル酸（GMP）	デオキシグアニル酸（dGMP）
ピリミジン塩基		
シトシン	シチジル酸（CMP）	デオキシシチジル酸（dCMP）
ウラシル	ウリジル酸（UMP）	
チミン		チミジル酸（TMP）

そのほか魚，肉の動物性食品に多く含まれる．また，グアニル酸（guanosine 5´-monophosphate；5´-GMP）は干しシイタケの旨味として知られる．これらはいずれもリボースの5位の炭素にリン酸がエステル結合した5´-リボヌクレオチドで，ナトリウム塩として用いられる（5´-イノシン酸ナトリウム，5´-グアニル酸ナトリウム）．なお，3´-IMP，3´-GMPには旨味はない．工業的には酵母のRNAを原料とし，微生物の酵素（ヌクレアーゼ）を使用してAMP，GMP，CMP，UMPの各ヌクレオチドに分解する．IMPはAMPをさらに酵素的に脱アミノして生産する．

アデニル酸（AMP） イノシン酸（IMP） グアニル酸（GMP）

4.8 ビタミン

ビタミンは微量ではあるが，人の健康維持，成長などに必須の栄養素である．多くのビタミンは，生体において，全く合成できないか，あるいは合成できても必要量を満たすことができないため，通常，食品から摂取しなければならない．

a. 種　類
1）脂溶性ビタミン

脂溶性ビタミンは，一般に油に溶け，水に溶けにくい性質をもつもので，ビタミンA，D，E，Kの4種が知られている．脂溶性ビタミンは過剰に摂取すると，生体膜に蓄積しやすく，過剰症を起こすことがある．

(1) ビタミンA　全トランス型レチノールと同様の生理活性をもつ物質群の総称である．牛，鶏や豚の肝臓，ウナギ，卵など主として動物性食品に多く含まれる（表 I.28）．その機能は，視覚の正常化，成長および生殖作用，上皮組織の機能維持，細胞の増殖・分化，感染症に対する予防などである．欠乏症は，夜

4.8 ビタミン

表 I.28 ビタミンAを多く含む食品（可食部100g当たりのμgレチノール当量）
（五訂日本食品標準成分表, 2000）[10]

〔動物性食品〕		〔植物性食品〕	
肝臓（鶏）	14,000	あまのり（焼）	4,600
肝臓（豚）	13,000	しそ（葉，生）	1,800
肝臓（アンコウ）	8,300	にんじん（根，皮付き，生）	1,500
うなぎ（養殖，生）	2,400	ほうれんそう（葉，ゆで）	900
卵黄（鶏，生）	480	こまつな（葉，ゆで）	520

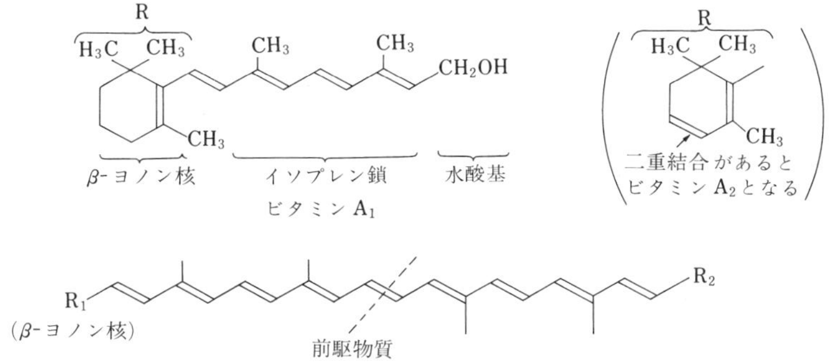

	β-カロテン（黄橙色）	α-カロテン（黄橙色）	γ-カロテン（赤色）	クリプトキサンチン（黄橙色）
R_1	β-ヨノン核	β-ヨノン核	β-ヨノン核	β-ヨノン核
R_2	β-ヨノン核	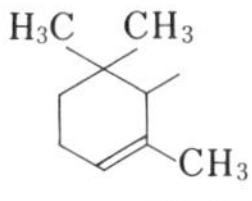	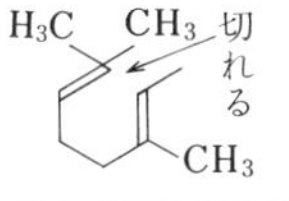	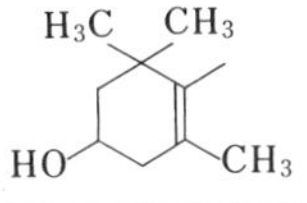

図 I.36 ビタミンAとカロテノイド

盲症, 皮膚や粘膜上皮の角化, 成長停止, 眼球乾燥症, 感染症に対する抵抗性の低下などが知られている. ビタミンAはイソプレン鎖と水酸基をもつ高級炭化水素で, 構造中のβ-ヨノン核の二重結合の違いにより, ビタミンA_1系化合物およびビタミンA_2系化合物に分けられる. 食品中のカロテノイド色素のうち, α-カロテン, β-カロテン, クリプトキサンチンなどはレチノールと同様の活性を有するプロビタミンA（ビタミンAの前駆物質）として知られている（図I.36）. β-カロテンは, 2個のβ-ヨノン核をもつ対称構造で, 小腸粘膜内でジオキシゲナーゼによってレチノールに転換される. ビタミンA所要量は, 成人男子で600μgレチノール当量（RE）（2,000 IU）, 成人女子で540μgRE（2,000 IU）, 許容上

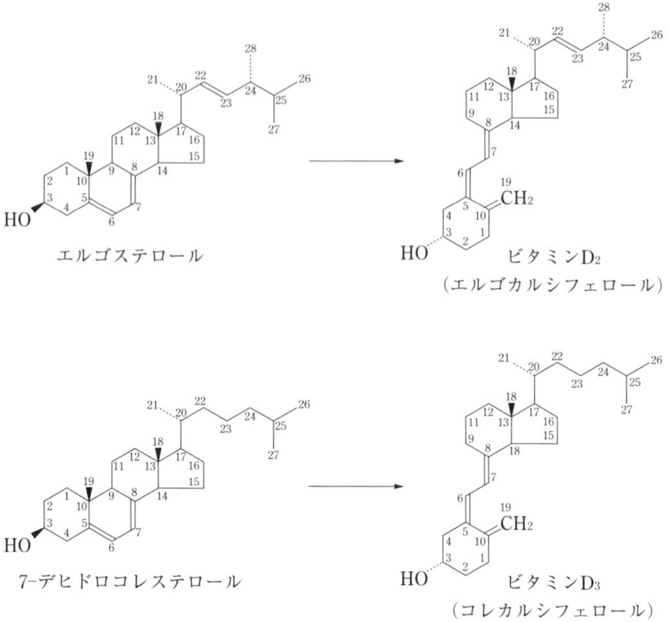

図 I.37 プロビタミン D とビタミン D（日本ビタミン学会編，1996[38]）より転載）

限摂取量は成人男女とも 1,500 μgRE（5,000 IU）である．

(2) ビタミン D カルシフェロールとよばれ，D_2（エルゴカルシフェロール）と D_3（コレカルシフェロール）がある．植物性食品の干しシイタケや酵母などに多く含まれるプロビタミン D のエルゴステロールに紫外線が当たると D_2 が生成する．一方，動物性食品のカツオやイワシ，肝油などに多く含まれる 7-デヒドロコレステロールからは D_3 が生成する（図 I.37）．人に対する生理活性は両者ともほぼ同等である．ビタミン D の機能は，体内のカルシウムとリンの恒常性の維持，骨形成である．欠乏症としては，くる病や骨軟化症などが知られている．ビタミン D の成人の所要量は，男女とも 2.5 μg（100 IU），許容上限摂取量は，50 μg（2,000 IU）である．

(3) ビタミン E 4種のトコフェロール（α, β, γ, δ-トコフェロール）とこれらの誘導

表 I.29 ビタミン E を多く含む食品（可食部 100 g 当たりの mg α-トコフェロール当量）（五訂日本食品標準成分表，2000)[10]）

小麦胚芽	32.6
アーモンド（乾）	31.2
綿実油	31.1
サフラワー油	27.6
とうもろこし油	24.3
大豆油	19.5
すじこ	10.6
たらこ（生）	7.1

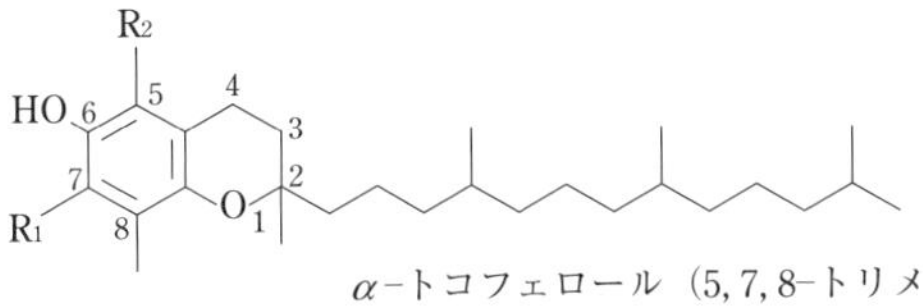

α-トコフェロール（5,7,8-トリメチルトコール）　　R₁ = R₂ = CH₃
β-トコフェロール（5,8-ジメチルトコール）　　　　R₁ = H, R₂ = CH₃
γ-トコフェロール（7,8-ジメチルトコール）　　　　R₁ = CH₃, R₂ = H
δ-トコフェロール（8-メチルトコール）　　　　　　R₁ = R₂ = H

図 I.38　ビタミンE（トコフェロール）（栄養機能化学研究会編，1996[39]より転載）

表 I.30　ビタミンEの生理機能（栄養機能学会編，1996）[39]

・赤血球の溶血防止（溶血性貧血の防止）
・白血球機能（貪食能，遊走能）の維持
・血小板凝集の抑制
・抗動脈硬化機能（血漿リポタンパク質の酸化変性の防止とプロスタノイド産生の正常化およびHDL-コレステロールの増加効果）
・血圧上昇抑制（末梢血管透過性の正常化）
・心筋細胞の酸化ストレスからの保護
・アルコール性脂肪肝の抑制
・酸素による肺組織障害の抑制
・下垂体ホルモン（甲状腺刺激ホルモン，卵胞刺激ホルモン）の分泌正常化
・発がん過程におけるラジカル生成の抑制

体である4種のトコトリエノール（α, β, γ, δ-トコトリエノール）が知られている（図I.38）．これらは小麦胚芽，種実類，植物油などに多く含まれる（表I.29）．ビタミンEの機能は，脂質の過酸化抑制，生体膜の機能維持などである．欠乏症については，未熟児の溶血性貧血や神経機能の低下などが知られている．近年ビタミンEの機能については，表I.30に示すように，従来から知られていた抗酸化作用に関連して多くの機能が明らかにされている．ビタミンEとしての生理活性を示すのは主としてトコフェロール類である．4種のトコフェロールのうち，生理活性が最も高いのは，α-トコフェロールであり，4種の生物学的効力は，α-トコフェロールを100とした場合，β-トコフェロールは40，γ-トコフェロールは10，δ-トコフェロールは1とされている．ビタミンEの所要量は，成人男子で10 mg α-トコフェロール当量（α-TE），成人女子で8 mg α-TE，許容上限摂取量は600 mg α-TEである．

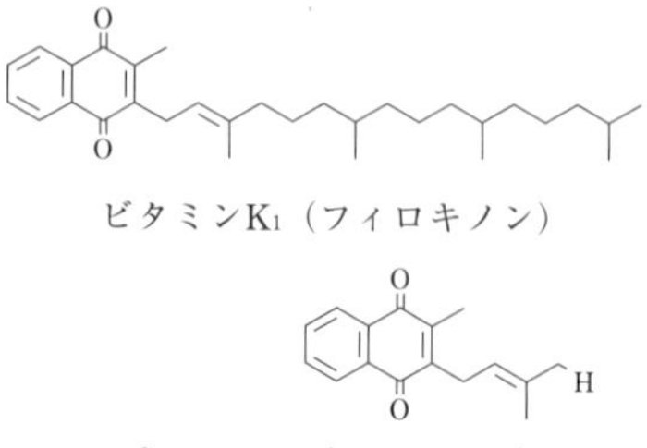

ビタミンK₁(フィロキノン)

ビタミンK₂(メナキノン)

図I.39 ビタミンK(栄養機能化学研究会編,1996[39])より転載)

(4) ビタミンK K_1（フィロキノン）と K_2（メナキノン）が知られており，両者の生物活性はほぼ同等である（図I.39）．K_1 はワカメやヒジキなどの海藻類，K_2 は納豆やチーズなどが主な給源である．また K_2 は人の腸内細菌によっても合成される．その機能は，血液凝固促進である．また，カルシウム代謝へも関与することから，骨形成や骨粗鬆症への有効性が考えられている．ビタミンKの所要量は，成人男子で $65\,\mu g$，成人女子で $55\,\mu g$，許容上限摂取量は $30,000\,\mu g$ である．

2) 水溶性ビタミン

水溶性ビタミンは油に溶けにくく，比較的水に溶けやすい性質をもつもので，ビタミン B_1, B_2, B_6, B_{12}, 葉酸，ナイアシン，パントテン酸，ビオチン，ビタミンCの9種が知られている．このうち，ビタミン B_1, B_2, B_6, B_{12}, 葉酸，ナイアシン，パントテン酸，ビオチンの8種はビタミンB群とよばれており，いずれも補酵素として機能することが知られている．

(1) ビタミン B_1 チアミンとよばれ，水に溶け酸には安定であるが，アルカリに対しては不安定で分解されやすい．生体中ではビタミン B_1 の一リン酸，二リン酸，三リン酸エステルとして存在する（図I.40）．小麦胚芽，大豆，豚肉などに多く含まれる（表I.31）．米では胚芽に B_1 が多いが，通常では，精白により除かれるため，胚芽を残した胚芽精米が市販されている．また，ビタミン B_1 は溶解性が高いので調理操作による損失が大きい．そのため，溶けにくい B_1 誘導体として開発されたDBT（dibenzoylthiamin）が熱にも強くぬか臭くもないのでビタミン B_1 の強化剤として使われる．ほかに B_1 誘導体としてセチル B_1 (thiamin dicetylsulfate)，アリチアミン（allithiamin）がある．ビタミン B_1 の機能は，糖代謝酵素，分岐鎖アミノ酸の代謝酵素の補酵素としての作用である．欠乏症としては，脚気が知られている．これは，全身の倦怠感，食欲減退，手足のしびれ，下肢のむくみで始まり，主症状は，神経系の障害，浮腫，心悸亢進である．所要量は，成人男子で $1.1\,mg$，成人女子で $0.8\,mg$，許容上限摂取量は策定されていない．

(2) ビタミン B_2 基本型はリボフラビン（図I.41）であり，吸収後，補酵

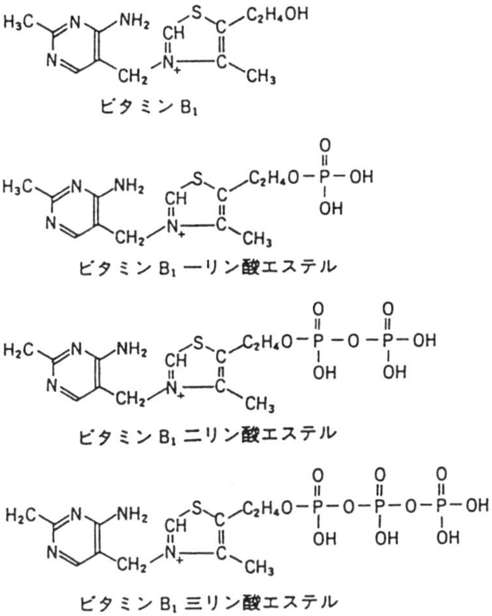

図I.40 ビタミンB_1（栄養機能化学研究会編，1996[39]より転載）

（上から）ビタミンB_1、ビタミンB_1一リン酸エステル、ビタミンB_1二リン酸エステル、ビタミンB_1三リン酸エステル

表I.31 ビタミンB_1を多く含む食品（可食部100g当たりのチアミン塩酸塩相当量（mg））（五訂日本食品標準成分表，2000）[10]

〔動物性食品〕		〔植物性食品〕	
豚，ヒレ（大型種，赤肉，生）	0.98	小麦胚芽	1.82
たらこ	0.71	大豆（国産，乾）	0.83
豚，ロース（大型種，赤肉，生）	0.80	あまのり（焼）	0.69
ロースハム	0.60	あずき（全粒，乾）	0.45
すじこ	0.42	アーモンド（乾）	0.24
うなぎ（養殖，生）	0.37	胚芽精米	0.23

素型フラビンアデニンジヌクレオチド（FAD）あるいはフラビンモノヌクレオチド（FMN）に変換される．FAD，FMNとしても食品中に含まれる．牛，豚，鶏の肝臓や鶏卵，乳製品や海藻類に多く含まれる（表I.32）．ビタミンB_2の機能は，エネルギー代謝，酸化還元系の酵素の補酵素としての役割である．欠乏症としては，口角炎，舌炎，角膜炎，脂漏性皮膚炎などが知られている．所要量は，成人男子で1.2 mg，成人女子で1.0 mg，許容上限摂取量は策定されていない．

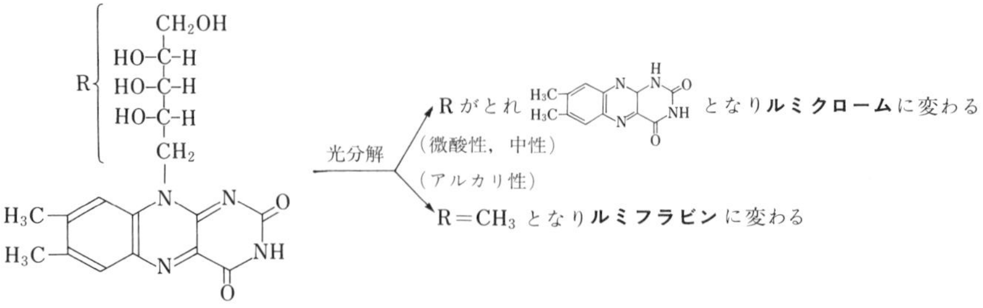

図 I.41　ビタミン B_2

表 I.32　ビタミン B_2 を多く含む食品（可食部 100 g 当たりの mg 数）
（五訂日本食品標準成分表，2000）[10]

〔動物性食品〕		〔植物性食品〕	
肝臓（豚）	3.60	あまのり（焼）	2.33
肝臓（牛）	3.00	板わかめ	1.50
肝臓（鶏）	1.80	干ししいたけ（乾）	1.40
全粉乳	1.10	アーモンド（乾）	0.92
うなぎ（養殖，生）	0.48	小麦胚芽	0.71
全卵（鶏，生）	0.43	糸引き納豆	0.56

（3）**ビタミン B_6**　食品中には，ピリドキサールとそのリン酸エステルとして存在する．魚類（サケ，サバ，イワシ，マグロ，ヒラメ），肝臓，鶏卵などに多く含まれる．その機能は，トランスアミナーゼ，デカルボキシラーゼなど，アミノ酸代謝に関与する酵素の補酵素として働くことが知られている．欠乏症はヒトではまれであるが，皮膚炎，動脈硬化性血管障害，食欲不振などが知られている．所要量は，成人男子で 1.6 mg，成人女子で 1.2 mg，許容上限摂取量は 100 mg である．

（4）**ビタミン B_{12}**　コバルトを含有する化合物（コバミド）として知られ，肉類，肝臓，魚介類（カキ，サバ，イワシ）牛乳，乳製品などに多く含まれる．その形は，アデノシルコバラミン，メチルコバラミン，ヒドロキソコバラミンであり，生体内では，アデノシルコバラミンあるいはメチルコバラミンとして作用する．水溶液はコバルトにより赤色となる．熱，光に不安定である．その機能は，

アミノ酸，奇数鎖脂肪酸，核酸などの代謝に関与する酵素の補酵素としての作用である．欠乏症は，葉酸の減少を招き，巨血芽性貧血をひき起こす．所要量は，成人男女とも 2.4 μg，許容上限摂取量は策定されていない．

(5) 葉　酸　　プテロイルグルタミン酸とよばれ，肝臓や小麦胚芽，牛乳，ホウレンソウ，アスパラガスなどに多く含まれる．その機能は，補酵素として，プリンヌクレオチド，ピリミジンヌクレオチドの生合成，代謝に関与する．また，アミノ酸およびたんぱく質の代謝においてビタミン B_{12} とともにメチオニンの生成，セリン-グリシン系の転換にも関係している．欠乏症としては，巨血芽性貧血，舌炎，精神神経異常などが知られている．所要量は，成人男女とも 200 μg，許容上限摂取量は 1,000 μg である．

(6) ナイアシン　　生体内で同じ作用をもつニコチン酸，ニコチン酸アミドの総称であり，アミノ酸のトリプトファンもナイアシン活性を有する．NAD^+，$NADP^+$ を活性型として，種々の酸化還元酵素の補酵素として機能している．肝臓，小麦胚芽，肉類，マグロ，イワシなどに含まれる．欠乏症としては，皮膚炎，下痢および精神神経障害をひき起こすペラグラが知られている．所要量は，成人男子で 16～17 mg ナイアシン当量（NE），成人女子で 13 mg NE，許容上限摂取量は 30 mg である．

(7) パントテン酸　　補酵素であるコエンザイム A およびアシルキャリヤープロテインの構成成分であり，糖代謝や脂肪酸の生合成，β 酸化などにおける酵素反応に広く関与している．動植物性食品に広く存在しており，通常，人では，欠乏症状は認められないが，成長阻害，副腎障害，皮膚炎などが報告されている．所要量は，成人男女とも 5 mg，許容上限摂取量は策定されていない．

(8) ビオチン　　米，小麦などの穀類や肉類，卵などをはじめとして，種々の食品に広く含まれており，腸内細菌によっても合成される．その機能は，カルボキシラーゼの補酵素として重要であるほか，糖新生，脂肪酸合成，アミノ酸代謝などと深くかかわっている．通常では，ビオチン欠乏は起こらないが，乳児期では，母乳中にビオチンが少量しか含まれないため，皮膚炎，脱毛，神経障害などの欠乏症がみられることがある．また，生卵白を多量に摂取した場合にも，ビオチンの吸収阻害による卵白障害といわれる皮膚障害がみられる．所要量は，成人男女とも 30 μg，許容上限摂取量は策定されていない．

(9) ビタミン C　　L-アスコルビン酸（還元型）と L-デヒドロアスコルビン酸（酸化型）として存在し（図 I.42），L-デヒドロアスコルビン酸は生体内で

L-アスコルビン酸　　L-モノデヒドロアスコルビン酸
（還元型）

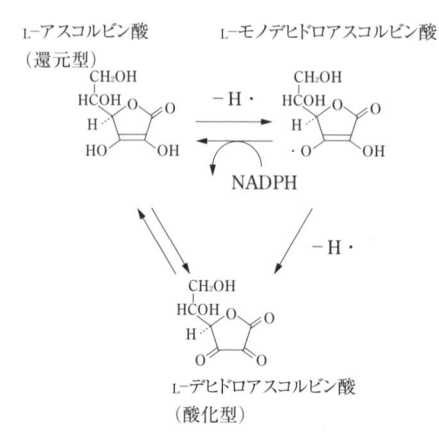

図 I.42 ビタミンCの酸化還元（栄養機能化学研究会編，1996[39]）より転載）

L-デヒドロアスコルビン酸
（酸化型）

容易に L-アスコルビン酸に変換されるため，その効力値についてはいずれも同等である．ビタミンCは，パセリ，ブロッコリー，芽キャベツなどの野菜類やレモン，イチゴ，キウイフルーツなどの果実類に多く含まれる（表 I.33）．その機能は，生体内の抗酸化作用，コラーゲンの合成やカテコールアミンの生成や脂質代謝，カルニチンの生成や生体異物の代謝，免疫反応に関与しているほか，がん，心臓病，脳卒中の予防に関係することが報告されている．欠乏症は，壊血病がよく知られており，これは，疲労感や関節痛に始まり，歯ぐきや皮下出血が生じる．ビタミンCは，運動や労作，感染や各種ストレスなどの作用を受けやすい．たとえば，喫煙者では，血漿ビタミンC濃度は非喫煙者に比べて低く，代謝回転率もかなり高いことが報告されている．所要量は成人男女とも 100 mg，許容上限摂取量は策定されていない．

b. 食品中のビタミンの加工・調理による変化と安定性

食品の加工・調理において種々のビタミンが変化することが知られている．一般に，脂溶性ビタミンは，加熱には比較的安定である．ビタミン A，ビタミン E は酸化されやすい．一方，ビタミン D と K は，加工・調理中における変化はあまり問題にされていない．水溶性ビタミンは，個々のビタミンで差はあるが，脂溶性ビタミンに比べて熱分解を起こしやすい．ビタミン B_1 は，魚介類に含まれ

表 I.33 ビタミンCを多く含む食品（可食部 100 g 当たりの mg 数）（五訂日本食品標準成分表，2000）[10]

〔野菜類〕		〔果実類〕	
アマノリ（焼）	160	レモン（全果，生）	100
芽キャベツ（結球葉，生）	160	かき（甘かき，生）	70
パセリ（葉，生）	120	キウイフルーツ（生）	69
ブロッコリー（花序，生）	120	いちご（生）	62
青ピーマン（果実，生）	76	レモン（果汁，生）	50
こまつな（葉，生）	39	温州みかん（ストレートジュース）	29

るアノイリナーゼにより分解される．ビタミン B_2 は光分解しやすく，また光増感剤として食品成分の分解を促すことがある．ビタミン B_6 と葉酸は酸化されやすく，ビタミン B_6 とビタミン B_{12} は加熱により失われやすい．ビタミン C は，生鮮食品の鮮度とも関係があり，時間とともに含有量が減少する．また，アミノ酸の共存下でアミノカルボニル反応を起こし，食品の褐変にかかわることがある．

4.9 ミネラル

　生体を構成する元素のうち，主として有機化合物を構成する炭素（C），酸素（O），水素（H），窒素（N）を除くほかの元素の大部分は金属元素であり，無機質すなわちミネラル（mineral）とよばれる．ミネラルは生体の構成素として重要であり，さらに，生命活動に必要な生理作用，酵素作用，代謝調節作用などとも密接に関係している．健康の維持増進，生活習慣病予防のためにも，食品と栄養素摂取の関係からミネラルの適正摂取量を知る必要があり，標準となるミネラル所要量[40]が示されている．

1）食品の灰分とミネラル

　食品をほぼ 550℃ で加熱すると，まず水分が失われ，次いで糖質，脂質，たんぱく質，ビタミンなどの有機化合物をつくる C，O，H，N などが酸化物（CO_2，H_2O，NO_2 など）として揮散し，完全に灰化させるとミネラルを主体とした灰分（ash）が得られる．しかし，この加熱の間に塩素（Cl）やヨウ素（I）の大部分およびイオウ（S）やリン（P）の一部は揮散し，一方，灰化後一部のミネラルは酸化物（Na_2O，K_2O，CaO，P_2O_5，SO_3 など）や炭酸塩（$CaCO_3$，$MgCO_3$ など）として残る．したがって，灰分量は食品が含有するミネラルの量を必ずしも正確に示すものではないが，食品分析ではこれを食品の灰分として，ミネラル含有量を示す数値として用いる．

　食品のミネラルとして含まれる元素は，比較的含有量の多いナトリウム（Na），カリウム（K），カルシウム（Ca），マグネシウム（Mg），P，S，Cl などのほか，微量あるいは痕跡程度に含まれる鉄（Fe），銅（Cu），亜鉛（Zn），コバルト（Co），マンガン（Mn），セレン（Se），フッ素（F），I などきわめて多種類にわたっている．これらの元素が食品中に存在する状態は，無機化合物あるいはイオンとして含まれるほか，ヘモグロビンの Fe，クロロフィルの Mg，メチオニンやシスチンの S，ビタミン B_{12} の Co などのように，有機化合物の一部を構成しているものもある．

食品からの1日の摂取量がおおむね100 mg以上となるミネラルは，Na, K, Ca, MgおよびPであり，一方，Fe, Cu, Zn, Mnなどは100 mgに満たない．

2）酸生成元素とアルカリ生成元素

ミネラルとして含まれる元素にはNa, K, Ca, Mg, ZnのようにNa$^+$, K$^+$, Ca^{2+}, Mg^{2+}, Zn^{2+}など陽イオン（塩基性）を生成するものと，Cl, I, S, PのようにCl$^-$, I$^-$, SO$_4^{2-}$, PO$_4^{3-}$など陰イオン（酸性）を生成するものとがある．前者をアルカリ生成元素，後者を酸生成元素とよぶ．

食品に含まれるこれら両元素の当量を単位として比較し，酸生成元素よりアルカリ生成元素の多い食品を「アルカリ性食品」，この逆のものを「酸性食品」とよぶ（図Ⅰ.43）．食品のもつアルカリ性，酸性の度合をアルカリ度，酸度とよび，食品100 gを焼いて得られる灰の水溶液を中和するのに必要な1N-HClまたは1N-NaOHのml数で表す．

人の血液は常にpH 7.2〜7.4程度の弱アルカリ性に保持されているので，日常の食物も肉類や魚介類には野菜類，いも類，果実類を配するなど，酸性食品とアルカリ性食品のいずれにも極端に偏ることのないように心がけるべきである．

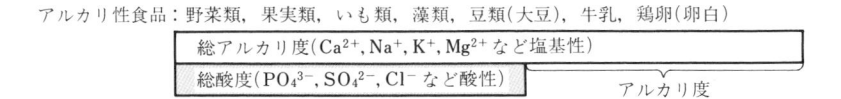

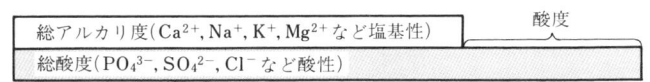

アルカリ性食品：野菜類，果実類，いも類，藻類，豆類（大豆），牛乳，鶏卵（卵白）

総アルカリ度（Ca^{2+}, Na$^+$, K$^+$, Mg^{2+}など塩基性）
総酸度（PO$_4^{3-}$, SO$_4^{2-}$, Cl$^-$など酸性）　　アルカリ度

総アルカリ度（Ca^{2+}, Na$^+$, K$^+$, Mg^{2+}など塩基性）　酸度
総酸度（PO$_4^{3-}$, SO$_4^{2-}$, Cl$^-$など酸性）

酸性食品：穀類，魚介類，肉類，豆類（エンドウ），チーズ，鶏卵（全卵，卵黄）

図Ⅰ.43　アルカリ食品と酸性食品

3）食品中のミネラル

(1) ナトリウム（sodium；Na）**と塩素**（chlorine；Cl）　天然の食品が含有するNaとClは比較的少量であるが，両者の結合物である食塩（NaCl）は食品の調味や防腐を目的として，調味用や食品加工などに用いられている．食品に含まれるNaを原料食品と加工食品に分けて表Ⅰ.34に示す．みそ，しょうゆなどの食塩系調味料使用は，いわば日本人の食文化である．一方，日常使用する化学調味料や食品添加物にも多くのナトリウム化合物がある．その一部を表Ⅰ.35に示す．これらが用いられている食品では，食塩以外の物質に由来するNaを含

表 I.34 食品中のナトリウム含有量(可食品部 100 g 当たりの mg 数)
(五訂日本食品標準成分表, 2000)[10]

原料食品		加工食品		
食品名	Na	食品名		Na
大豆(国産, 乾)	1	米みそ	甘みそ	2,400
			淡色辛みそ	4,900
			赤色辛みそ	5,100
		豆みそ		4,300
		即席みそ	粉末タイプ	8,100
			ペーストタイプ	3,800
ダイコン(根, 皮つき, 生)	19	たくあん漬	塩押しダイコン漬	1,700
			干しダイコン漬	970
		ぬかみそ漬		1,500
		みそ漬		4,400
マイワシ(生)	120	塩イワシ		2,400
		丸干し		1,500
		みりん干し		670
アサリ(生)	870	つくだ煮		2,900
豚肉[大型種肉](ロース, 脂身つき, 生)	42	ロースハム		1,000
アユ(天然, 内臓, 生)	90	うるか		5,100
ナマコ(生)	680	このわた		1,800
アカイカ(生)	200	塩辛		2,700

表 I.35 調味料や食品添加物に用いられるナトリウム化合物(食品表示マニュアル, 2001[41] より抜粋)

用途	化合物名	用途	化合物名
調味料	グルタミン酸ナトリウム 5′-イノシン酸ナトリウム コハク酸ナトリウム グリチルリチン酸ナトリウム サッカリンナトリウム	発色剤	硝酸ナトリウム 亜硝酸ナトリウム
		漂白剤	亜硫酸水素ナトリウム 亜硫酸ナトリウム
保存料	安息香酸ナトリウム プロピオン酸ナトリウム	アルカリ剤 (中華そば製造用)	炭酸ナトリウム リン酸ナトリウム
結着剤	ポリリン酸ナトリウム	糊料	繊維素グリコール酸ナトリウム アルギン酸ナトリウム

むため, Na 値から食塩相当量(食品のナトリウム量× 2.54)を算出する際には, 添加物などについての十分な配慮が必要である. わが国では食塩の過剰摂取が問

表 I.36 食品中のカリウム含有量（可食部100 g当たりのmg数）（五訂日本食品標準成分表, 2000）[10]

食品名	K	食品名	K	食品名	K
アマランサス	600	エダマメ(生)	590	アユ(天然, 内臓, 焼き)	520
小麦(玄穀, 国産, 普通)	470	オカヒジキ(茎葉, 生)	680	マイワシ(生)	310
小麦胚芽	1,100	カンピョウ(乾)	1,800	マイワシ(丸干し)	470
玄米	230	トウガラシ(果実, 乾)	2,800	カタクチイワシ(田作り)	1,600
精白米	88	パセリ(葉, 生)	1,000	カツオ(春獲り, 生)	430
ソバ粉(全粉層)	410	ホウレンソウ(葉, 生)	690	カツオ(秋獲り, 生)	380
ジャガイモ(塊茎, 生)	410	干しズイキ(乾)	10,000	マダラ(干し)	1,600
サツマイモ(塊根, 生)	470			クルマエビ(養殖, 生)	430
イチョウイモ(塊根, 生)	590	マッシュルーム(生)	350	ミルガイ(水管, 生)	420
		シイタケ(生)	280		
アボガド(生)	720	シイタケ(乾)	2,100	牛(和牛, かた, 脂身つき, 生)	280
ドリアン(生)	510	マイタケ(生)	330	豚(かた, 脂身つき, 生)	320
アズキ(全粒, 乾)	1,500	マイタケ(乾)	2,500	鶏(若鶏, ささ身, 生)	420
大豆(全粉, 国産, 乾)	1,900	マツタケ(生)	410		
リョクトウ(全粉, 乾)	1,300			アーモンド(乾)	770
鶏卵(全卵, 生)	130	アマノリ(干しノリ)	3,100	カボチャ(いり, 味付け)	840
		ヒジキ(干しヒジキ)	4,400	ゴマ(乾)	400
普通牛乳	150	ワカメ(乾燥, 素干し)	5,200	ギンナン(生)	700
脱脂粉乳	1,800	マコンブ(素干し)	6,100	落花生(乾)	740

題とされており（成人 12.3 〜 14.5 g/日），高血圧症や脳卒中などの生活習慣病予防の観点から，食塩摂取量 10 g/日未満（150 mg/kg/日未満：Naとして約 3.9 g 以下）とすることが望ましい。

Na は，細胞外液の浸透圧維持，糖の吸収，神経や筋肉細胞の活動などに関与するとともに，骨の構成要素として骨格の維持に貢献している．

(2) カリウム（potassium；K） あらゆる動・植物性食品に広く含まれている．特に，魚介類とともに豆類，いも類，種実類，果実類，野菜類，きのこ類，藻類などの植物性食品に多い（表 I.36）．通常の食生活では欠乏症や過剰症は起こらない．

所要量は成人の男女とも 2,000 mg/日である．ただし，煮るなどの調理による損失は，約 30 % といわれており，なるべく煮汁を利用するなど調理方法の工夫も大切である．K は Na と同様に体液を構成する主要な成分であり，Na は細胞外液の浸透圧維持に，K は細胞内液の浸透圧維持にそれぞれ機能しているが，Na/K 値は 2 以下が適正といわれている．なお，腎臓機能低下疾患（腎不全）では，Na と同様，K 摂取量の制限が行われる．

(3) カルシウム（calcium；Ca） Ca も動・植物界に広く分布している．小

エビ，小魚，魚の缶詰や干物，乳・粉乳，チーズなどの動物性食品，そして海藻類および野菜類のパセリ，モロヘイヤ，キョウナ，コマツナなどの植物性食品に多い．また，凝固剤に硫酸カルシウムのような Ca 塩を用いた「木綿豆腐」などでは 120 mg% と高いカルシウム値を示すが，豆腐の中でもグルコノデルタラクトンなどの凝固剤を用いた「絹ごし豆腐」などでは Ca 値は 43 mg% と低い．

Ca の吸収率は成人で約 30% である．食品の中には，ホウレンソウのシュウ酸や米ぬかのフィチン酸のような Ca の吸収を阻害する物質を含むものがあり，これらを含む食品の Ca 利用率は低い．また，食品中の Ca と P の比率も吸収に影響し，Ca：P ＝ 1：1～2 程度のとき吸収が最もよいといわれる．Ca は体重の 1～2% を占め，その 99% は骨および歯の構成成分である．また神経，筋肉の機能維持のために，そして血液凝固に不可欠である．

Ca の所要量は成人の男女とも 600 mg/日（男性 18～29 歳は 700 mg/日），許容上限摂取量は 2,500 mg/日と定められている．わが国の成人の平均摂取量は 500～600 mg/日といわれ，やや不足ぎみである．Ca 含量の多い食品例とそれら食品中の Mg および P の含有量を食品群別に表 I.37 に示す．

(4) リン (phosphorus; P)　動・植物性の食品に広く含まれるが，穀類，魚介類および干物，肉類などに特に多い．加工食品には各種リン酸塩が食品添加物として用いられており，普通の食生活をすれば P の摂取量が必要量を下回ることはない．むしろ，現状はややとりすぎと考えられている．

P は生体のすべての組織，細胞の構成要素として，また核酸，ATP，そして種々の補酵素の機能において不可欠な元素の一つである．食品中に P はリン脂質として卵黄のレシチンに，リンたんぱく質として牛乳のカゼインに含まれる．また Ca および Mg とリン酸塩をつくり，硬組織の骨や歯の主成分（リン酸カルシウムなど）として，さらにリン酸の貯蔵物質である穀類のフィチンとして存在するなどきわめて多様な無機質である．

P の成人所要量は，Ca とほぼ等量の 700 mg/日であるが，過剰摂取の場合に腎機能低下などが懸念され，許容上限摂取量は 4,000 mg/日と定めてある．

(5) マグネシウム (magnesium; Mg)　葉緑素の重要な成分である．Mg は植物性食品の穀類，種実類，豆類，野菜類，藻類とともに魚介類にも多く含まれている．Mg はリン酸マグネシウムなどのリン酸塩を生成するなど生体内では Ca，P などとともに骨の重要な構成成分であり，成人組織中の Mg の約 60～65% が骨に含有されている．また，細胞内成分として酵素の働きに重要であり，

表 I.37 カルシウム含量の多い食品例とマグネシウムとリンの含有量（食品群別）(可食部100g当たりのmg数)（五訂日本食品標準成分表, 2000)[10]

食品名	Ca	Mg	P	食品名	Ca	Mg	P
即席中華めん（油揚げ味付け）	430	29	110	干しエビ（殻つき）	7,100	520	990
中華スタイルスナックめん（油揚げ）	190	27	120	ガン漬（シオマネキの塩辛）	4,000	530	200
アマランサス（玄穀）	160	270	540	カタクチイワシ（田作り）	2,500	190	2,300
プレミックス粉（ホットケーキ用）	100	12	180	サクラエビ（素干し）	2,000	310	1,200
黒砂糖	240	31	31	キビナゴ（調味干し）	1,400	170	1,200
エンドウ（塩豆）	1,300	120	360	タニシ（生）	1,300	77	140
大豆（凍り豆腐）	660	120	880	フナ（甘露煮）	1,200	58	710
大豆（油揚げ）	300	130	230	ドジョウ（水煮）	1,200	47	750
大豆（濃縮大豆たんぱく）	280	220	750	ハゼ（つくだ煮）	1,200	73	820
大豆（全粒，国産，乾）	240	220	580	スズメ（肉，骨・皮つき，生）	1,100	42	660
大豆（全粒，米国産，乾）	230	230	480	豚（軟骨，ゆで）	100	13	120
大豆（湯葉，干し）	200	200	600	卵黄（乾燥卵黄）	280	29	1,000
インゲンマメ（全粒，乾）	130	150	400	全卵（乾燥全卵）	210	35	700
大豆（豆腐，木綿豆腐）	120	31	110	卵黄（生）	150	12	570
ケシ（乾）	1,700	350	820	パルメザンチーズ	1,300	55	850
ゴマ（乾）	1,200	370	540	エメンタールチーズ	1,200	32	720
アーモンド（乾）	230	310	500	脱脂粉乳	1,100	110	1,000
ブラジルナッツ（フライ，味付け）	200	370	680	プロセスチーズ	830	19	730
ズイキ（干しズイキ，乾）	1,200	120	210	加糖練乳	300	25	240
トウガラシ（葉・果実，油いため）	550	87	76	アイスクリーム（普通脂肪）	140	13	120
切干しダイコン	540	170	210	生乳（ジャージー種）	130	13	110
ナズナ（葉，生）	290	34	92	ヨーグルト（全脂無糖）	120	12	100
パセリ（葉，生）	290	42	61	山羊乳	120	12	90
モロヘイヤ（茎葉，生）	260	46	110	普通牛乳	110	10	93
ダイコン（葉，生）	260	22	52	ビスケット（ハードビスケット）	330	22	96
カンピョウ（乾）	250	110	140	小麦粉せんべい（ゴマ入り）	240	78	160
バジル（葉，生）	240	69	41	ホットケーキ	110	13	170
シソ（葉，生）	230	70	70	キャラメル	190	13	100
キョウナ（葉，生）	210	31	64	ホワイトチョコレート	250	24	210
ヒロシマナ（葉，生）	200	32	55	紅茶（茶）	470	220	320
スダチ（果皮，生）	150	26	17	せん茶（茶）	450	200	290
イチジク（乾）	130	62	76	抹茶	420	230	350
キクラゲ（乾）	310	210	230	玉露（茶）	390	210	410
シロキクラゲ（乾）	240	67	260	豆みそ	150	130	250
ヒジキ（干しヒジキ）	1,400	620	100	バジル（粉）	2,800	760	330
ワカメ（乾燥ワカメ，板ワカメ）	960	620	330	タイム（粉）	1,700	300	85
刻み昆布	940	720	300	パセリ（乾）	1,300	380	460
ヒトエグサ（素干し）	920	880	280	カレー粉	540	220	400
アオノリ（素干し）	720	1,300	380	ワサビ（粉）	320	210	340
マコンブ（素干し）	710	510	200	ベーキングパウダー	2,400	1	3,700

表 I.38 食品中の鉄含有量（可食部 100 g 当たりの mg 数）（五訂日本食品標準成分表，2000）[10]

食品名	Fe	食品名	Fe	食品名	Fe
アマランサス（玄穀）	9.4	エダマメ（生）	2.7	アユ（天然，内臓，焼き）	63.2
小麦（玄穀，国産，普通）	3.2	ダイコン（葉，生）	3.1	ウナギ（きも，生）	4.6
小麦胚芽	9.4	トウガラシ（果実，乾燥）	6.8	ヤツメウナギ（干しヤツメ）	31.6
玄米	2.1	パセリ（葉，生）	7.5	マイワシ（丸干し）	4.4
精白米	0.8	ブロッコリー（花序，生）	1.0	マイワシ（生）	1.8
ソバ粉（全粉層）	2.8	ホウレンソウ（葉，生）	2.0	カツオ（春獲り，生）	1.9
ジャガイモ（塊茎，生）	0.4	生シイタケ（生）	0.3	カツオ（秋獲り，生）	1.9
サツマイモ（塊根，生）	0.7	乾シイタケ（乾）	1.7	ミルガイ（水管，生）	3.3
アボガド（生）	0.7	マイタケ（乾）	2.6	シジミ（生）	5.3
キウイフルーツ（生）	0.3	アオノリ（素干し）	74.8	干しエビ（殻つき）	15.1
アズキ（全粒，乾）	5.4	カワノリ（素干し）	61.3	イイダコ（生）	2.2
大豆（全粉，国産，乾）	9.4	ヒジキ（干しヒジキ）	55.0	鶏卵（卵黄，生）	6.0
麻（乾）	13.1	牛肝臓（生）	4.0	鶏卵（卵白，生）	0
エゴマ（乾）	16.4	豚肝臓（生）	13.0	普通牛乳	Tr
ケシ（乾）	22.6	鶏肝臓（生）	9.0	脱脂粉乳	0.5

欠乏すると神経・筋障害および行動異常などの症状が現れることがある．

Mg と Ca の摂取量の比率はほぼ 1：2 が望ましいといわれている．Mg の所要量は，成人の男性 320 mg/日，女性 260 mg/日（なお，18～29 歳では男性 310 mg/日，女性 250 mg/日）である．通常の食生活で約 400 mg/日を摂取しているが，食物以外からの Mg の過剰摂取により下痢などの体調不良をひき起こす場合があることから，許容上限摂取量が 700 mg/日と定めてある．

(6) 鉄（iron；Fe）　動・植物性の食品に広く含まれ，特に肉類およびその肝臓，卵類，豆類，種実類，緑葉野菜，藻類の干物などに多い（表 I.38）．しかし，食品中の Fe の存在形態はさまざまで，主として肉類や内臓に含まれるヘム鉄（Fe^{2+}）とヘム鉄以外の非ヘム鉄（Fe^{3+}）に大きく分けられる．吸収効率は，体内貯蔵鉄の量によって変動するが，二価鉄（Fe^{2+}）の方が高い．非ヘム鉄はビタミン C によって吸収効率が高められるが，リン酸やフィチン酸は吸収を低下させる．一般に動物性食品の Fe の方が，植物性食品に含まれるものより吸収効率が高い．

Fe は，酸素と二酸化炭素を運搬するヘモグロビンの構成成分として赤血球に偏在している．また，筋肉中のミオグロビンおよび細胞のチトクロームの構成要素としても重要である．鉄の不足は貧血や組織の活性低下を起こすこともある．

Fe の所要量は，成人の男性 10 mg/日，女性 12 mg/日である．わが国の成人

の摂取量は，12.0～13.8 mg/日といわれている．

(7) 亜 鉛（zinc；Zn）　肉類およびその肝臓，豆類，種実類，海藻類などに多く含まれ，穀類，特に胚芽にも多い．しかし，穀類の Zn は同時に含まれるフィチン酸によって吸収が阻害されるといわれる．Zn は核酸やたんぱく質の合成に関与する酵素をはじめ，炭酸脱水素酵素，乳酸脱水素酵素など多くの酵素系において中心的な役割を果たしており，欠乏すると，皮膚炎，発育不全などのほかに味覚あるいは嗅覚機能の低下を招くとともに，免疫たんぱく質の合成能が低下することが知られている．また，血糖調節ホルモンであるインスリンの構成成分などとして重要である．

Zn の所要量は，成人男性 12 mg/日，女性 9 mg/日（なお，18～29歳では男性 11 mg/日，女性 9 mg/日），許容上限摂取量は 30 mg/日である．わが国の成人1日の摂取量は 7.8～8.9 mg といわれている．

(8) 銅（copper；Cu）　食品としては，肉類の肝臓，魚介類，豆類など各種の食品に含まれる．Cu はアドレナリンなどのカテコールアミン代謝酵素の構成要素として重要である．また軟体動物や甲殻類の血色素ヘモシアニンの成分として存在するなど，多くの銅結合たんぱく質の構成成分として不可欠である．不足すると貧血，骨異常，神経障害などの症状が現れ，ウィルソン病など Cu の摂取制限が必要な疾病も存在する．

所要量は成人男性 1.8 mg/日，女性 1.6 mg/日，許容上限摂取量は 9 mg/日である．わが国では成人で1日に 0.76～3.6 mg 摂取しているといわれている．

(9) その他　そのほかに食品成分あるいは生理的作用に重要な微量栄養元素として S，I，Co，Mn，Mo，Cr などがある．

イオウ（sulfur；S）　主として，たんぱく質を構成するメチオニンやシスチンなどの含硫アミノ酸に含まれ，さらにグルタチオン，ビタミン B_1，ビオチンなどにも含まれる．また，野菜の香気成分や辛味成分にはSを含むものが多い．香気成分としてはダイコンのメチルメルカプタン（CH_3-SH），タマネギのプロピルメルカプタン（$CH_3-CH_2-CH_2-SH$），干しシイタケのレンチオニン（$C_2H_4S_5$）など，また辛味成分としてはカラシ油のイソチオシアン酸アルキル（$R-N=CS$），にんにくのアリインおよび酵素分解生成物のアリシン（$CH_2=CH-CH_2-S-SO-CH_2-CH=CH_2$）など，きわめて多種にわたっている．

ヨウ素（iodine；I）　甲状腺ホルモンの成分として重要である．食品では海藻類のコンブ（乾燥）200～300 mg%，ワカメ（乾燥）7～24 mg%，ヒジキ

（乾燥）20 〜 60 mg％，アマノリ 6 mg％（乾燥）や海産魚類（生）0.1 〜 0.3 mg％などと海産物にきわめて多量に含まれているので，わが国では通常の食生活において不足することはない．しかし，アメリカの内陸部など，土壌中に I をほとんど含まない地域では，I の不足を防ぐために食塩にヨウ化物を添加している．

　I の所要量は，成人の男女とも 150 μg/日，許容上限摂取量は 3 mg/日である．

　コバルト（cobalt；Co）　ビタミン B_{12} の構成成分として存在している．B_{12} は動物と微生物にはあるが，植物には存在しないため，草食動物は必要な B_{12} を餌から得ることができず，腸内細菌が合成したものに依存している．したがって，土壌中の Co が少ない地方では草の Co が少なくなるので，動物が B_{12} の不足から悪性貧血に陥ることがある．

　マンガン（manganese；Mn）　ピルビン酸カルボキシラーゼなどの構成要素として重要である．また，Mn は Mg が関与するさまざまな酵素の反応にも関与している．Mn は植物には多く存在するが，人や動物に存在する量はわずかである．所要量は成人男性 4.0 mg/日，女性 3.5 mg/日（女性 18 〜 29 歳は 3.0 mg/日）であり，許容上限摂取量は 10 mg/日である．

　わが国の成人の摂取量は 1 日 3.8 mg 前後といわれている．

　セレン（selenium；Se）　過酸化水素や遊離型過酸化物を還元するグルタチオンペルオキシダーゼの活性中心を構成している，重要な抗酸化物質である．魚介類，動物の内臓，卵類に多く含まれ，穀類，肉類，乳製品などにも含まれている．

　所要量は成人男性 55 μg/日（男性 18 〜 29 歳は 60 μg/日），女性 45 μg/日で，許容上限摂取量は 250 μg/日である．

　一方，Cd，Pb，Hg などは，本来食品に含まれる成分ではなく，主として環境汚染に由来するもので生体には不必要な元素である（4.10 節参照）．

4.10　有　害　物　質

　食品は，われわれの健康の維持増進に役立ち，しかも安全なものでなくてはならない．近年，製造技術の進歩で食品の種類も著しく増加し食生活も便利になった．しかし，これらの食品が自然毒（植物性，動物性），微生物，有害化学物質などに汚染されて発生する食中毒や食品の衛生管理面から生ずる問題も決して少なくない．

a. 植物性食品の有毒成分 [42~44]

(1) ソラニン　ステロイド系アルカロイドのソラニジンにグルコース，ガラクトース，ラムノースが結合した配糖体である．

ジャガイモの発芽部位，緑色部分に含まれ，0.04%含有すると，頭痛やめまいなどの中毒症状を起こす．一般にはジャガイモを加熱処理すると，ソラニンは分解して無毒化するが，調理に際しては，あらかじめ発芽部位，緑色部分を除去することが望ましい．

ソラニン　　　　　　イポメアマロン

(2) イポメアマロン　傷を受けたり，細菌類による感染を受けたサツマイモの固く異変した部分にはイポメアマロンが含まれており，苦味がある．健常なサツマイモには存在しない．

(3) アミグダリン　青梅やアンズの種子中に存在する青酸配糖体である．β-グルコシダーゼにより加水分解され，ベンズアルデヒド，グルコース，青酸を生ずる．中毒症状として，青酸による中枢神経の麻痺がある．

アミグダリン　$\xrightarrow{\beta\text{-グルコシダーゼ}}$　ベンズアルデヒド　+ HCN + 2×(D-グルコース)
　　　　　　　　　　　　　　　　　　　　　　　　　　　青酸

(4) ファゼオルナチン（リナマリン）　東南アジアなどから製あん原料として輸入しているライマメに含まれている青酸配糖体である．β-グルコシダーゼにより加水分解され，アセトン，グルコース，青酸を生ずる．インゲンマメ，エンドウ，ソラマメなどの豆類にも微量含まれるが，いずれも加熱調理により無毒化する．でん粉生産資源として重要なキャッサバにもこの毒性物質が含まれているので，でん粉調整に当たっては十分に水洗する必要がある．

4.10 有害物質

[ファゼオルナチンの構造式] →(β-グルコシダーゼ)→ CH₃COCH₃ + HCN + D-グルコース
　　　　　　　　　　　　　　　　　　　　アセトン　　青酸

(5) ドゥーリン　モロコシに含まれる青酸配糖体で，β-グルコシダーゼにより加水分解され，p-ヒドロキシベンズアルデヒド，グルコース，青酸を生ずる．

[ドゥーリンの構造式] →(β-グルコシダーゼ)→ OHC-C₆H₄-OH + HCN + D-グルコース
　　　　　　　　　　　　　　　　　p-ヒドロキシ　　　青酸
　　　　　　　　　　　　　　　　　ベンズアルデヒド

(6) ヴィシン，コンヴィシン　ソラマメに含まれる溶血作用のある配糖体で，β-グルコシダーゼによって加水分解され，それぞれアグリコンとして作用成分のジヴィシンとイソウラミル，糖としてグルコースを生ずる．中毒を防止するためには，十分な加熱調理が必要である．

[ヴィシンの構造式] →(β-グルコシダーゼ)→ [ジヴィシンの構造式] + D-グルコース

[コンヴィシンの構造式] →(β-グルコシダーゼ)→ [イソウラミルの構造式] + D-グルコース

(7) レクチン（ヘマグルチニン）　インゲンマメなどに含まれる糖たんぱく質で，赤血球凝集作用がある．加熱処理すれば無毒化する．

(8) サイカシン　ソテツの種子に存在する発がん性配糖体である．ソテツのでん粉を利用する場合は十分に水洗し，サイカシンを除去する必要がある．

(9) プタキロサイド　ワラビ毒の発がん性物質といわれている[45,46]．そのほかワラビにはビタミン B_1 分解酵素のアノイリナーゼ（チアミンピリジニラーゼ）も含まれているので，十分にあく抜きする必要がある．

(10) ゴイトリン　アブラナ科のキャベツ，ナタネ，アブラナなどに存在するプロゴイトリンがチオグルコシダーゼ（ミロシナーゼ）により加水分解されると，ゴイトリン，ニトリル，グルコースなどが生成する．ゴイトリンはチロキシンの分泌を抑制し，甲状腺腫や甲状腺肥大を誘発する因子である．

プタキロサイド　　　　ゴイトリン

(11) その他　大豆に含まれる配糖体（サポニン）類の中には甲状腺を肥大させる作用を有するものがある．また，大豆，エンドウ，落花生などには，たんぱく質分解酵素阻害活性成分（トリプシン阻害物質）が含まれている．これらの有毒成分は，いずれも加熱調理によって無毒化する．

b. 動物性食品の有毒成分 [42]

(1) テトロドトキシン　フグ毒としてよく知られているテトロドトキシンは，フグの卵巣，肝臓に多く含有され，特に旬である産卵期（12月～6月）に毒力が最も強くなる．中毒症状は口唇のしびれ，手足の麻痺，呼吸困難などで時には死に至る．テトロドトキシンは，海藻に着生する細菌 *Shewanella alga* を起源とした食物連鎖の結果，フグに蓄積した有毒成分である．このフグ毒はカエル，ツムギハゼ，ヒトデなど多様な生物からも検出されている．

(2) シガトキシン　珊瑚礁に生息，あるいは回遊する食物連鎖の上位にある肉食魚のフエダイ，ハタ，ウツボ，カマスなどによって起こるシガテラとよばれる食中毒がある．中毒症状は，消化器系の障害や温度感覚障害などである．これ

テトロドトキシン　　　　シガトキシン
$R_1=HOCH_2CH(OH)-$
$R_2=OH$

も食物連鎖による毒化で，原因毒は海藻表面に着生した渦鞭毛藻を起源とした有毒成分シガトキシンで，毒性はテトロドトキシンの約30倍ともいわれている．

(3) 貝　毒　ある種のプランクトンの異常発生により，アサリ，ムラサキイガイなどの二枚貝あるいは二枚貝を食べる肉食性巻貝やカニの内臓（貝では中腸腺）に食中毒の原因となる貝毒が蓄積される．フグ毒類似の症状を起こさせる麻痺性貝毒のサキシトキシン，下痢症状を起こさせるオカダ酸やジノフィシストキシン，記憶喪失や見当識障害の症状の原因となるドーモイ酸などがある．

サキシトキシン

オカダ酸 OA：$R_1=H, R_2=H$
ジノフィシストキシン-1 DTX_1：$R_1=H, R_2=CH_3$
〃　　　　　　　-3 DTX_3：$R_1=acyl, R_2=CH_3$

ドーモイ酸

c. 微生物による有毒成分

1) カビが生産する毒マイコトキシン[42,43]

(1) アフラトキシン　アスペルギルス属のカビの一種が産する強い蛍光毒素アフラトキシンは，急性肝臓障害を起こす．特に貯蔵中の米，トウモロコシ，落花生，ピーナッツバター，チーズなどに自然汚染がよく発生する．

(2) ステリグマトシスチン　土壌や農作物，特に穀類を汚染しているアスペルギルス属のカビが生産する有毒成分で，肝臓障害や肝臓がんを起こさせる．

(3) パツリン　ペニシリウム属やアスペルギルス属のリンゴの腐敗菌が生産するパツリンは，腎臓障害や毛細血管の拡張と出血などの症状を起こす．腐敗リンゴやりんごジュースに存在する．

(4) オクラトキシン　ペニシリウム属やアスペルギルス属のカビによって自然汚染された米などの穀類や大豆などの豆類が生産する毒成分のオクラトキシンは，肝臓障害や腎臓障害を起こさせる．わが国でも米の汚染例がある．

(5) サイクロピアゾン酸　ペニシリウム属やアスペルギルス属のカビに汚染された落花生，トウモロコシ，チーズなどで生産されたサイクロピアゾン酸は，神経障害や肝臓障害を起こす．酒，みそ，しょうゆの製造に使われるアスペルギルス属の一種 *Aspergillus oryzae* もこの毒成分を生産することが知られている．

(6) シトリニン　ペニシリウム属のカビに汚染された黄変タイ米の生産する

カビ毒で，神経障害や腎臓障害を起こす．そのほかに，同属のカビ汚染による黄変米としてトキシカリウム黄変米やイスランジア黄変米がある．これらのカビ毒で，前者は神経障害，後者は膵臓障害や肝臓障害を起こす．

アフラトキシンB_1　　ステリグマトシスチン　　サイクロピアゾン酸　　シトリニン

（7）**フザリウム・トキシン**　　フザリウム属のイネ馬鹿苗病の病原カビによる汚染穀類，特に汚染トウモロコシの生産する有毒成分フモニシンは，家畜類の中毒症状および人の食道がんの原因物質といわれている．また麦類赤カビ病菌に汚染された穀類の産するニバレノール，デオキシニバレノールは，嘔吐，出血，皮膚炎症などの急性毒性を示す．わが国でも大麦の汚染例がある．

2）細菌による毒素型食中毒[42]

（1）**ブドウ球菌**　　ブドウ球菌食中毒は黄色ブドウ球菌が食品内（でん粉製食品，魚介類）で大量に増殖した際に産生されたエンテロトキシンによる．潜伏時間は1～6時間で，嘔吐，吐き気，下痢を主症状とする食中毒である．エンテロトキシンは単純たんぱく質で，120℃の加熱処理により菌は死ぬが生物活性は失活しない耐熱性毒素である．中毒制御には食品内の菌の増殖防止が重要である．

（2）**ボツリヌス菌**　　偏性嫌気性であるので好気的にはまったく生育しない．ボツリヌス毒素はボツリヌス菌の増殖によって菌体外に産生された単純たんぱく質であり，80℃20分の加熱により不活性化される易熱性毒素である．12～36時間の潜伏時間後に麻痺症状を起こす．抗毒素血清による適切な治療を施さなければ死亡率が高い．原因食品としては，ハム，ソーセージ，缶詰，びん詰，真空包装食品，発酵食品の飯ずしなどがある．

（3）**その他**　　セレウス菌（偏性嫌気性）も，ブドウ球菌やボツリヌス菌と同様に菌が増殖する際に菌体外毒素を産生し，毒素型食中毒をひき起こす細菌であり，下痢，嘔吐などの症状を促す．

一方，毒素型食中毒に対して，感染型食中毒がある．食中毒の大部分はこの感染型食中毒であり，病原微生物（細菌）に汚染された飲食物を摂取し，体内で細菌が大量に増殖し，それが消化管に作用して起こる食中毒である．その病原菌としてサルモネラ菌，腸炎ビブリオ，ウェルシュ菌などが知られているが，食品を

十分に加熱すれば，感染型食中毒は防げる．さらに，毒素・感染両型として，腸管病原性をもつ病原性大腸菌によりひき起こされる病原性大腸菌食中毒がある．

d. 食品中の変異原性物質 [42]

食品の加工・保蔵・調理の過程で，特に食品成分の加熱分解や酸化分解による成分間反応によって，二次的に変異原性物質や発がん性物質が生成することがある．

(1) ニトロソアミン　　発色剤や保存剤として一般に使用される亜硝酸が食品中のアミン類と反応し，発がん性や変異原性物質のニトロソアミン類を生ずる．

(2) ベンゾ[a]ピレン (BP)　　燻製肉製品，かつお節，焼魚，炭焼ステーキ，ウイスキー，コーヒーなどの加熱食品類では，発がん性のある一連の多環式芳香族炭化水素（polycyclic aromatic hydrocarbon；PAH）が見出されている．その中でもBPには特に強い変異原性があり，DNAと結合し発がん性が現れる．

(3) ヘテロサイクリックアミン　　肉，魚，大豆を加熱調理すると，アミノ酸やたんぱく質から発がん性のある変異原性物質のヘテロサイクリックアミン類が生成する．この生成過程には，食品の着色や加熱香気の生成など調理加工上重要なアミノカルボニル反応がかかわっており，食品の安全性の面からも問題がある．

(4) 変異原性アルデヒド　　最近の高脂肪食品の摂取量の問題と同時に，油脂食品の酸化的劣化による過酸化脂質や酸化分解で生成するマロンジアルデヒド，4-ヒドロキシノネナールなどのアルデヒド類は変異原性や発がん性がある．

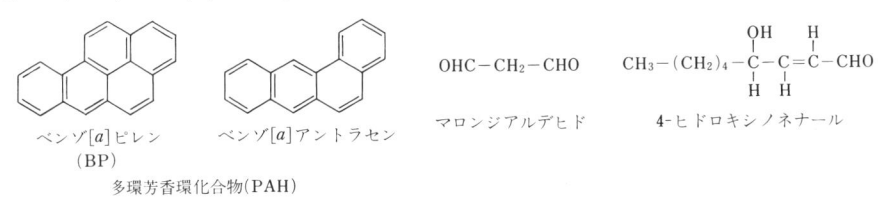

ベンゾ[a]ピレン (BP)　　ベンゾ[a]アントラセン　　マロンジアルデヒド　OHC-CH$_2$-CHO　　4-ヒドロキシノネナール　CH$_3$-(CH$_2$)$_4$-C(OH)(H)-C(H)=C(H)-CHO

多環芳香環化合物(PAH)

(5) 変異原性や発がん性の防除　　トリプトファンなどの必須アミノ酸，ビタミンA，C，E（α-トコフェロール），β-カロテン，脂肪酸，抗酸化剤（ゴマ油中のセサモールや合成のBHA，BHT），ゴボウやコーンファイバーなどの食物繊維には，変異原性や発がん性の抑制やそれらの防除が期待できる．

e. 有害化学物質 （公害物質）

　各種産業の発展とともに，国民の食生活は非常に豊かになってきた．しかし，一方で，これらの生産工場の排気および排水による大気汚染や水質汚染の問題点，さらには安全であるはずの食品の衛生管理面の問題点などが生じている．このような状況は，守られなければならない国民の生活環境と食環境の観点から，人々の健康をおびやかす社会的問題として大きくクローズアップされている．
　以下に有害化学物質などによる公害例を中心に述べる．

　(1) カドミウム　　カドミウムの体内侵入により腎臓障害を，次いでカドミウムが骨に蓄積し骨格変形，骨軟化症をひき起こし，全身に激しい疼痛を感じるイタイイタイ病（1955 年）が発生した．原因は富山県神通川上流の金属鉱山の排水中に含まれていたカドミウムで，常食としていた魚や穀類を汚染していた．

　(2) メチル水銀　　メチル水銀中毒例として熊本県水俣市（1953 〜 1960 年），新潟県阿賀野川流域（1963 年）に中毒患者が多数発生した．これらの中毒発生原因は企業が有害化学物質を流し，環境を著しく汚染した結果，常食としていた魚介類に有害化学物質が蓄積していたためである．中毒症状は神経系の障害であり，言語障害，四肢末端の知覚異常，聴力減退などをひき起こした．

　(3) PCB（ポリ塩化ビフェニール）　　1968 年に北九州地方を中心に PCB 中毒（カネミ油症）が発生した．原因は米ぬか油の製造中のミスで，油を加熱脱臭する工程で，装置の欠陥から PCB が混入した油を長期間摂取したために起こった．皮膚の黒褐変や肝臓障害などをもたらした．

　(4) ヒ　素　　1955 年に，岡山県下で調製粉乳による乳児のヒ素中毒が発生し，発熱，食欲不振，嘔吐，下痢などの中毒症状を伴い多くの患者と死者が出た．これは粉乳の製造に際して，たんぱく質の安定剤に使用した添加物の中のヒ素が粉乳中に 21 〜 35 ppm も含まれていたために起こった．

　(5) ダイオキシン　　ダイオキシン（ポリ塩化ジベンゾ・パラジオキシンとジベンゾ・フランの総称）は，発がん性，催奇形成があり，ベトナム戦争で使用された「枯れ葉剤」にも含まれていた猛毒化学物質で，奇形児多発との関連が指摘された．さらに，環境ホルモン（内分泌攪乱化学物質）ともいわれ，免疫系や肝臓，甲状腺機能の低下，性ホルモンや中枢神経への影響，皮膚障害なども誘発する．特に胎児，乳児への影響も懸念され，乳児へは母乳を通して蓄積されている．ダイオキシンの中でも，2, 3, 7, 8 四塩化ジベンゾ・パラジオキシンは青酸カリの 1 万倍の急性毒性があり，史上最強の毒物といわれている．日本では，1997

年に大気汚染防止法の指定物質に定められ，1999 年にはダイオキシン対策特別措置法が成立し，WHO にならって体重 1 kg 当たり許容 1 日摂取量は 4 pg（ピコグラム）とされた．ダイオキシンの排出源の 9 割はごみ焼却炉とみられており，塩素系プラスチックや塩化ビニール製品の廃棄はもちろんのこと，錠剤の薬の小さなパッケージなども不燃ごみに分別することが私たちの生活環境を守ることになる．

(6) 雪印食中毒事件　2000 年 3 月 31 日に雪印乳業北海道大樹工場で起こった停電復旧後も，脱脂粉乳製造ラインで脱脂乳が高温のまま放置され，黄色ブドウ球菌の毒素（エンテロトキシン）が大量に発生した．この脱脂粉乳を原料として同社の大阪工場が低脂肪乳などを製造，出荷した結果，死者 1 人を含む 14,000 人近くの有症者が出る戦後最大の食中毒事件となった．同社の公表と製品回収の遅れが事態を悪化させ，食品メーカーとしての危機管理体制の不備が指摘された．

(7) その他　一般家庭から出る生活雑排水の洗浄剤の中にも，ABS（alkyl benzene sulfonate）をはじめ，多くの環境汚染物質の存在が懸念されている．

5. 食品の嗜好成分とその変化

5.1 食品の味

a. 味の分類および味覚

　味覚は，化学物質による刺激を舌の表面（上皮）に分布する味蕾（数十個の味細胞がつぼみ状に集まった器官）の味細胞が受容する感覚である．食品の味は従来，甘味（sweet），酸味（sour），苦味（bitter），塩味（salty）の4種が基本味（原味）とされていたが，日本人の食生活から生み出された旨味（umami）も1980年代になって，基本味として国際的に認められた．これら五つの基本味に対する感受性は舌の部位によって多少異なる．主として，甘味は舌の先端（舌尖）で，苦味，旨味は舌の後部（舌根）で，酸味は舌の側縁で，塩味は舌尖や周縁で最も強く感じる．

　味物質が味蕾の味細胞膜に吸着すると，味細胞から伝達物質が放出され，味細胞膜に電位変化がひき起こされる．この刺激が電気的信号となって，味神経を介して，下位脳幹味覚中枢（延髄孤束核および橋結合腕傍核）に入力される．さらに味中枢である前脳（視床下部や扁桃体）に伝達され，

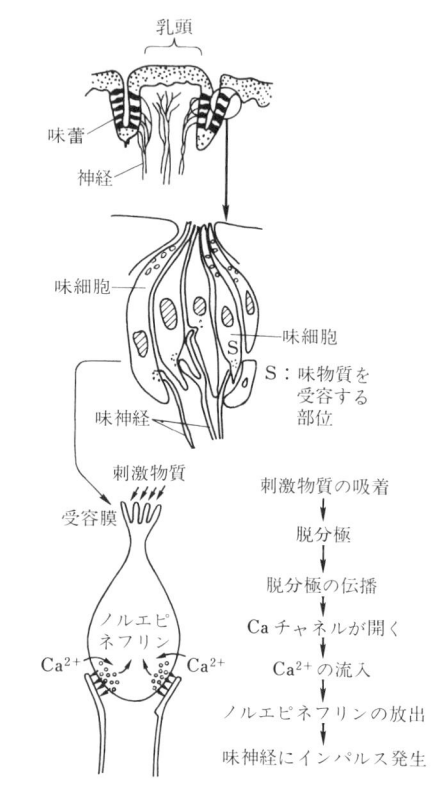

図 I.44　舌の乳頭断面と味蕾・味細胞および味細胞における情報変換機構（河村編著，1993[47]；Nagahama and Kurihara, 1985[48]を参考）

相互連絡によって味の種類が認識される（図Ⅰ.44 参照）．

五つの基本味のほかに，辛味（pungent），渋味（astringent），えぐ味（harsh, acrid）などがあるが，これらの味覚受容は，味細胞だけでなく舌表面に分布する神経終末が直接受容する感覚（皮膚感覚）なので，電気生理学では味感覚の中に入れない．味覚物質の味の強さを定量的に表現するために，閾値（いきち）が用いられる．

表Ⅰ.39 各種甘味料（味の素編，甘味料の科学 1984[33]）を参考）

分類		名　　称	原　　料	甘味度
糖類	一般的糖類	砂糖（しょ糖，スクロース）	かんしょ，てんさい	1
		異性化液糖	でん粉	1.0〜1.1
		ぶどう糖（グルコース）	でん粉	0.6〜0.7
		果糖（フルクトース）	ぶどう糖，砂糖	1.2〜1.7
		乳糖（ラクトース）	ミルクホエー	0.2〜0.3
		麦芽糖（マルトース）	でん粉，大麦	0.4
		転化糖	砂糖	0.7〜0.9
		D-キシロース	キシラン	0.6〜0.8
		異性化乳糖	乳糖	0.6〜0.7
	オリゴ糖類	フルクトオリゴ糖（ネオシュガー）	しょ糖	0.6
		マルトオリゴ糖（直鎖オリゴ糖）	でん粉	0.3
		イソマルトオリゴ糖（分枝オリゴ糖）	でん粉	0.4〜0.5
		ガラクトオリゴ糖（大豆オリゴ糖）	大豆ホエー	0.7
	砂糖誘導体	カップリングシュガー（グルコシルスクロール）	しょ糖，でん粉	0.5〜0.6
		パラチノース（イソマルチュロース）	しょ糖	0.45
糖アルコール		マルチトール（還元麦芽糖水あめ）	でん粉（麦芽糖）	0.8
		ソルビトール（ソルビット）	でん粉（ぶどう糖）	0.6〜0.7
		エリスリトール	でん粉（ぶどう糖）	0.8
		キシリトール（キシリット）	キシロース	0.6
		ラクチトール（還元乳糖）	乳糖	0.4
		パラチニット（還元パラチノース）	しょ糖（パラチノース）	0.5
		還元でん粉糖化物	でん粉	0.1〜0.6
甘味料	非糖質天然	ステビア甘味料（ステビオサイド）	ステビアの葉	100〜300
		グリチルリチン	甘草の根	250
		ソーマチン（タウマチン）	カタンフ	1,500〜3,000
		モネリン	ナイゼリアベリー	3,000
		フイロズルチン	甘茶の葉	25〜30
人工甘味料	アミノ酸系甘味料	アスパルテーム	アミノ酸	200
		サッカリン	トルエン	300〜500

1) 甘 味

甘味をもつ化合物は天然に多数存在する．代表的なものはしょ糖であり，それ以外に糖類，糖アルコール，配糖体，一部のアミノ酸，ペプチドおよびたんぱく質などがある．また合成甘味料としてサッカリンなどがある．各種甘味料の種類と甘味度を表Ⅰ.39に示す．

(1) 糖 類　糖類の中で，甘味を呈するのは単糖類，二糖類，オリゴ糖およびこれらの誘導体（糖アルコールなど）である．糖類は，化学構造は互いに類似しているが，甘味度はかなり異なる．また，還元糖の甘味には立体構造が関係し，温度にも影響を受ける．糖の温度による甘味度の変化を図Ⅰ.45に示す．

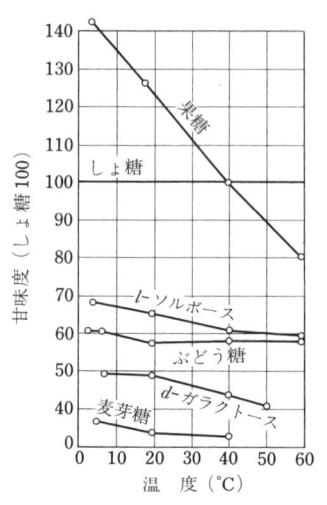

図Ⅰ.45　各糖の温度による甘味度の変化（太田，1976）[49]

グルコースではα型とβ型で，甘味度は3：2であるが，フルクトースでは1：3である．フルクトースは水に溶かすと低温ではβ型が多いが，水温が高くなるにつれてα型の占める比率が大きくなり（α型：β型＝59：41で平衡となる），甘味度が低下する．しょ糖にはα, βの異性体はないので，甘味度は時間，温度によって変化せず，常に一定の甘味を保つ．

近年，異性化液糖および砂糖混合異性化液糖が果実飲料や炭酸飲料および菓子類の甘味料として多量に使用されている．また，オリゴ糖や砂糖誘導体も使用されている（第Ⅱ編3.1節参照）．

(2) 糖類以外の甘味物質　甘味料構造式（図Ⅰ.46）参照．

テルペン配糖体　甘味を有するテルペン配糖体には，グリチルリチン (glycyrrhizin)やステビオサイド (stevioside) がある．グリチルリチンはトリテルペン配糖体で，マメ科カンゾウの根茎に6～14%含まれている．主にしょうゆ，みその塩味をやわらかでコクのある味にするのに使用されている．ステビオサイドはジテルペン配糖体で，南米パラグアイ原産のキク科ステビアの葉に含まれる．成分はステビオサイドおよびレバウディオサイドである．飲料，菓子，調味料，水産練り製品，漬物などに広く使用されている．

ジヒドロイソクマリン誘導体　ユキノシタ科甘茶の葉に甘味成分フィロズルチン（phyllodulcin）が含まれている．

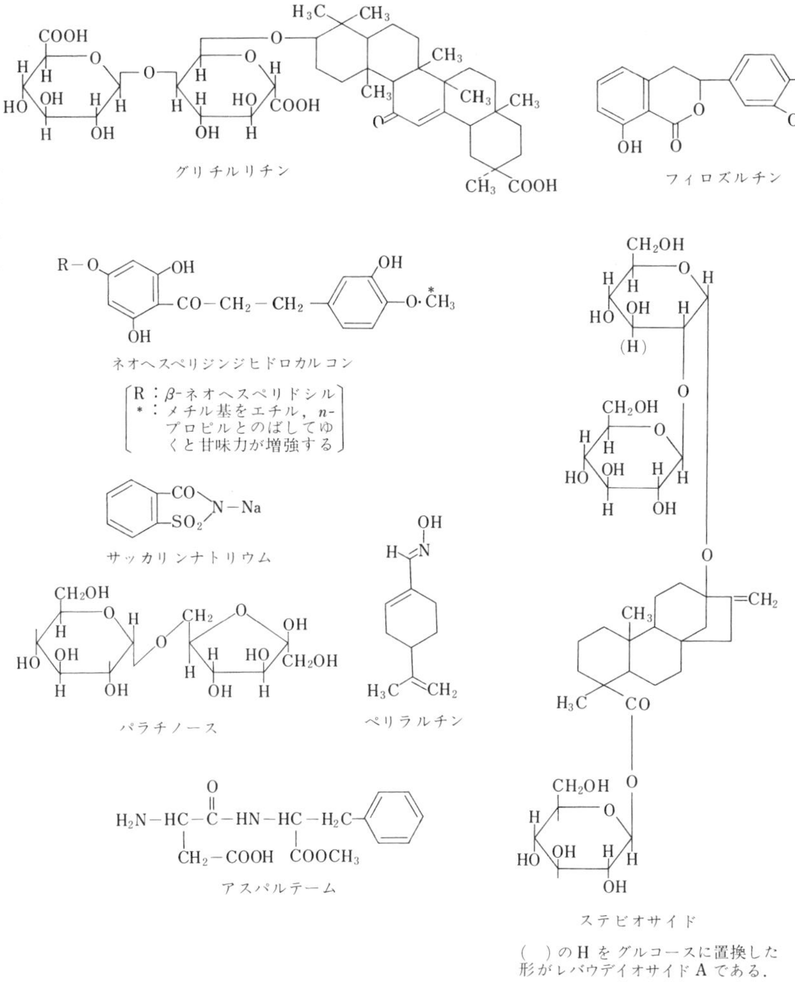

図 I.46 甘味料の構造式

ジヒドロカルコン類 かんきつ類の果皮に含まれているヘスペリジンやナリンギンなどのフラバノン配糖体を分解，還元などを行って得たジヒドロカルコン (dihydrochalcone；DHC) は，甘味を呈する．一部の国で使用が認められているが，日本では指定されていない．

アミノ酸，ペプチドおよびたんぱく質
① アミノ酸： たんぱく質を形成している L 型アミノ酸は甘味を呈するもの

が少ないが，合成される D 型アミノ酸には甘いものが多い．

② ジペプチド： アスパルテーム（aspartame）の使用が指定されている．L-アスパラギン酸と，L-フェニルアラニンの 2 種のアミノ酸のメチルエステル（α-L-aspartyl-L-phenylalanine methylester ； APM）．たんぱく質と同様に消化・吸収・代謝される．甘味はしょ糖に類似している．低う蝕性である．ダイエット甘味料として用いられている．

③ 天然たんぱく質甘味料： モネリン，ソーマチンおよびクルクリンなどがある．

モネリン（monellin）： 西アフリカの原産のツルソウ *Discoreophyllum cumminsii* Diels（ナイゼリアベリー）の果実の種子を取り巻いている白色粘液中に含まれている．モネリンは 94 個のアミノ酸からなる単純たんぱく質である．

ソーマチン（タウマチン, thaumatine）： 西アフリカ原産の植物 *Thaumatococcus daniellii* Benth の三角錘状の形をした赤い果実（カタンフ（Katemfe）とよばれる）中に含まれている．ソーマチン I，II，O の 3 成分に分けられる．いずれも，水溶性たんぱく質で分子量は，それぞれ 21,000 ± 500 である．自然界で最も甘味の強い物質の一つである．甘味の質にすぐれ，フレーバー増強作用もあるので高級菓子などに利用される．

クルクリン（curculin）： マレーシア地方に自生している *Curculigo latifolia* の根元につけるラッキョウ様の白い実を，口に含んだ後に水や紅茶を飲むと甘くなり，特に酸味物質に対して強い甘味を感じる味覚変革物質である．クルクリンは，ジスルフィド結合により分子量 12,400 のポリペプチドが結合した二量体として存在する．クルクリン自体も良質の甘味を有する．

④ サッカリン（saccharin）： 人工甘味料で，無色ないし白色の結晶性粉末で，水に溶けにくい．チューインガムのみに使用され，使用基準が定められている．また，サッカリンナトリウムは，水に溶けやすく，多くの食品にそれぞれ使用基準に従い添加することができる．しょ糖の約 500 倍の甘味度である．分解されずにそのまま尿中に排泄されるので，栄養にはならない．

2）酸　味

酸味成分には無機・有機酸および酸性塩とがあるが，その酸味は水中で解離して生じる水素イオン（H^+）によってひき起こされる味覚である．しかし，酸味の強さは pH とは必ずしも平衡しない．同一 pH でも無機酸より有機酸の方が酸味を強く感じる．有機酸は H^+ の解離が小さいので，H^+ が中和されても次々に

H$^+$を放出することができるからである.

われわれが日常摂取している酸味は,有機酸では酢酸,乳酸,コハク酸,リンゴ酸,酒石酸,クエン酸などである.これらの酸は食品に酸味を与えると同時に,食品の pH を下げ,腐敗を遅らせる効果もある.無機酸で食品に利用されるのは炭酸とリン酸で,前者は清涼飲料,ビールに,後者は清涼飲料に用いられる.いずれも弱酸で,水中で解離してさわやかな酸味を与える.

食品に関係の深い代表的な酸の閾値,呈味物質および食品例を表 I.40 に示す.

表 I.40 主な酸味料の閾値,呈味質および食品例(太田,1976)[49]

種類	化学構造式	閾値(%)	呈味	食品例
クエン酸 (Citric acid)	CH_2-COOH $HO-C-COOH$ CH_2-COOH	0.0019	おだやかで爽快な酸味	温州ミカン,レモンなどのかんきつ類,ウメ
D-酒石酸 (D-Tartaric acid)	$HO-CH-COOH$ $HO-CH-COOH$	0.0015	やや渋味のある酸味	ブドウその他果実
フマル酸 (Fumaric acid)	$CH-COOH$ $HOOC-CH$	0.0013	爽快な酸味,鋭い濃度の異味,渋味を伴う	果実
DL-リンゴ酸 (DL-Malic acid)	$HO-CH-COOH$ CH_2-COOH	0.0027	爽快な酸味,かすかに苦味	天然に存在するのは L 体,イチゴ,サクランボ,リンゴ,モモ
コハク酸 (Succinic acid)	CH_2-COOH CH_2-COOH	0.0024	コクのあるうまい酸味(異味を伴う酸味)	ケチャップ
乳酸 (Lactic acid)	$CH_3-\underset{OH}{\overset{H}{C}}-COOH$	0.0018	渋味のある温和な酸味	乳酸菌飲料,漬物
L-アスコルビン酸 (L-Ascorbic acid)	$\underset{O\ OH\ OH\ H\ OH\ H}{C-C=C-C-C-C-OH}$	0.0076	おだやかで爽快な酸味	かんきつ類
酢酸 (Acetic acid)	CH_3-COOH	0.0012	刺激的臭気のある酸味	食酢
D-グルコン酸 (D-Gluconic acid)	$HOOC-\underset{H\ OH\ H\ OH}{C-C-C-C-OH}$ (OH H OH H)	0.0039	おだやかで爽快な酸味,まるみのある柔らかい味	酒類,食酢,清涼飲料

3) 苦 味

苦味は多く含まれると非常に不快に感じるが，微量に存在する場合には，味に深みと旨味を増す作用がある．コーヒー，ココア，茶，ビール，チョコレート，フキノトウ，うるかなどの苦味がそれである．

苦味の発現に関与する原子団は $(NO_2)_2<$, $\equiv N$, $=N$, $-S-$, $-CS-$, $-S-S-$, $-SH$ などであり，化合物としては，アルカロイド，テルペン類，フラバノン配糖体，アミノ酸，低分子ペプチドなど多数存在する．最も苦い化合物はアルカロイドのブルシン（閾値 7×10^{-8} モル），ストリキニン（閾値 1.6×10^{-6} モル）である．食品に含まれる代表的苦味物質を図 I.47 に示す．

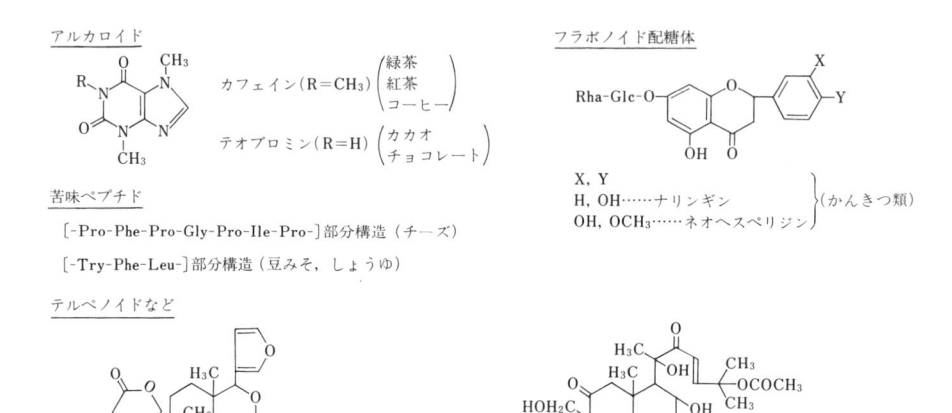

アルカロイド

カフェイン(R=CH₃) (緑茶/紅茶/コーヒー)

テオブロミン(R=H) (カカオ/チョコレート)

フラボノイド配糖体

X, Y
H, OH……ナリンギン
OH, OCH₃……ネオヘスペリジン
(かんきつ類)

苦味ペプチド

[-Pro-Phe-Pro-Gly-Pro-Ile-Pro-]部分構造（チーズ）

[-Try-Phe-Leu-]部分構造（豆みそ，しょうゆ）

テルペノイドなど

リモニン (オレンジジュース/グレープフルーツ)

A(R=O, R'=OH)
B(R=OH, R'=H)
ククルビタシン（キュウリ）

フムロン（ビール）

図 I.47　主な苦味物質とその化学構造

4) 塩 味 （鹹味）

塩味は食物を調味するときの基本となる味である．塩味を呈する物質は NaCl, KCl, NH₄Cl, LiCl, MgCl₂, NaI, NaBr などの無機塩が多いが，中でも食塩（NaCl，塩化ナトリウム）（閾値 1×10^{-2} モル）は代表的な塩味物質で，体液の浸透圧に関与するなど，生理的にも非常に重要な働きをもつ．食塩はその塩味が，

NaCl$\rightleftarrows$Na$^+$ + Cl$^-$と解離したCl$^-$によるものであり，これにNa$^+$が塩味を強めるとともに，弱い苦味をもっている．食塩以外の無機塩は苦味を伴うものが多い．食塩に近い塩味をもっているものとして，リンゴ酸ナトリウム，マロン酸ナトリウム，グルコン酸ナトリウムなどの有機酸塩がある．これらは腎臓病などの食塩制限者に食塩代用として用いたが，腎臓病にNa$^+$が影響することが明らかにされたので，現在では，この種の用途にはKCl（塩化カリウム）が用いられている．

5）旨　味

池田菊苗により1908年，コンブの旨味成分がL-グルタミン酸であることが明らかにされて以来，旨味の研究は常に日本が先駆的役割を果たしている．旨味物質にはアミノ酸，核酸物質，有機酸などがある（図I.48）．

(1) アミノ酸　コンブの旨味成分として抽出したL-グルタミン酸1ナトリウム塩（monosodium glutamate；MSG）は，調味料として広く利用されている．1991年1月よりグルタミン酸のカリウム，カルシウム，マグネシウム塩も食品添加物として指定されている．なおD型のグルタミン酸は無味である．

グルタミン酸の誘導体にも旨味を呈するものがある．グルタミン酸エチルアミドであるL-テアニン（MSGの味とは異なっている）は，玉露の旨味成分で閾値は0.15％である．また，β-オキシグルタミン誘導体のL-トリコロミン酸（ハエトリシメジより分離），L-イボテン酸（イボテングタケより分離）は，ともに閾値0.005％で，MSG（閾値0.012％）より強い旨味をもつ．調味料としてまだ商品化されていない．

(2) 核酸系物質　かつお節や獣肉，魚肉など動物性食品の旨味成分の5′-イノシン酸（5′-IMP，食品添加物は-Na$_2$塩），シイタケの主要旨味成分の5′-グアニル酸（5′-GMP，食品添加物は-Na$_2$塩）がある．また食品添加物として，

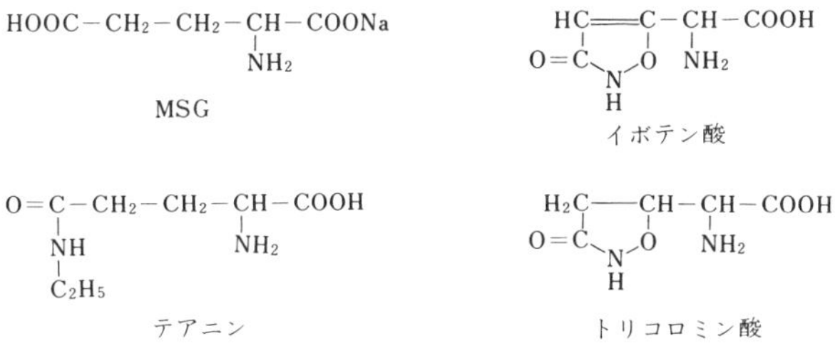

HOOC−CH$_2$−CH$_2$−CH−COONa
　　　　　　　　　|
　　　　　　　　NH$_2$
MSG

HC══C−CH−COOH
 |　　|　　|
O══C　O　NH$_2$
　＼N／
　　|
　　H
イボテン酸

O══C−CH$_2$−CH$_2$−CH−COOH
　　|　　　　　　　|
　　NH　　　　　NH$_2$
　　|
　　C$_2$H$_5$
テアニン

H$_2$C−CH−CH−COOH
 |　　|　　|
O══C　O　NH$_2$
　＼N／
　　|
　　H
トリコロミン酸

図I.48　主な旨味物質

5´-リボヌクレオチド（Na，Ca 塩），5´-ウリジル酸（5´-UMP·Na_2），5´-シチジル酸（5´-CMP·Na_2）が指定されている（4.7 節参照）．

（3）有機酸　コハク酸は動植物界に広く分布する有機酸の一種である．食品の酸味の一部ともなるが，旨味成分としての役割の方が大きい．ハマグリ，シジミなどの二枚貝に多く含まれる．またアルコール発酵の際に生成され日本酒にも含まれている．食品添加物としてコハク酸１ナトリウム塩，および２ナトリウム塩が指定されている．

6）辛味・渋味・えぐ味

辛味は舌，口腔，鼻腔粘膜で感じられる一種の痛覚刺激であり，味成分の中に入れない．辛味には快い感じから不快な感じまであり，各辛味成分によって感じ方がそれぞれ異なっている．辛味は唾液の分泌促進，食欲増進，体熱生産を促すなどの生理効果がある．また辛味成分には抗菌性や抗酸化作用を示すものもある．次に主な辛味成分をあげる（第Ⅱ編 3.3 節参照）（図Ⅰ.49）．

（1）酸アミド系　カプサイシン（唐辛子），α-サンショオール（さんしょう），ピペリン，チャビシン（こしょう）．

（2）イソチオシアネート系　アリルイソチオシアネート（黒ガラシ），p-ヒドロキシベンジルイソチオシアネート（白ガラシ），4-メチルチオ-3-ブテニルイソチオシアネート（ダイコン）．

（3）バニリルケトン系　ジンゲロン，ショウガオール，ジンゲロール（しょうが）．

（4）スルフィド系　ジアリルジスルフィド（ネギ，にんにく），プロピルアリルジスルフィド，ジアリルスルフィド，ジプロピルジスルフィド（タマネギ）．

（辛味成分）

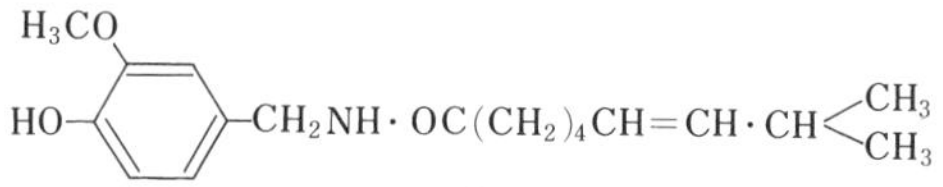

カプサイシン

（渋味成分）

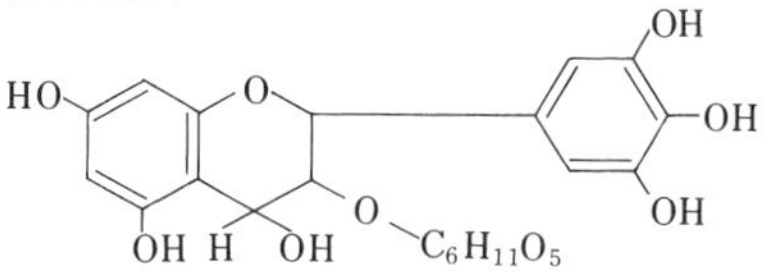

ロイコデルフィニジン-3-グルコシド

（えぐ味成分）

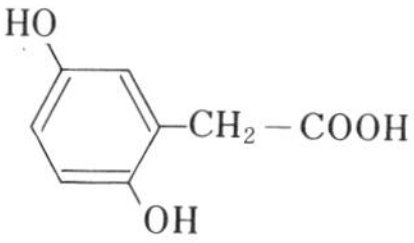

ホモゲンチジン酸

図Ⅰ.49　辛味・渋味・えぐ味物質の構造式

渋味は口腔粘膜上皮細胞のたんぱく質が一時的に凝固することによって起こる収れん性の感覚である．多くの場合不快な味であるが，茶のように渋味が適度に存在すると旨味を強調するのに役立っているものもある．渋味物質はタンニン系のポリフェノール成分がほとんどである．茶の渋味はエピカテキン，エピカテキンガレートなどの6種類のタンニンからなっている．渋柿の渋味は配糖体のロイコデルフィニジン-3-グルコシド，コーヒーの渋味はクロロゲン酸，クリの渋味はエラグ酸である．ワインも種々のタンニン類が渋味を発現する．

えぐ味とは，舌を刺すような苦味と渋味を混合したような不快味である．タケノコ，サトイモ，ホウレンソウ，ゼンマイなどに含まれていて，一般にあくとよばれている．えぐ味はホモゲンチジン酸，シュウ酸，アルカロイド類，無機塩などが関係していると考えられる．

7) 味の相乗効果

旨味物質を単独で用いたときの効果よりも，2種以上の物質を併用すると，よりその効果が高まることを味の相乗効果という．特にアミノ酸系旨味成分のMSGに核酸系旨味成分の$5'$-IMP・Na_2を少量加えると旨味が非常に強められる．これはだし汁をとる際にコンブとかつお節を併用すると旨味が強くなることからもわかる．表I.41のように，たとえば，MSG：$5'$-IMP・Na_2 ＝ 10：1に混合するとMSGの5倍の旨味となる．市販の複合旨味調味料は，MSG92％，$5'$-リボヌクレオチドナトリウム（$5'$-IMP・Na_2，$5'$-GMP・Na_2を主成分とし，これに$5'$-ウリジル酸ナトリウム，$5'$-シチル酸ナトリウムなどが共存している）8％混合物が多い．

表I.41 MSGと$5'$-リボヌクレオチドの混合の旨味強度(相対値)(Kuninakaら，1961)[68]

混合比（重量） MSG：$5'$-IMP・Na_2 ($5'$-GMP・Na_2)	混合物単位重量当たりの 旨味強度
1：0	1
1：2	6.5 (13.3)
1：1	7.5 (30.0)
2：1	5.5 (22.0)
10：1	5.0 (19.0)
20：1	3.4 (12.4)
50：1	2.5 (6.4)
100：1	2.0 (5.5)

（ ）内の数字は$5'$-GMPを用いたときの値．

8）味の対比効果

あんやしるこなどのように，砂糖に少量の食塩を加えると甘味が強められ，味が複雑になる．このように，異種の味をもった物質を少量加えることによって，主たる味の刺激が強まる現象を味の対比効果という．味の対比効果は，苦味と酸味，旨味と塩味などの間でも起こる．味の対比効果の特徴は，一方の味が非常に強く，これに対する他方の呈味成分の量は微量なことである．

9）味の抑制効果（相殺効果）

コーヒーはそのままでは苦味が強いが，砂糖を入れると苦味が弱められる．また，すっぱい夏ミカンに砂糖をつけて食べると酸味が弱められる．このように，2種類の呈味物質を混ぜたとき，一方または両方の味が弱められる作用のことである．対比効果の逆である．しょうゆが 17～19％の高塩分を含んでいるのにまろやかなのは，L-グルタミン酸などのアミノ酸や有機酸類が，しおから味を和らげているからであり，このほか隠し味といわれる調味方法も一種の抑制効果であるといえる．

5.2 食品の色

食品の色は，におい，味，舌ざわりなどとともに，われわれの食欲に大きく影響を与える要素である．特に，野菜の色は，カロテノイドなど栄養成分の存在を示している．また，食品の色は，食品の鮮度や品質を判断するための貴重な情報源でもある．日本人が昔から食品の彩りを大切にしてきたのは，合理的な食習慣であった．食品の色調は，不安定であって，農作物，果実，水産物および肉類を代表する色素は，酸素，光，湿気，酵素および微生物などによって分解され，時間とともに変色する．そこで，特に変色が著しい，貯蔵や加工の過程を経る食品は食欲を刺激する目的で，天然または人工着色料を添加して，食品の本来の色調を再現することもなされている．

色素が，可視光線である 380～760 nm の波長の内，一定波長部分を選択的に吸収すると，ある色としてわれわれの目に感ずる．このような色素の呈する色は，その特徴的な化学構造に依存する．すなわち，一般に色素は発色団とよばれる長くつながった共役二重結合をもっており，この部分が可視部の光を吸収する．色素は発色団（$>C=C<$, $>C=O$, $-N=N-$, $-N=O$, ベンゼン環など）のほかに，これと結合した助色団 $-OH$ や $-NH_2$, $-Cl$ をもつことが多い．助色団は光の吸収を長波長側に移す効果（深色効果）をもつ．この場合，色は黄→赤→紫→

緑の方向に変化する．

食品中に存在する色素を分類すると以下のようになる．

① クロロフィル，② ヘム，③ カロテノイド，④ フラボノイド，⑤ アントシアン，⑥ 褐変反応の生成物（メラノイジンなど）．

a. 食品の主要色素

1) クロロフィルとその変化

クロロフィルは植物の緑色を代表する色素であって，クロロフィル a（青緑色）と b（黄緑色）の 2 種類があり（図Ⅰ.50），緑葉中には 2〜3：1 の割合で含まれている．細胞内では，クロロフィルはたんぱく質と複合体をつくって葉緑体中に存在している．その構造は，4 個のピロール核が =CH- で結合した形の環（ポルフィリン環）の中心にマグネシウム（Mg）をもっている（図Ⅰ.50）．

クロロフィルは酸に不安定な化合物であって，酸性では Mg がはずれ，フェオフィチンという緑褐色の物質となる（図Ⅰ.51(1)）．

緑色野菜を漬物にすると緑褐色に変色するのは乳酸によってクロロフィルが変化した結果であり，また加熱による変色は，生体内でクロロフィルを安定化していたたんぱく質との結合が切れ，組織中の酸と反応してフェオフィチンを生ずるためである．この変化をできるだけ抑えるためには，揮発性酸を速やかに蒸発させ，クロロフィルの酸との接触時間を短くすることである．そのため，調理においては水が沸とうしてから緑色野菜を入れ，ふたをしないで高温で短時間煮るということがなされている．また，しょうゆやみそなどの酸性の食品を最後に入れるのも同じ理由である．フェオフィチンはさらに酸性で煮ると（図Ⅰ.51(2)），フィトール（$C_{20}H_{39}OH$）がはずれ，フェオフォルビドになる．

フェオフィチンの段階では，Mg を結合させればクロロフィルに戻るが，Mg の代わりに銅や鉄を反応させると銅クロロフィルや鉄クロロフィルを生ずる（図Ⅰ.51(3)）．銅クロロフィルの緑色は安定であるので，この過程は銅によるクロ

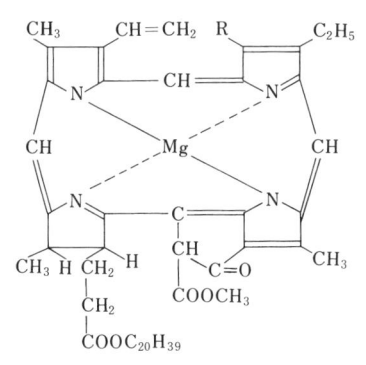

図Ⅰ.50 クロロフィルの構造
$R=CH_3$：クロロフィル a，$R=CHO$：クロロフィル b．

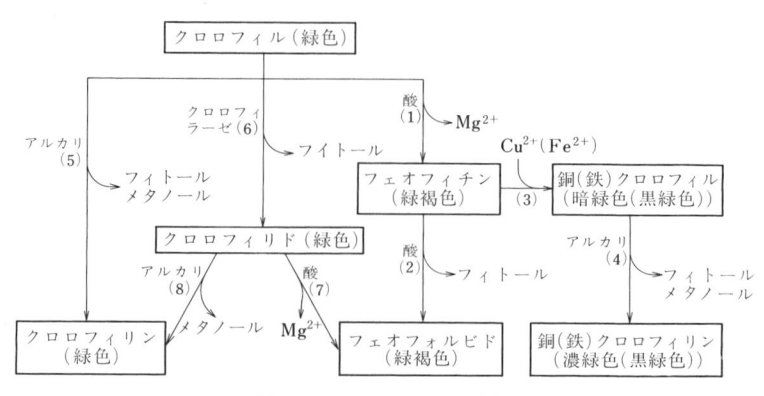

図 I.51 クロロフィルの変化

ロフィルの固定とよばれる．

クロロフィルをアルカリ性で加熱した場合には，Mg は安定であるがエステル部分は加水分解され，フィトールとメタノールを失って (5)，緑色の水溶性のクロロフィリンになる．なお，銅（または鉄）クロロフィルを水酸化ナトリウムで加水分解して製造される (4) 銅（または鉄）クロロフィリンナトリウムは，銅クロロフィルとともに食品添加物として許可されている．

植物組織は，クロロフィラーゼという酵素を含むが，これは組織に傷害があると活性化され，フィトールを切り離し，(6) クロロフィリドを生ずる．次いで，クロロフィリドは植物体中の酸によって Mg を失い (7)，フェオフェルビドまで分解される．なお，アルカリ性での加熱では，クロロフィリドはメタノールを失い (8)，クロロフィリンとなる．

2) ヘム色素とミオグロビンの変化

食肉の赤い色は，肉色素ミオグロビンと血色素ヘモグロビンという2種の色素-たんぱく質による．どちらもヘム色素とグロビンというたんぱく質が結合したもので，前者は1：1，後者は4：1の割合で結合している．食肉の色素の大部分はミオグロビンである．

ヘムは，図 I.52 に示すように，クロロフィル（図 I.50）とよく似たピロール核の環（ポルフィリン環）の中心に Mg^{2+} の代わりに Fe^{2+} をもっている．

ミオグロビンは，赤紫色の色素であるが，これに分子状の酸素が結合するとオキシミオグロビンとなり鮮紅色となる（図 I.53(1)）．この場合鉄イオンは Fe^{2+} のままであるが，これをさらに長く空気に触れさせると，Fe^{3+} に酸化され，暗褐

5.2 食品の色

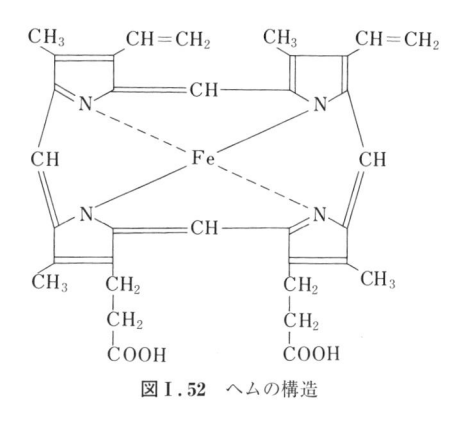

図I.52 ヘムの構造

色のメトミオグロビンを生ずる(2)．この酸化は生肉の貯蔵中に次第に進行する．なお，アスコルビン酸ナトリウムなどの還元剤があると，メトミオグロビンはミオグロビンに還元される(3)．

生肉を加熱すると，ミオグロビンのグロビンが変性するとともに，ヘムの鉄は酸化されてメト化し，生肉は急激に褐色の加熱肉に変わる(4)．この褐色の色素をメトミオクロモーゲンとよぶ．

ハムやソーセージなどの製造においては，肉を発色剤の亜硝酸塩で処理する（図I.53）．この亜硝酸塩（$NaNO_2$, KNO_2）は，肉内の乳酸によって亜硝酸となり(5)，さらに還元されて(6)，生ずる−NO（ニトロソ基）がミオグロビンと反応して(7)，鮮紅色のニトロソミオグロビンを生ずる．これは，加熱によってたんぱく質部分が変性すると，鮮紅色のニトロソミオクロモーゲンを生ずる(8)．この色は安定であるので，この操作を肉色の固定という．

ヘム色素は肝臓中で鉄を失って，ポルフィリン環を開き，ビルベルジンやウロビリンなどの胆汁色素を生ずる．これらとよく似た構造をもつフィコエリトロビンはたんぱく質と結合して，紅色のフィコエリトリンの形でアサクサノリなどの紅藻類に含まれているが，これを加熱すると酸化され青色のフィコシアニンになる．

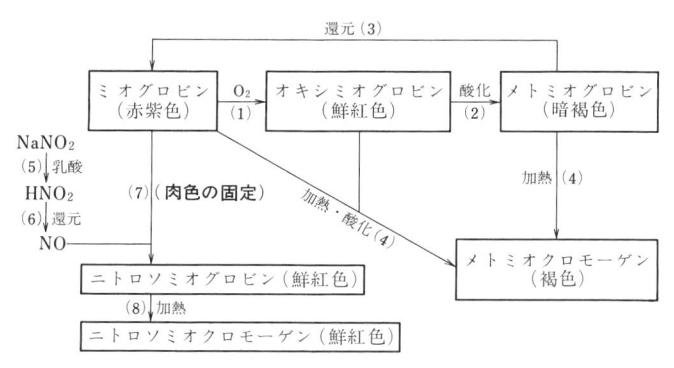

図I.53 ミオグロビンの変化

表 I.42 食品の主なカロテノイド色素（岩田，1979[50]）を改変）

色調	名	称		所　在
黄橙色系	カロテン類	α-カロテン		ニンジン，茶，クリ
		β-カロテン		ニンジン，サトイモ，緑色植物，オレンジ，カボチャ，卵黄，トウガラシ果皮
	キサントフィル類	クリプトキサンチン		カキ，トウモロコシ，オレンジ，卵黄，ビワ
		ゼアキサチン		トウモロコシ，肝臓，卵黄，オレンジ
		ルテイン		オレンジ，卵黄，カボチャ，緑色植物
		ビオラキサンチン		スモモ，唐辛子，リンゴ
赤色系	カロテン類	γ-カロテン		ニンジン，アンズ
		リコピン		トマト，スイカ，カキ
	キサントフィル類	カプソルビン		唐辛子
		カプサンチン		唐辛子
		アスタキサンチン		カニ，エビ，タイの皮，サケ，マスの肉，ホヤ
		カンタキサンチン		マッシュルーム，マス，フラミンゴ
		ミキソキサンチン		藍藻類，紅藻類
		フィコキサンチン		褐藻類（コンブ，ワカメ）

3) カロテノイド

カロテノイドは，黄，橙，紅色の色素であって，動植物性食品に広く分布しており，配糖体，エステルまたはたんぱく質と結合した形で存在している．その名はニンジンの色素「カロテン」に由来する．カロテノイドの色は，クロロフィルが存在する場合には，その緑色に隠れているが，クロロフィルが分解すると現れてくる．カロテノイドは炭化水素のカロテン類と水酸基をもつキサントフィル類に分けられる．表 I.42 に主なカロテノイド色素の名称と所在を示す．

β-カロテンの構造はビタミンA（4.8項参照）で示したが，カロテノイドは，イソプレン（ ）の重合体の形をしている．

カロテノイドは一般に，水に溶けず，脂肪および有機溶剤に溶ける．高等動物組織中のカロテノイドは食餌中のカロテノイドが移行したものである．鶏卵の卵黄の黄色色素は主にルテインとゼアキサンチンである．

エビ，カニの生体は，アスタキサンチンがたんぱく質と結合して「青黒色」をしているが，加熱したり酢の物にすると，たんぱく質が変性して，アスタキサンチン（赤色）がはずれ，それがさらに酸化されてアスタシンに変わり，「赤色」になる．

4) フラボノイド

フラボノイドは，植物に広く分布する黄色系統の色素であって，遊離または配

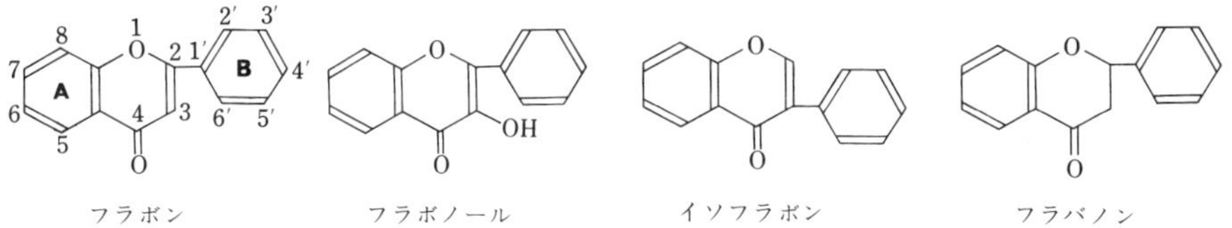

5.2 食品の色

図 I.54 フラボノイドの構造

糖体の形で存在する．広義のフラボノイドは，$C_6-C_3-C_6$ を基本構造とする一群の化合物の総称であるが，狭義のフラボノイドは，フラボン，フラボノール，イソフラボン，フラバノンなどをいう（図 I.54）．

フラボノイドは，A環，B環に多くの水酸基を有するが，3位と7位の水酸基に単糖や二糖がグリコシド結合した配糖体が多い．表 I.43 に主なフラボノイドの分類，色および所在を示す．

フラボノイドは一般に，紫外部に吸収波長をもつので無色であるが，フラボンとフラボノールは2位と3位の間に二重結合をもつので黄色となる．フラボノイドは，食品中に含量は少なく，安定で変化しにくいので，色素としてはあまり重要性はない．しかし，かんきつ類のように含量が著しく高いものでは，ミカン缶詰中でのヘスペリジン結晶析出による白濁のように問題となることもある．また，ナリンギンは夏ミカンの内果皮の苦味成分である．

なお，ルチン，ヘスペリジンはビタミンPとしての生理作用をもつが，これらはアスコルビン酸の酸化を抑制し，毛細血管の増強作用をもつ．

表 I.43 主なフラボノイド色素（鎌田・片山，1977）[51]

名　　称		色	所　在
フラボン	アピゲニン	非常に薄い黄色	モロコシ（コウリャン）
	アピイン*	黄　　色	パセリ
	ノビレチン	薄い黄色	ミカン
	トリチン	薄い黄色	アスパラガスの茎と葉
フラボノール	ケルセチン	黄　　色	タマネギの皮
	ルチン*	無　　色	ソバ，茶，トマト
イソフラボン	ダイジン	無　　色	大豆，クズ
	ゲニステイン	黄　　色	大豆
フラバノン	ヘスペリジン*	無　　色	温州ミカン
	ナリンギン*	無　　色	夏ミカン

* 配糖体．

5) アントシアン

アントシアンは，植物の花，果実，葉，茎および根に存在する赤，紫，青の色素であって，広義のフラボノイド色素に属する．配糖体をアントシアニン，非糖部分をアントシアニジンとよび，これらを総称してアントシアンとよぶ．図Ⅰ.55に示すように，$-O^+=$（オキソニウムイオン）を有することが特徴である．このため色素は不安定であるが，塩酸，硫酸などとの塩，あるいは鉛や鉄塩との複塩として分離結晶化される．ここでは，塩化物が最も一般的である．

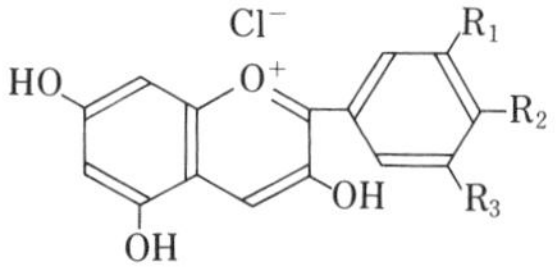

図Ⅰ.55 アントシアニジンの構造
塩化物になると色調は安定になる．

アントシアン色素は，図Ⅰ.55に示すアントシアニジンの基本構造にある$-OH$と結合する糖の位置と組合せ，およびR_1，R_2，R_3にある$-OH$または$-OCH_3$の

表Ⅰ.44 主なアントシアン色素（谷村ら，1979）[52]

名称		色	所在*
ペラルゴニジン系 $R_1=H, R_2=OH, R_3=H$	カリステフィン ペラルゴニン	橙赤色 朱赤色	オランダイチゴ（**エゾ菊**） （**モンテンジクアオイ**，矢車菊，ダリア，アサガオ，ザクロ，ホウセンカ）
シアニジン系 $R_1=OH, R_2=OH,$ $R_3=H$	クリサンテミン シアニン ケラシアニン シソニン	赤紫色 赤褐色 暗赤褐色 紫赤色	黒豆，アズキ，モモ，オランダイチゴ，ブルーベリー，（**菊**，ヒガンバナ） アカカブ，（**矢車菊**，ダリア，百日草） **サクランボ**，かんしょ，（コスモス） シソ
デルフィニジン系 $R_1=OH, R_2=OH,$ $R_3=OH$	デルフィニン ナスニン ヒアシン ミルチリン	深赤褐色 青紫色 青色 深紫色	（**ヒエンソウ**） **ナス** ナス，（**ヒアシンス**） ブドウ，ブルーベリー，（三色スミレ）
ペオニジン系 $R_1=OCH_3, R_2=OH,$ $R_3=H$	ペオニン	深紫色	ブドウ，（**西洋シャクヤク**，アサガオの赤色花）
ペツニジン系 $R_1=OCH_3, R_2=OH,$ $R_3=OH$	ペツニン	赤紫色	ブドウ，（**ペチュニア**）
マルビジン系 $R_1=OCH_3, R_2=OH,$ $R_3=OCH_3$	マルビン エニン （シクラミン）	赤褐色 深紅色	ブドウ，（**ゼニアオイ**） ブドウ，（**シクラメン**）

* 太字は名称の由来を示す．（ ）内は花を示す．

数と位置の違いにより，表I.44に示す数種のアントシアン系物質が生ずる．それぞれの色と所在を示す．

アントシアンの色調はpHによって変化し，酸性で赤色を呈し，アルカリ性で青色を呈する．梅干しのシソの色が赤い色を呈するのはこのためである．また，アントシアンは金属と青色の錯塩をつくって変色する．ナスの漬物にミョウバンやさびたくぎを入れるのは，ナスの中のナスニンとアルミニウムイオンや鉄イオンによって錯塩をつくらせ，美しい青色を出すためである．

b. 褐　　変

食品を加工，貯蔵する際に，食品が褐色に変色することがあるが，この現象を褐変（browning）といい，酵素的褐変と非酵素的褐変がある．

1）酵素的褐変

ジャガイモ，サツマイモ，マッシュルーム，リンゴ，モモ，バナナなどの野菜や果物の皮をむいたり，傷つけるとその部分が速やかに褐変する．これは，組織中のポリフェノール類が（図I.56）ポリフェノールオキシダーゼ（フェノラーゼまたはチロシナーゼ）とよばれる銅酵素の作用によって，酵素の存在下で酸化され，キノン類を経て褐色の重合色素を生ずるためである．この反応は酵素的褐変反応とよび，野菜や果実の褐変の主役である．図I.57にポリフェノールオキシダーゼの関与するチロシンの酸化反応を示す．

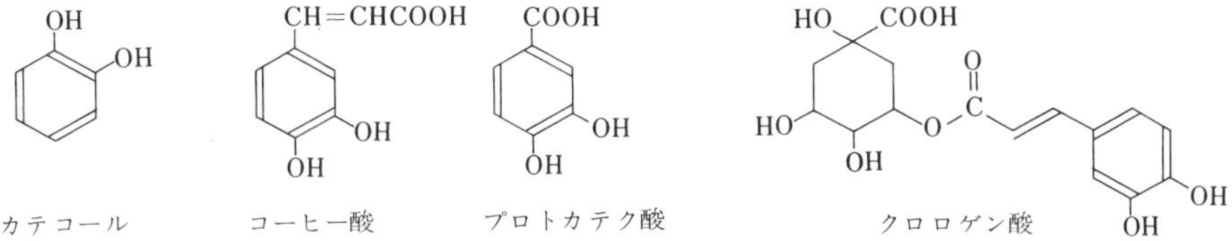
OH
OH
カテコール
CH=CHCOOH
OH
OH
コーヒー酸
COOH
OH
OH
プロトカテク酸
HO
COOH
O
C
HO
O
OH
OH
OH
クロロゲン酸

図I.56 ポリフェノール類（ポリフェノールオキシダーゼの基質）

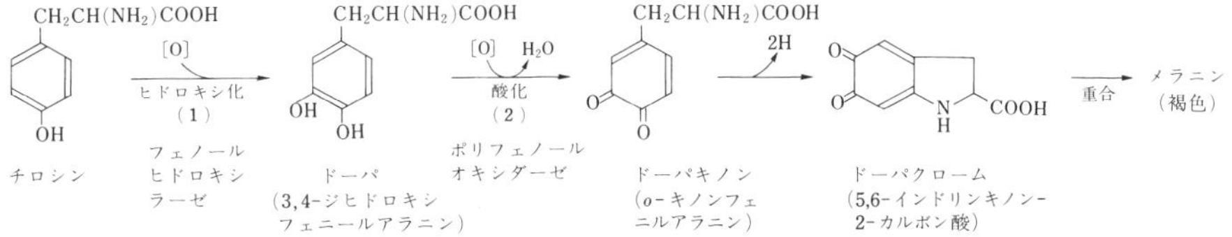
CH2CH(NH2)COOH
OH
チロシン
[O]
ヒドロキシ化
(1)
フェノール
ヒドロキシ
ラーゼ
CH2CH(NH2)COOH
OH
OH
ドーパ
(3,4-ジヒドロキシ
フェニールアラニン)
[O]
H2O
酸化
(2)
ポリフェノール
オキシダーゼ
CH2CH(NH2)COOH
O
O
ドーパキノン
(o-キノンフェ
ニルアラニン)
2H
O
O
N
H
COOH
ドーパクローム
(5,6-インドリンキノン-
2-カルボン酸)
重合
メラニン
(褐色)

図I.57 ポリフェノールオキシダーゼによるチロシンの酸化（川村訳，食品の生化学，1979）[53]

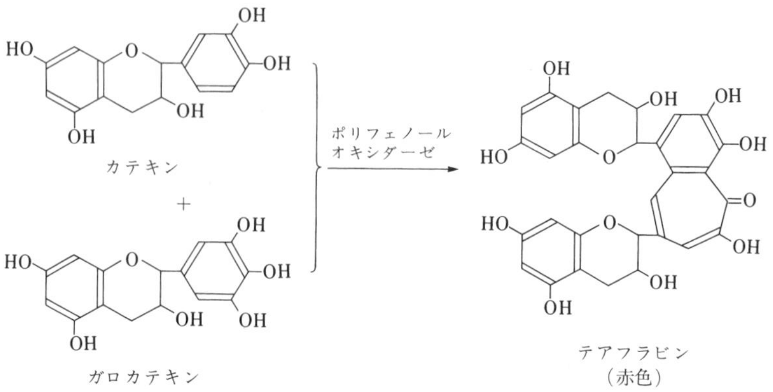

図 I.58 紅茶のテアフラビンの生成

　ここで，ポリフェノールオキシダーゼの反応は，チロシンからドーパを生ずるフェノールヒドロキシラーゼ作用（1）とドーパからドーパキノンを生ずる本来のポリフェノールオキシダーゼの作用（2）の二つの型がある．ドーパキノンはさらに酸化を受けて，赤色のドーパクロームを生じ，これが重合して褐色のメラニン類を生ずる．

　褐変のしくみを利用する例としては紅茶発酵がある．この場合，茶生葉を処理してポリフェノールオキシダーゼの活性を増すことによって，カテキンやガロカテキンのようなタンニンを酸化して赤色色素のテアフラビンをつくる（図 I.58）．この色素は紅茶の食品価値を決定する重要なものである．

　酵素的褐変反応は，食品加工貯蔵において好ましくない場合が多いので，酵素を不活性化または阻害してこれを抑える方法が種々検討されている．特に，① 果物や野菜のブランチング（湯通し）などの加熱処理，② 亜硫酸ガス，亜硫酸塩，塩化ナトリウム，酸による処理，および ③ 酸素の除去などが行われている．② や ③ の例として，リンゴやジャガイモを食塩水や水に漬けて褐変を防ぐという方法がある．

2) 非酵素的褐変

　非酵素的褐変の代表的なものは，アミノ酸と還元糖を加熱するときに起こる褐変現象で，アミノカルボニル反応または発見者の名前をとってメイラード（Mailard）反応とよばれる．アミノ化合物としては，遊離のアミノ酸，ペプチド，たんぱく質およびアミン類が，カルボニル化合物としては，還元糖，アルデヒド，ケトンおよび糖の分解物や油脂の酸化生成物などがこの褐変に関与するので，ほ

5.2 食品の色

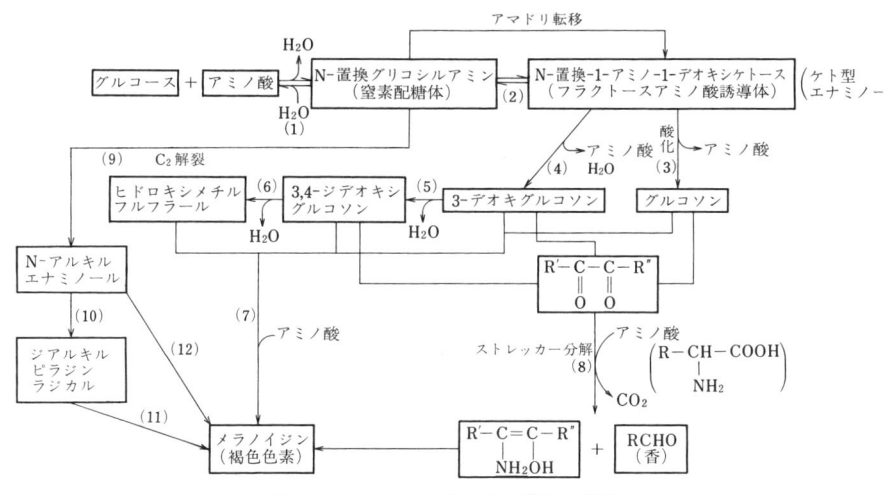

図 I.59 グルコースとアミノ酸との反応

とんどの食品でこの反応が起こる．この反応によってメラノイジンとよばれる褐色色素を生ずるが，単に色の変化のみならず，香気物質を生じたり，抗酸化性が現れたり，栄養価が低下したりする．

最近，アミノカルボニル反応は，生体においても注目されるようになり，糖尿病性合併症や老化の原因となると考えられている．

図 I.59 に，アミノカルボニル反応の例を示す．グルコースとアミノ酸との反応において，グルコースはアミノ酸と縮合して窒素配糖体 N-置換グルコシルアミンを生成し (1)，これが次にアマドリ転移を起こすと，N-置換-1-アミノ-1-デオキシケトース（フルクトースアミノ酸，アマドリ転移生成物）を生成する (2)．ここまでが初期段階である．

中期段階では，次いで，糖アミノ酸結合物の分解が起こる．アマドリ転移生成物のエナミノールからアミノ酸がはずれ，さらに酸化によるグルコソンが生ずる (3)．一方，脱水により，3-デオキシグルコソンが生ずる (4)．3-デオキシグルコソンはさらに脱水を受けると 3,4-ジデオキシグルコソン（不飽和オソン）を生じ (5)，さらに脱水されるとヒドロキシメチルフルフラールを生ずる (6)．

このような 3-デオキシグルコソン，オソン，不飽和オソンはいずれも反応性に富んだケトアルデヒドであり，不安定でアミノ酸と反応してメラノイジンとよばれる褐色物質を生ずる (7)．これがこの褐変の最終段階である．

また，これらのオソン類はアミノ酸と反応して炭素数の一つ少ないアルデヒドを生ずるが，これはストレッカー分解とよばれ，香気成分の生成反応である (8)．
　一方，高い pH 条件 (pH 11) では褐変反応は急速に進む．これは N-置換グリコシルアミンから N-アルキルエナミノールへ C_2 解裂 (9) し，この化合物は直接メラノイジンになるか (12)，または 2 分子縮合して (10) ジアルキルピラジンラジカルを経て (11) メラノイジンになるアマドリ転移を経ない反応である[54]．
　そのほかに，非酵素的褐変として，でん粉などの糖類の加熱分解によるカラメル化，ビタミン C (L-アスコルビン酸) の分解により生成したフルフラールとフェノール類の結合による褐変などがある．
　この褐変反応は，アミノ化合物，カルボニル化合物はもちろん，温度，水分，pH，酵素，金属などによっても影響される．したがって，食品の非酵素的褐変の防止法には，① 貯蔵温度の低下，② 水分含量の調節，③ pH の低下，④ 不活性気体での包装，⑤ 反応活性成分の除去，ならびに ⑥ 亜硫酸塩の添加があげられる．

3) 褐変反応と食品の品質
(1) 栄養価の低下　アミノ酸と糖が褐変反応によって失われ，栄養価は低下する．特に塩基性アミノ酸のリジンは，反応しやすく必須アミノ酸としての栄養的価値を失う．
　(2) 着色の価値　褐変反応の結果生じる色は，香りとともに，食パン，クラッカー，蒲焼などのように焼き色として，また，みそ，しょうゆなどの色はその食品独自のものとして好まれる．
　(3) メラノイジン　アミノカルボニル反応の結果生じた最終生成物のことで複雑な重合体からなり，酸化防止作用があるので，食品の品質を保つために役立っている．

5.3　食品の香り成分

1) 香りについて
　食品のにおいをかいだり食品を口に入れたりした際には，次の順序で食品のにおいが感知される．① 食品から揮散されている成分が，直接あるいは口腔を経て鼻腔に入り，鼻腔の粘液に溶け込む．② 粘液近傍には嗅細胞とよばれる嗅神経が分布しているので，粘液に溶け込んだ成分が，嗅細胞の細胞膜に存在する受容体と結合する．③ こうした変化が刺激となり嗅細胞で活動電位が生じ，中枢

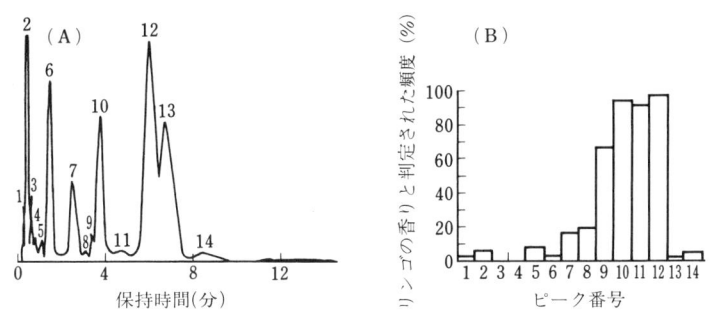

図I.60　リンゴの揮発性成分のガスクロマトグラム（A）と各ピークの香りの官能検査（B）[59,60]

神経に伝えられる．④これが脳で統合され，においが感じられる．以上より，食品のにおいは，食品の放つ揮発性成分によることがわかる．

　食品のにおい，すなわち香りはごく微量である．それにもかかわらず人間が香りを認識できるのは，嗅覚器官の感度が鋭敏だからである．香りを感知できる最低の濃度すなわち嗅覚閾値は，味覚の閾値に比べて1万分の1以下であるとされる．

　食品の香りが単一の成分によることはまれである．リンゴから揮発性成分を採取し一定条件下でガスクロマトグラフィーを行うと14個のピークが出現した（図I.60（A））．各ピークを分取して官能検査を行うことにより，リンゴの香りを特徴づける画分が3～4個特定できる（B）．このことから，食品の放つ香りはさまざまな揮発性成分に基づいていることがわかる．香り成分が混ざり合って「食品ならでは」の香りが醸し出されていることから，香りをかぐだけで，類似の食品の中から特定の食品を判断することが可能になる．

　栄養面や安全性が保証され，外形や色調がすぐれた食品であっても，香りが乏しければ高い評価は得られない．腐敗臭などのいやなにおいが漂っている場合には，食品としての価値はなくなる．一方，食欲がそそられるような香りが放たれていれば，嗜好性の観点からも，その食品の価値が確かなものになる．このように香りは，食品の価値を高めるための重要な因子の一つである．

2）フレーバーとアロマ

　食品を口にした際，舌で感じる物理的な感触（舌ざわり）や味覚（味）が鼻腔に到達した香りと一体化して総合的に好ましいと判断されたとき，その食品はおいしいと感じられる．このような感覚はフレーバー（flavor）という用語で説明

される．おいしく感じられる食品は，フレーバーに富む食品ということになる．風味，香味，風香味などの感覚がこれに近い．

食品の香りには，食品を口にする前に感知できるものと，口に入れた後で感知されるものがある．前者をアロマ（aroma）と称し，鼻から直接鼻腔に届いた香り成分に由来する．後者は，口腔を経由して鼻腔に到達した香り成分に基づくものである．どちらの香りも，食品フレーバーの構成要素である．

3）香りの分類

香り成分は揮発性ゆえ，大部分は分子量が300に満たない低分子物質である．多くの香り成分は発香団とよばれる官能基をもっており，においの質や強度に関係している．主な発香団は表 I.45 のとおりである．

4）主な食品の香気成分

食品の代表的な香り成分を，炭化水素，アルコール，アルデヒド，ケトン，有機酸，エステル，含窒素化合物，含硫化合物に分類して表 I.46 に示す．また，アミノカルボニル反応が関与して生じる香りを表 I.47 に例示する．

（1）野　菜　野菜特有の青臭さは，新鮮野菜に含まれる青葉アルコールや青葉アルデヒド，ウリ類に見出される鎖状アルコールや鎖状アルデヒドによる．これらは，不飽和脂肪酸であるリノール酸やリノレン酸にリポキシゲナーゼという酵素が作用して生成される．

ダイコン，わさびなどアブラナ科の刺激臭はメチルメルカプタン，辛味あるに

表 I.45　主な発香団 [61]

香り	発香団		官能基
芳香	炭化水素	二重結合	$\mathrm{\rangle C=C\langle}$
	含酸素	アルコール，フェノール	$-\mathrm{OH}$
		ケトン	$\mathrm{\rangle CO}$
		カルボン酸	$-\mathrm{COOH}$
		エーテル	$-\mathrm{O}-$
		ラクトン，エステル	$-\mathrm{CO-O}-$
		アルデヒド	$-\mathrm{CHO}$
悪臭	含窒素	ニトロ	$-\mathrm{NO_2}$
		ニトリル，イソニトリル	$-\mathrm{CN}, -\mathrm{NC}$
		アミン	$-\mathrm{NH_2}$
	含硫	チオエーテル	$-\mathrm{S}-$
		チオシアン，イソチオシアン	$-\mathrm{SCN}, -\mathrm{NCS}$

5.3 食品の香り成分

表 I.46 代表的な香り成分とその特徴

分類項目 成分の名称	特　　徴
（i）炭化水素（C_mH_n）	
モノテルペン類 　リモネン* エチレン*	$(C_5H_8)n$ で $n=2$ のもの．香りは一般に弱い かんきつ類の主な精油成分 果実，果菜に含まれ，甘い香りがする 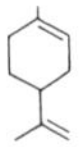
（ii）アルコール（R-OH）	
鎖状アルコール 　炭素数5以下のもの 　青葉アルコール 　キュウリアルコール* テルペン類 　リナロール* 　ネロール 　ゲラニオール 脂環構造 　メントール* 　ボルネオール 芳香族 　オイゲノール 　ベンジルアルコール* 　フェニルエチルアルコール	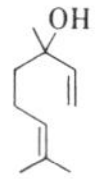 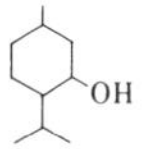 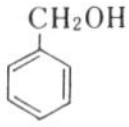 果実香 緑茶，野菜の青臭さ（シス-3-ヘキセノール） ウリ科の青臭さ（2,6-ノナジエノール） レモンや茶のかんきつ香 ローレルのかんきつ香 ローレルのかんきつ香 ハッカ香 ハッカ香 チョウジやコーヒーの花香 花香 発酵食品や茶の花香
（iii）アルデヒド（R-COH）	
鎖状アルデヒド 　C_5以下 　$C_6 \sim C_9$ 　ヘキサナール* 　青葉アルデヒド 　キュウリアルデヒド* 　$C_{10} \sim C_{17}$ テルペン類 　シトラール* 　シトロネラール 芳香族 　ベンズアルデヒド* 　ケイ皮アルデヒド* 　バニリン	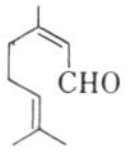 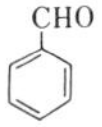 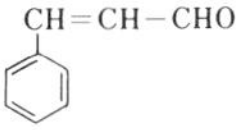 対応するアルコールよりもにおいが強くてくどい 動植物性食品に広く存在 汗臭ほか 大豆加工工程で生じる青臭い不快臭 野菜の青臭さ（トランス-2-ヘキセナール） ウリ類の青臭い香り（2,6-ノナジエナール） ドクダミ様の甘香 かんきつ香 かんきつ香 香辛料様芳酵香 香辛料様芳酵香 香辛料様芳酵香
（iv）ケトン（RCOR'）	
鎖状の低分子化合物 両端にメチル基を有するもの 　ジアセチル* 　アセトイン* テルペン類 　メントン* 　カンファー 　α-イオノン* 芳香族ケトン 　アセトフェノン* 　ベンゾフェノン	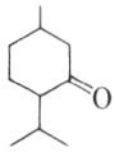 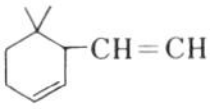 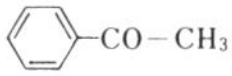 ソフトな果実香 バターの香り バターの香り ハッカ香 樟脳香 スミレ様香 果実香 果実香

表 I.46 （続き）

分類項目 成分の名称	特　徴	
(v) 有機酸（R-COOH）		
鎖状の有機酸		
酢酸（C_2）	刺激的な酸臭	
$C_4 \sim C_6$	汗臭	C₆H₅-CH=CH-COOH
$C_7 \sim C_{12}$	マトン様脂肪臭	（ケイ皮酸）
芳香族をもつ有機酸		
ケイ皮酸*	香辛料の香り	
(vi) エステル（R-COOR′）		
鎖状のエステル		
$C_2 \sim C_{10}$	果実香	C₆H₅-CH=CH-COO-CH₃
C がより多いもの	濃厚な花香	（ケイ皮酸メチル）
芳香族をもつもの		CH₃-(CH₂)₄-CH-(CH₂)₃-CO
安息香酸メチル（エチル）	果実香	└──────O──────┘
ケイ皮酸メチル*（エチル）	果実香，マツタケ香	（δ-デカラクトン）
フタル酸メチル（エチル）	果実香	
分子内エステル		
ラクトン類（δ-デカラクトン）*	牛乳加熱臭など	（クマリン）
クマリン*	桜や桃の葉の芳香	
(vii) 含窒素化合物		
アンモニア	刺激臭	
アミン（アンモニアのHをアルキル基Rで置換した化合物）		$(CH_3)_3N$　　　$H_2N(CH_2)_4-CHO$
		（トリメチルアミン）　（δ-アミノバレラール）
トリメチルアミン*	海水魚臭	
δ-アミノバレラール*	肉や魚の腐敗臭	
δ-アミノバレリアン酸	肉や魚の腐敗臭	
環状化合物		（ピペリジン）（ピロール）（ピラジン）（インドール）
ピペリジン*	淡水魚臭	
ピロール*	コーヒー豆の焙煎香	
ピラジン*	コーヒー豆の焙煎香	
インドール*	濃い場合は糞臭，希薄な場合は花香，発酵食品（みそ，しょうゆ，納豆など）の不可欠臭	
(viii) 含硫化合物		
硫化水素	刺激的悪臭，ごく微量では炊飯直後の芳香	
チオアルコール（メルカプタン）(R-SH)	悪臭，微量では快香	CH_3SH
メチルメルカプタン*	香辛野菜の刺激臭	（メチルメルカプタン）
メチルメルカプトプロピルアルコール	発酵食品（みそ，しょうゆ）の特臭	$CH_3-S-S-CH_2-CH_2-CH_3$ （メチルプロピルジスルフィド）
硫化アルキル		
スルフィド（R-S-R′）		$CH_2=CH-CH_2-\overset{O}{\overset{\|}{S}}$
ジメチルスルフィド	希薄な場合は青海苔臭	$CH_2=CH-CH_2-S$
メチルプロピルジスルフィド*	ネギ属のおだやかな辛香（タマネギ臭）	（アリシン）
アリシン*	にんにく臭	
イソチオシアン酸アルキル（イソチオシアネート）(R-NCS)		$CH_2=CH-CH_2-NCS$ （アリルイソチオシアネート）
アリルイソチオシアネート*	アブラナ科の辛味あるにおい	

表 I.47 各種アミノ酸をグルコースと加熱反応させた際のにおい
(藤巻・倉田, 1971[62]) を一部改変)

アミノ酸	100℃の場合	180℃の場合
グリシン, アラニン		カラメル様
バリン	ライ麦パン様	チョコレート様(刺激性強し)
ロイシン	甘いチョコレート様	チーズを焼いたにおい
イソロイシン		チーズを焼いたにおい
フェニルアラニン	甘い花様	スミレの花様
チロシン		カラメル様
メチオニン	ジャガイモ様	ジャガイモ様
ヒスチジン		トウモロコシパン様
スレオニン	チョコレート様	焦げくさいにおい
アスパラギン酸	氷砂糖様	カラメル様
グルタミン酸	チョコレート様	バターボール様
アルギニン	ポップコーン様	焦げた砂糖様
リジン		パン様
プロリン	たんぱく質の焦げたにおい	パン屋のにおい

おいはイソチオシアネートによる.

にんにく, ニラ, タマネギなどネギ属の臭気成分はジスルフィドという硫化アルキルである. にんにくのアリシンは, 前駆物質であるアリインに酵素アリイナーゼが作用して生成されるジスルフィドである.

(2) 果 実 レモン, オレンジ, グレープフルーツなどのかんきつ類には, リナロール, ネロールなどのテルペン系アルコールを筆頭に, シトラール, シトロネラールなどのテルペン系アルデヒドや種々のエステルが含まれる. これらの芳香成分は果皮に多い. リンゴの香り成分は, ヘキサナール, トランス-2-ヘキセナールなどの鎖状アルデヒドで, 酪酸エチルその他のエステル類も含まれる. イチゴ, バナナ, パイナップルにはエステル類が多い.

(3) 水畜産物 海水魚のなまぐさ臭は, エキス成分であるトリメチルアミンオキシドが細菌によって還元されたトリメチルアミンによる. 淡水魚のなまぐさ臭はリジン由来のピペリジンによる. 魚肉の腐敗臭は, δ-アミノバレラール, δ-アミノバレリアン酸, インドールなどの含窒素化合物や, 硫化水素, メルカプタンなどの含硫化合物に基づく.

バターをはじめとする発酵乳製品の香り成分はジアセチルやアセトインであり, これらは微生物によるクエン酸の代謝産物である.

(4) 加熱食品 糖とアミノ化合物を加熱反応させるとメラノイジンという褐

変物質ができる．これはアミノカルボニル反応とよばれる非酵素的な褐変反応である（5.2節b項参照）．

こうした反応に伴う二次反応産物が前駆体になって香気成分が生じる．たとえば，グルコースと各種アミノ酸の反応では表Ⅰ.47に示すようなさまざまなにおいが発生する．これらのにおいは，主として，酸素，窒素，イオウなどを含んだフルフラール類やピラジン類による．

肉類を加熱調理したときのミートフレーバー，ジャムを加熱製造したときの果実成分と砂糖との反応で生じる香り，パンやせんべいの焙焼やコーヒーの焙煎による香気などはいずれも，アミノカルボニル反応やカラメル化の関与に基づく．

牛乳加熱時の香りは，酪酸をはじめとする低級脂肪酸酪酸やラクトン類（δ-デカラクトン）による．

5）悪臭の除去

においを抑制したり除去したりするための具体例を表Ⅰ.48に示す．

表Ⅰ.48 においの抑制方法

処理の原理	具体的な方法と調理例
原因となる成分の除去	原因となる成分を洗って除く；あらい
	原因となる成分を蒸して蒸発させる；酒蒸し
におい成分を変化させる	微生物によるアミン類の代謝；かつお節
におい成分を不揮発化させる	酸による中和反応；酢漬，甘酢あんかけ
	コロイドに吸着させる；クリーム煮
におい成分のマスキング	くん煙成分の利用；くんせい
	アミノカルボニル反応の利用；照り焼，フライ
	かんきつ類の香りの利用；ゆずみそ

6. 食品の物理的特性

　食品の「おいしさ」の判定に関与する要因には，食品中の化学物質に対応する化学的特性，ならびに，食品の組織や構造などが関与する物理的な特性があげられる．一般に，味や香りを化学的特性，口あたりや歯ごたえなど口腔における感触を物理的特性として分類している．

　おいしさに寄与する両特性の占める割合は，食品の種類によって異なる．たとえば，果汁やコーヒーなどは甘味，酸味，香りなどが重要であり，白飯や卵豆腐などは弾力性や歯ごたえなどが，おいしさに関係する主要な特性となる．ここでは，食品の物理的特性（物性）に関する基本的な用語や現象を概説する．

6.1 テクスチャー

　食品のテクスチャーは，一般に「口あたり」や「食感」などの感覚に対応する食品の物理的性質を表す．ツェスニアク（A. S. Szczesniak）[63]は，食品のテクスチャーを力学的特性，幾何学的特性，その他の特性に分類し，テクスチャーに対する感覚的表現の位置づけを行っている（表 I.49）．食品のテクスチャーの力学的特性を表す用語として，かたさ，凝集性，粘性，弾力性，付着性，そしゃく性，もろさ，ガム性などがある．テクスチャーの評価は，人間の感覚による主観的な方法（官能評価）と機器による客観的な測定方法がある．食品のテクスチャーを客観的に数量化し，官能評価との関連性を明らかにすることは，食品の製造工程の条件設定や品質管理を行う上できわめて重要である．

　食品のテクスチャーの測定機器には，人間が実際に食べる動作を想定した装置として，テクスチュロメーター，レオメーター，カードメーター，テンシプレッサーなどがある．また，食品の加工工程を模した機構をもつものとして，ファリノグラフ，アミログラフ，エクステンソグラフなどの装置がある．

6.2 レオロジー

　レオロジーは，「物体の変形と流動の科学」と定義されている．したがって，食品のレオロジーとは，食品あるいは食品材料に力を加えた結果，それらに生じ

表 I.49　ツェスニアクのテクスチャープロファイル (Szczesniak, 1963)[63]

特性	一次特性	二次特性	一般用語
力学的特性	かたさ		やわらかい→歯ごたえのある→かたい
	凝集性	もろさ	ボロボロの→ガリガリの→もろい
		そしゃく性	やわらかい→かみごたえのある→かたい
		ガム性	サクサクの→粉状の→糊状の
	粘性		サラサラの→粘りのある
	弾力性		塑性のある→弾力のある
	付着性		ネバネバする→粘着性のある→ベタベタする
幾何学的特性	粒子の大きさと形		砂状，粒状，粗粒状
	粒子の形と方向性		繊維状，細胞状，結晶状
その他	水分含量		乾いた→湿った→水気のある→水っぽい
	脂肪含量	油状	油っぽい
		グリース状	脂っぽい

る変形や流動の特性を扱う学問分野である．食品のレオロジー的性質を表す弾性，粘性および粘弾性について各種食品との関連で説明する．

a. 弾　　性

　ゴムやバネに外力を加えると変形する．そのとき，物体の内部には変形をもとに戻そうとする力（内部応力）が発生する．外力を取り除けば物体はただちにもとの形に戻り，内部応力は消滅する．このような性質を弾性という．変形がある限界をこえると，外力を取り除いても完全にもとの状態に戻らなくなる．この限界を弾性限界とよぶ．弾性限界までは，力（応力）は変形（ひずみ）に正比例する．これをフックの法則といい，比例定数が弾性率である．

　コンニャクや寒天ゼリーなどは，力に比例して変形が起こり，力を除くともとの形に戻ろうとする弾性体としての挙動を示す．一方，マーガリンやマヨネーズのように，外力による変形に対してほとんど内部応力を発生しないものもある．

　弾性体の特性は，ヤング率，ずり弾性率（剛性率）およびポアソン比で表されることが多い．ヤング率はのび変形に対する弾性率，ずり弾性率はずり変形に対する弾性率，ポアソン比は，円筒形試料を引っ張るときの，のび変形量と収縮変形量の比をいう．

b. 粘　　　性

液体は外力が加わると流動（変形）を始め，変形は時間とともに進行する．力が除かれると，そのときまでに生じた変形はそのまま残る．このような液体の示す流動の性質を粘性という．コーヒーはトマトケチャップより流れやすい．これは，流動によって内部に生じる摩擦がコーヒーの方が小さいためである．液体が流動することによって生じる内部摩擦を粘度（あるいは粘性率）という．流体は，一定の力に対して一定の速度で流動するが，力（ずり応力）と流動速度（ずり速度）の関係は流体の種類によって異なる．

1）ニュートン流体

ニュートン流体は，「ずり応力」τ（タウ）と「ずり速度」Dの関係が原点を通る直線となるものをいい（図Ⅰ.61の直線1），次式で表される．

$$\tau = \mu D \tag{1}$$

式（1）をニュートンの粘性法則といい，比例定数のμ（ミュー）が粘度である．ニュートン流動を示す液体の粘度は，温度と圧力が一定であれば，ずり速度に関係なく一定である．水，シロップ，水あめなどはニュートン流体である．粘度の単位は，現行の国際単位（SI）系では，Pa·s（パスカル・秒），従来のCGS系では，g/cm·s = P（ポアズ）である．10^{-2} P をセンチポアズ（cP）といい，20℃の水の粘度は1cPである（1cP = 10^{-3} Pa·s = 1mPa·s）．

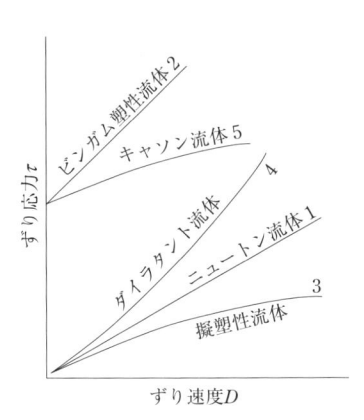

図Ⅰ.61　ニュートン流体と非ニュートン流体の流動図

2）非ニュートン流体

ずり応力とずり速度の関係が式（1）で表現できないものを非ニュートン流体という．非ニュートン流体では，粘度は一定とならず，ずり速度（ずり応力）の関数となる．この場合，あるずり速度に対応するずり応力の比を用いて，これを見かけ粘度μ_a（$\mu_a = \tau/D$）と定義している．

（1）ビンガム塑性流体　一定のずり応力までは固体のような弾性を示し，それ以上の応力では液体のように流動を始める現象を塑性という．塑性流動を示す食品には，プディング，つきたての餅などがある．

ビンガム塑性流体は，次式で示される（図I.61の直線2）．
$$\tau - \tau_y = \eta D \tag{2}$$
ずり応力 τ が降伏値（弾性の性質を示すずり応力の最大値）τ_y に達するまでは，流動は起こらず，ずり応力が τ_y をこえると，ずり速度は $(\tau - \tau_y)$ に比例して増加する．η（イータ）を塑性粘度または剛性係数という．このような流動を示す液状食品にはマーガリン，マヨネーズ，卵白の泡，融解しているチョコレートなどがある．

塑性流体の中には，ずり応力の降伏値 τ_y 以上のずり応力で流動するとき，ずり速度が $(\tau - \tau_y)$ に比例せず，次式に従うものもある．
$$\sqrt{\tau} - \sqrt{\tau_y} = K_C \sqrt{D} \tag{3}$$
これをキャソン（Casson）流体という（図I.61の曲線5）．K_C はキャソン定数である．式(3)は，トマトピューレーやアップルソースのような比較的大きな粒子のサスペンション系に当てはまる．

(2) 指数法則流体　ずり応力がずり速度の n 乗に比例する流体，すなわち式(4)で表示されるものを指数法則流体という．
$$\tau = K(D)^n \tag{4}$$
n は流動性指数，K は粘性定数である．流動性指数 n が，$n<1$ の流体を擬塑性流体（図I.61の曲線3），$n>1$ の流体をダイラタント流体（図I.61の曲線4）という．見かけ粘度は，ずり速度の上昇とともに，擬塑性流体では減少する．一方，ダイラタント流体では増加し，流れにくくなる．デンプンの濃厚なサスペンションなどは，ゆっくり攪拌すると流れやすく，急に攪拌すると抵抗が急激に増大する現象（ダイラタンシー，dilatancy）を示す．

(3) チキソトロピーとレオペクシー　トマトケチャップを容器に入れて長く放置しておくと，ゲル状に固まり流動性が悪くなる．しかし，容器ごと激しく振るとゾルの状態に戻り，流れやすくなる．この現象をチキソトロピー（thixotropy）という．逆に，流動や攪拌によってゲル化し流れにくくなる現象をレオペクシー（rheopexy）といい，ユーカリはちみつなどはこのような流動を示す．

c. 粘弾性

食品は，外力に対して液体としての粘性的挙動と固体としての弾性的挙動を同時に示すものが多い．このような性質を粘弾性という．クリープ（一定の外力を与えたとき，ひずみが時間とともに増加する現象）や応力緩和（一定のひずみを

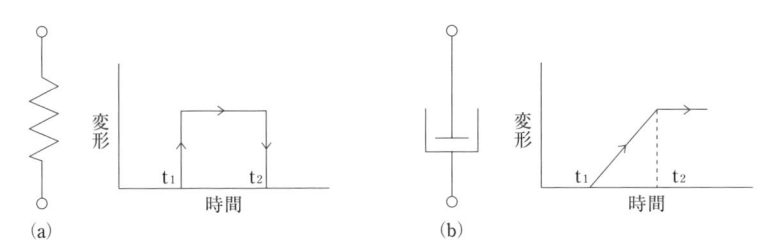

図 I.62 スプリング模型（a）とダッシュポット模型（b）
t_1：外力を加える，t_2：外力を除く．

与えたとき，応力が時間とともに低下する現象）は典型的な粘弾性体の挙動である．食品や食品材料の示す粘弾性挙動を解析するために，種々の粘弾性力学模型が考えられている．

粘弾性模型は，フックの法則に従う弾性体を表すスプリング模型と，ニュートンの粘性法則に従う粘性体を表すダッシュポット模型を用いて表現される（図 I.62）．ダッシュポット模型は，シリンダー内の液体がピストンにより粘性流動を起こす様子を表しており，ピストン模型ともいう．

マックスウェル模型は，スプリングとダッシュポットを直列に組み合わせた模型である（図 I.63）．これは，外力によって一定速度の流動が継続し，力を除いても一定の変形が残る型の粘弾性を表す．つきたての餅，パン生地，チューインガムなどはこのような挙動を示す．

フォークト模型は，スプリングとダッシュポットを並列に組み合わせた模型である．これは，外力によって徐々に変形が起こり，力を除くと長時間かけてもとの形に戻る型の粘弾性を表しており（図 I.64），ケルビン-フォークト模型ともいう．

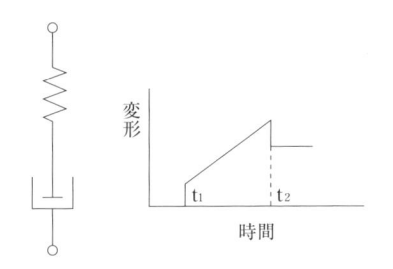

図 I.63 マックスウェル模型とクリープ挙動
t_1：外力を加える，t_2：外力を除く．

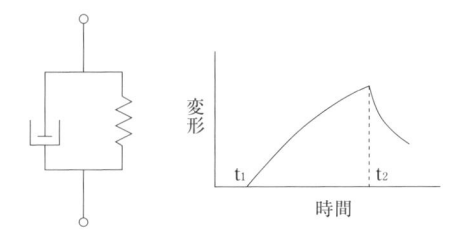

図 I.64 フォークト模型とクリープ挙動
t_1：外力を加える，t_2：外力を除く．

6.3　食品コロイドの特性

コロイドとは，$10^{-5} \sim 10^{-7}$ cm（$1 \sim 100$ nm）の微粒子がほかの物質に分散している状態をいう．コロイド分散系は，分散媒（連続相）と分散質（分散相）からなる．固体，液体，気体はいずれも分散媒，分散質になりうるため種々のコロイドが生じる．食品コロイドの分類を表I.50に示す．

1) エマルション（乳濁液）とサスペンション（懸濁液）

エマルション（emulsion）とは，水と油のように溶け合わない液体を混合し，一方の液体が他方の液体中に微粒子（液滴）として分散しているコロイド溶液をいう．水（分散媒）の中に油（分散質）が分散している系を，水中油滴型エマルション（O/W型）といい，牛乳，マヨネーズ，生クリームなどがある．一方，油の中に水が分散したものを，油中水滴型エマルション（W/O型）といい，バターやマーガリンなどがある．

サスペンション（suspension）とは，液体中に固体粒子が分散した系で，食品ではスープ，みそ汁などがある．

2) 乳化剤

安定したエマルションをつくるために乳化剤が用いられる．乳化剤は分子内に親水基と疎水基（親油基）をもち，水と油の界面に作用して界面張力を低下させ

表I.50　食品コロイド系の分類

分散媒 (連続相)	分散質 (分散相)	分散系の名称	食品
気体	液体	エアロゾル	香り付けのスモーク
	固体	粉末	小麦粉，粉ミルク，ココア
液体	気体	泡	ホイップクリーム，ビールの泡，ソフトクリーム
	液体	エマルション（乳濁液）	マヨネーズ，牛乳（O/W型） マーガリン，バター（W/O型）
	固体	サスペンション（懸濁液）	みそ汁，スープ，果汁
		ゾル	ソース，でん粉ペースト
		ゲル	ゼリー，水ようかん，豆腐
固体	気体	固体泡	パン，スポンジケーキ
	液体	固体ゲル	吸水膨潤した凍豆腐，果肉

る．大豆レシチンや卵黄レシチンは天然の乳化剤であり，食品添加物としてはグリセリン脂肪酸エステルやしょ糖脂肪酸エステルなどが許可されている．HLB (hydrophile lipophile balance) は乳化剤の親水基と疎水基の割合を示したもので，0～20 までの数値で表される [64]．HLB が 10 以下の乳化剤は疎水性が強く，W/O 型エマルションに適しており，10～20 の乳化剤は親水性が強く，O/W 型エマルションに適している．

3) ゾルとゲル

固体が液体に分散して懸濁コロイドになっているものをゾルとよび，寒天やでん粉などの多糖類の水溶液，ゼラチンや卵白などのたんぱく質の水溶液などがある．ゲルはゾルが流動性を失ったもので，食品ゲルにはコンニャク，豆腐，ようかん，ところてん，かまぼこなどがある．

7. 食品の官能検査

　色，味，香り，テクスチャーなど食品の嗜好，品質にかかわる要因の評価は，色差計，各種クロマトグラフ，テクスチュロメーターなどの機器による分析データから判断する場合と人間の感覚による場合とがある．

　この人間の感覚（視覚，聴覚，嗅覚，味覚，触覚）による評価法を官能検査（sensory test）といい，食品の嗜好特性や品質特性を一定の手法に従って測定・検査して，食品の品質を評価するものである．この官能検査は，機器分析法に比べ，簡単で迅速かつ食品としての評価が具体的であるなどの利点があり，食品の開発や製造，また製品の格付などにとってはきわめて重要な試験方法の一つである．

　この官能検査には，評価に個人差が反映するなどの問題点がある．そこで，得られたデータを信頼性や妥当性の高いものとするために，適切な統計解析を行うことが重要である（図Ⅰ.65）．

1) 官能検査の目的と留意点（表Ⅰ.51）

(1) 目 的　　官能検査は，目的から分析型官能検査と嗜好型官能検査の2種

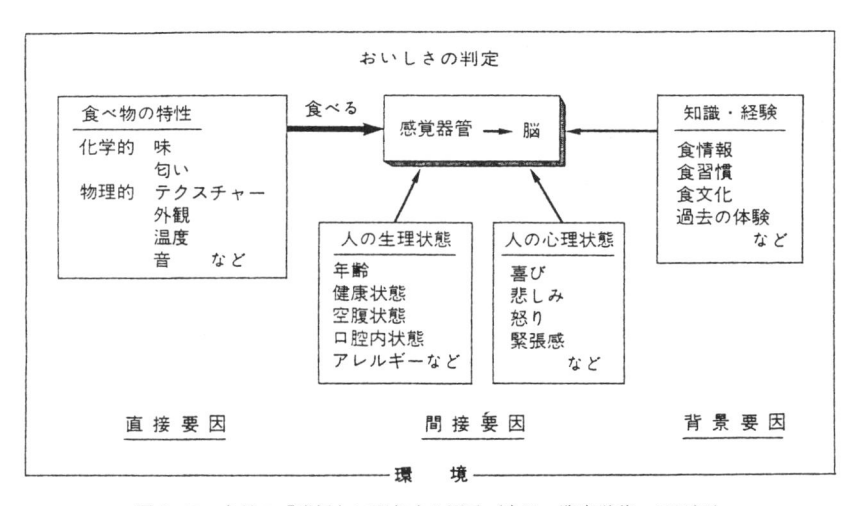

図Ⅰ.65　食品の「嗜好」に関与する因子（島田，臨床栄養，1990）[65]

表 I.51 官能検査の目的と手法（川端監修，1989）[66]

目 的	手 法	利 用
I．差を識別する手法	1) 2点比較法 　(1) 2点識別試験法 　(2) 2点嗜好試験法 2) 3点比較法 　(1) 3点識別試験法 　(2) 3点嗜好試験法 3) 1：2点比較法 4) 配偶法 5) 選択法	・パネルの能力測定 ・優劣の判定 ・品質管理 ・試作改良の研究 ・刺激閾，弁別閾の判定
II．順位を決定する手法	1) 順位法 2) 対比較法	・優劣の判定 ・嗜好調査
III．品質を評価する手法	1) 評点法 　(1) 一元配置法 　(2) 二元配置法	・品質管理 ・嗜好調査 ・試作改良の研究
IV．特性を総合評価する手法	1) 風味側描法 2) テクスチャー側描法 3) SD法	・風味改善 ・食品の総合評価 ・パネルの教育

類に分けられる．分析型官能検査は，試料の特性を人間の感覚を通して調べようとするもので，試料の甘味，塩味，香りなどの識別，閾値の決定，順序づけなどを目的としている．嗜好型官能検査は，試料に対する人間の感覚や感情などの嗜好性を調べるもので，甘味度の異なる試料のいずれが消費者に好まれるかというような嗜好性を検査するものである．

(2) 留意点　人間の感覚には個人差があり，また同一人でも検査時の状況により感覚評価がばらついたり，さらに知覚内容の定量的表現が難しいなど，さまざまな曖昧さが伴う．したがって，信頼性の高いデータを得るためには，検査目的を明確にすること，的確な検査法を選ぶこと，適正なパネル（被験者）を選定すること，適切な測定環境を設定すること，結果を正しく解析することなどに留意しなければならない．さらに，検査実施に当たり，検査目的，方法，試料など検査にかかわる情報を可能な限りパネルに知らせたり，パネルへの心理的・生理的影響を配慮する．また，検査室内は，照明，室温（20℃），湿度（50〜60％）を一定に保ち，防音や換気，内装の色などの環境条件を整えることも必要である．

検査実施時の環境には，個室法（クローズドパネル法）や円卓法（オープンパ

ネル法）がある．

個室法　他のパネルの影響を受けないような仕切りを設けたブースに試料提供口や水道を設置し，各パネルが個人別に試料の評価をする．一定の手法に従って評価をする通常の官能検査は，この方法で行うことが多い．

円卓法　7～8人のパネルが各々の意見を交換しながら試料の評価をする．この方法は，試料の予備調査や評価因子項目の検討時などに用いる．

2）パネルの選定

官能検査に際し，試料の検査のために選ばれた特定集団をパネルという．パネルは，識別能力や再現能力をもち，心身ともに健康で，検査の目的を理解し積極的に検査に協力する意欲をもつ人を選ぶことが必要である．

(1) 分析型パネル　食品の特性または差の識別を正確に分析できることが必要で，感度のよいパネルが要求される．そこで，パネルを味覚感度テストなどで選別したり，評価基準を訓練で安定させることが必要となる場合もある．

(2) 嗜好型パネル　食品の嗜好調査対象を考えて，それを代表するようなパネルを選定する．識別能力よりも食品に対し普遍的かつ妥当な判断が求められる．パネル選定には，年齢，性別，地域特性，食嗜好の傾向などに留意する．

3）官能検査の手法

検査目的によりさまざまな方法が使い分けられている．たとえば，試料間の差の識別には2点比較法（識別試験法と嗜好試験法），3点比較法（識別試験法と嗜好試験法），1：2点比較法など，順位の決定には順位法や対比較法など，品質の評価には評点法など，特性の総合評価にはセマンティック・ディファレンシャル（SD）法などがよく用いられる．

官能検査は，立案から始まり，パネルの判定・統計処理および検定の手順で評価を出す．この統計処理および検定は，一定の危険率の範囲内での有意差を求めることで，評価結果を信頼性の高いものとするための処理である．たとえば，危険率5％とは，100回のうち5回はその結果に誤りがあるかもしれないことを示す．すなわち，評価結果の信頼性は，危険率の数値が小さいほど高いことになる．

(1) 2点比較法　2種（A，B）の試料を比較し，両者を区別する2点識別試験法と，嗜好的優劣を判定する2点嗜好試験法（表Ⅰ.52）とがある．識別試験法では正解数を，嗜好試験法では回答数の多い方を合計し，検定表で有意差を求める．

7. 食品の官能検査

表 I.52 2点嗜好試験法の例と検定表（吉川・佐藤, 1961）[67]

(a) 例

A, B 2種のスープの香り, 味, テクスチャーについて, 好ましい方に回答を求めた.
各質問項目に A, B に差はあるか.

	A 選択者（人）	B 選択者（人）
香　り	14	1
味	13	2
テクスチャー	11	4

検定（検定表参照）
$n=15$ の場合　有意水準 5%限界値 … 12 人
　　　　　　　有意水準 1%限界値 … 13 人
　　　　　　　有意水準 0.1%限界値 … 14 人

結　果
香　　り：有意水準 0.1%で A が好まれる
　味　　：有意水準 1%で A が好まれる
テクスチャー：有意差なし

(b) 2点比較法の検定表

n \ p	識別テスト			嗜好テスト		
	5%	1%	0.1%	5%	1%	0.1%
5	5	—	—	—	—	—
6	6	—	—	5	—	—
7	7	7	—	7	—	—
8	7	8	—	8	8	—
9	8	9	—	8	9	—
10	9	9	10	9	10	—
11	9	10	11	10	11	11
12	10	11	12	10	11	12
13	10	12	13	11	12	13
14	11	12	14	12	13	14
15	12	13	14	12	13	14
16	12	14	15	13	14	15
⋮						
50	32	34	37	32	35	37
100	59	63	66	60	63	67

p：危険率, n：判定総数.

(2) 3点比較法　2種（A, B）の試料を AAB, ABA, BAA など 3 個 1 組にしてパネルに提示し, 奇数の試料（B）を識別（3点識別試験法）させる. さらに, この試料（B）と残りの試料（A）のどちらがより嗜好的かを判定（3点嗜好試験法）させる.

(3) 1：2点比較法　2種（A, B）の試料のどちらかを標準試料としてあらかじめパネルに提示する. 次いで, 2種（A, B）の試料を提示し標準試料と同じ試料の識別をさせる. 正しく識別できた回数を統計処理する.

(4) 順位法　3種類以上の試料について, 特性（味, 香り, 外観など）の強さや好ましさに順位をつける. この方法は, 特性の判定や結果の統計処理が比較的容易であるため, 一般に用いられている. しかし, アイスクリームや調理品などのように時間や温度で状態変化しやすい食品や同時に多数の試料調製をしがたい場合は, この検査法は向かない. 結果の統計処理には, 目的に応じてクレーマーの検定表, スピアマンの順位相関係数, ケンドールの一致性係数などが用いられる.

(5) 評点法（採点法）　試料の特性, 品質, 嗜好などについて数値尺度を用

い判定し，点数換算する．この方法には，一元配置法（1パネルが1試料を1回だけ評価する）と，二元配置法（複数パネルが複数試料を繰り返し評価する）がある．なお，この方法では，順位法では分析できない試料間の差の大きさを判定することができる（表Ⅰ.53）．

(6) セマンティック・ディファレンシャル（SD）法　試料を相反する意味をもつ形容詞対の評価尺度で評定する．この方法を用いて，評定結果を多変量解析することにより，試料を多面的特徴を知ることができる（表Ⅰ.54）．

表Ⅰ.53　評点法による評価尺度（川端監修, 1989）[66]

5段階評価尺度	7段階評価尺度	嗜　好　尺　度
5（+2）……大変よい 4（+1）……かなりよい 3（ 0 ）……普通 2（-1）……かなり悪い 1（-2）……大変悪い	7（+3）……大変よい 6（+2）……かなりよい 5（+1）……少しよい 4（ 0 ）……普通 3（-1）……少し悪い 2（-2）……かなり悪い 1（-3）……大変悪い	9……最も好き 8……かなり好き 7……少し好き 6……やや好き 5……好きでも嫌いでもない 4……やや嫌い 3……少し嫌い 2……かなり嫌い 1……最も嫌い

表Ⅰ.54　SD法を用いた「食感」尺度評価の例

試作プリンについて，各項目ごとに-3～+3の7段階の評価を求めた．

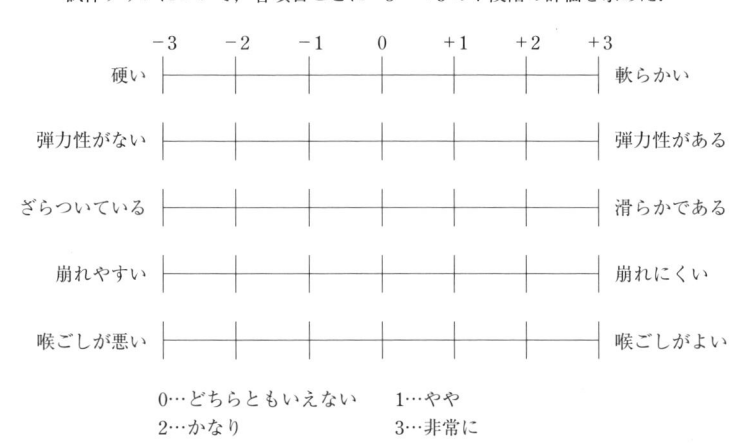

```
          -3   -2   -1    0   +1   +2   +3
硬い       ├────┼────┼────┼────┼────┼────┤   軟らかい
弾力性がない ├────┼────┼────┼────┼────┼────┤   弾力性がある
ざらついている ├────┼────┼────┼────┼────┼────┤   滑らかである
崩れやすい  ├────┼────┼────┼────┼────┼────┤   崩れにくい
喉ごしが悪い ├────┼────┼────┼────┼────┼────┤   喉ごしがよい
```

0…どちらともいえない　　1…やや
2…かなり　　　　　　　　3…非常に

8. 食品の機能性

　1章や2章でも述べられているように，食品のもつ三つの機能のうち，体調の調節や生体防御，疾病予防などの三次機能（生体調節機能）が重要であることが明らかになってきた．現在，多くの食品因子について，これまで知られていなかった三次機能が明らかにされつつある．こうした動きを踏まえ，わが国ではこの三次機能を十分に発揮できるように設計し，加工された食品が特定保健用食品として制度化されている．

a. 食品の機能性に関する背景と現状

　食品の摂取の仕方が疾病の発生や予防に大きな役割を果たしているのではない

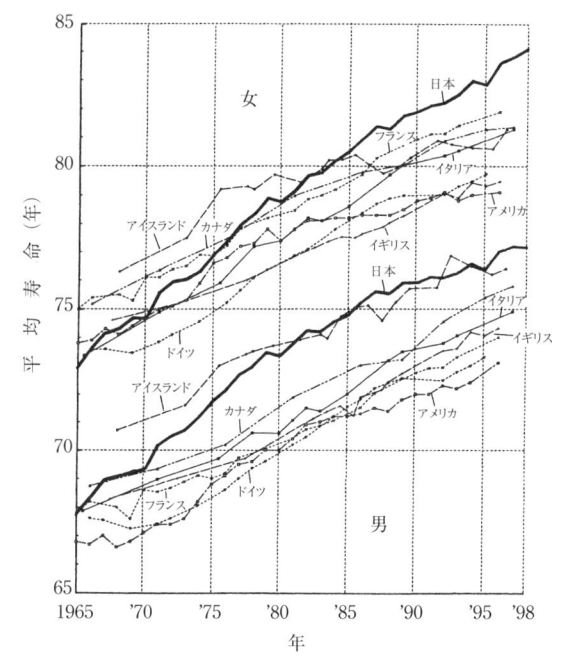

注：1990年以前のドイツは，旧西ドイツの数値．
資料：Demographic Yearbook 1996, U. N. など．

図 I.66　諸外国の平均寿命の比較（厚生統計協会，2000[22]）より引用）

か，との考えから，食品のもつ健康への関与を，三次機能という新しい概念を取り入れ，科学的に見直すというプロジェクトは，世界に先駆けてわが国でスタートしたものである．その背景には，日本人は，世界一の平均寿命であるにもかかわらず，高齢者の医療機関にかかる率は決して低下しておらず，膨大な国家予算が医療費として使われていることがある．また，最近の日本人の死因として，そのトップを占めるのは男女ともに「がん」であり，さらに「心疾患」，「脳血管疾患」がこれに続いている（図Ⅰ.66, Ⅰ.67）．これらはいずれも「生活習慣病」と

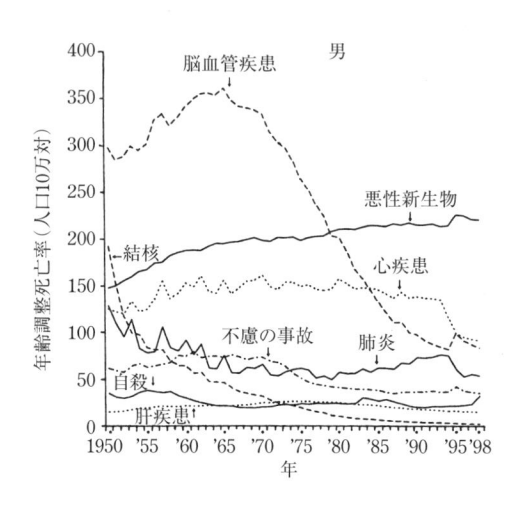

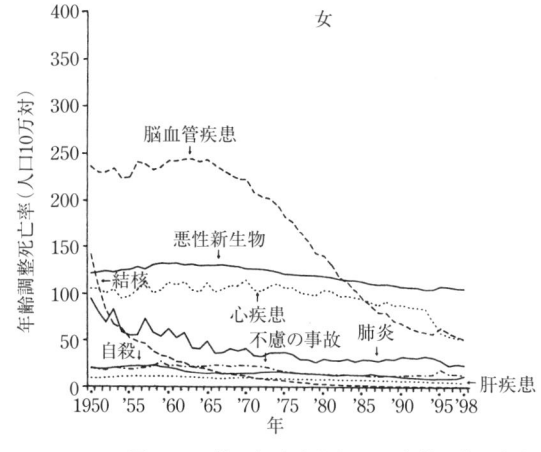

注：年齢調整死亡率の基準人口は，「昭和62年モデル人口」．平成6年までの死亡率は旧分類によるもの．
資料：厚生省「人口動態統計」．

図Ⅰ.67 性・主要死因別にみた年齢調整死亡率（人口10万対）の年次推移
（厚生統計協会，2000[22]）より引用）

いわれているものであり，これらの疾患の発生には，その人のライフスタイル，とりわけ食生活が大きく結びついていることが明らかになってきた．食品の機能性と特定保健用食品の制度化は，このような背景を踏まえ，「食」の面から疾病を予防し，膨大な医療費の抑制と国民の健康維持を担うものである．

わが国では，食品の機能性を一つに限定せず，幅広くとらえているのに対し，アメリカでは，「がん予防」にターゲットを絞った「デザイナーフーズ計画」が行われた．このプログラムは，疫学を基礎とした研究をもとに，がん予防に食品因子がどのような機能を果たすのかを科学的に解明しようというものであり，がん予防に可能性のある食品として重要度を指標にピラミッド型に並べられたものが示されている（図 I.68）．

こうした中，わが国では，食品に対するニーズが複雑化かつ多様化していることから，新たに保健機能食品制度がスタートしている（2 章参照）．

b. 食品因子の三次機能と特定保健用食品

これまでに多くの食品因子の三次機能が明らかにされており，これらの食品因子を含むものは，実際に特定保健用食品として表示許可されているものも多い．ここでは，実際に特定保健用食品としてその効能，用途が確認されたものを中心に述べる．

これまでに40種近くの食品にがん予防の可能性を示す結果が得られた．ピラミッド最上段の8種類の食品は今回のプログラムの最も中心である．

ピラミッド（重要性の増加の度合）:

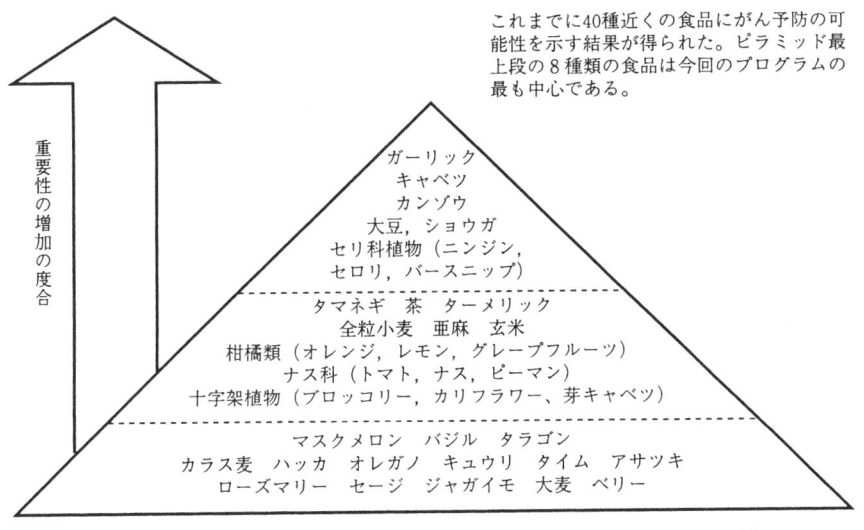

ガーリック
キャベツ
カンゾウ
大豆，ショウガ
セリ科植物（ニンジン，セロリ，パースニップ）
―――――――――――
タマネギ　茶　ターメリック
全粒小麦　亜麻　玄米
柑橘類（オレンジ，レモン，グレープフルーツ）
ナス科（トマト，ナス，ピーマン）
十字架植物（ブロッコリー，カリフラワー，芽キャベツ）
―――――――――――
マスクメロン　バジル　タラゴン
カラス麦　ハッカ　オレガノ　キュウリ　タイム　アサツキ
ローズマリー　セージ　ジャガイモ　大麦　ベリー

図 I.68　がん予防の可能性のある食品のピラミッド（大澤，1997[30]）より引用）

1) オリゴ糖

オリゴ糖は，一般に同種あるいは異種の単糖が2～10個ほど縮合重合したものであり，原料別に分類すると，でん粉を原料とするもの，砂糖を原料とするもの，乳糖を原料とするものおよびその他の素材に分けられる（表I.55）．これまでに報告されているオリゴ糖の主な機能としては，① 抗う蝕性，② ビフィズス菌増殖活性，③ 整腸，便性改善作用，④ 低カロリー化，血糖上昇抑制作用，⑤ 血清脂質改善作用，⑥ カルシウム吸収促進作用など多岐にわたっている．

表I.55 主なオリゴ糖（中久喜，1998[31]）を引用）

でん粉関連	マルトオリゴ糖	；G2～G7（マルトース～マルトヘキサオース）
	イソマルトオリゴ糖（分岐オリゴ糖）	；イソマルトース，パノース，イソマルトトリオース
	サイクロデキストリン（CD）	；α-CD，β-CD，γ-CD，HP-βCD，分岐CD
	その他	；マルチトール，ゲンチオオリゴ糖，ニゲロオリゴ糖，トレハロース
砂糖関連	マルトオリゴシルスクロース，フルクトオリゴ糖，パラチノース（イソマルチュロース），ラクトスクロース，キシロシルフルクトシド，ラフィノース，スタキオース	
乳糖関連	ガラクトオリゴ糖，ラクトスクロース，ラクチュロース，ラクチトール	
その他	キシロオリゴ糖，アガロオリゴ糖，キチン・キトサンオリゴ糖，マンノオリゴ糖，アルギン酸オリゴ糖，シアル酸オリゴ糖，サイクロフルクタン，サイクロデキストラン	

表I.56 主な糖アルコール（中久喜，1998[31]）より引用）

区分	原料	糖アルコール	摘要（含有食品）
単糖類	ぶどう糖	エリスリトール	きのこ，発酵食品，果実
	キシロース	キシリトール	イチゴ，野菜類
	アラビノース	アラビトール	きのこ類，地衣類
	ガラクトース	ガラクチトール	紅藻類
	ぶどう糖	ソルビトール	ブドウ，バラ科植物
	フルクトース	ソルビトール	
		マンニトール	きのこ類，海草類
	マンノース	マンニトール	
二糖類	マルトース	マルチトール	食品扱い
	ラクトース	ラクチトール	食品扱い
	パラチノース	パラチニット	食品扱い
三糖類	マルトトリオース	マルトトリイトール	食品扱い
	イソマルトトリオース	イソマルトトリイトール	食品扱い
四糖類以上	オリゴ糖シロップ，還元オリゴ糖シロップ		食品扱い
	水あめ	還元水あめ	食品扱い

2) 糖アルコール

糖アルコールは，糖類のカルボニル基を接触水素化による還元処理を行って得られる多価アルコールの総称である（表I.56）．物理化学的に安定であり，通常の糖と比較して低カロリーであることから注目されている．その機能は，非う蝕

表I.57 食物繊維の分類と主な構成成分（並木ら編, 1992[32]）を引用）

形態	起源	食物繊維成分	主な構成単位
動・植物組織中の食物繊維	植物組織	セルロース	D-グルコース
		ヘミセルロース	L-アラビノース，D-キシロース
			D-グルコース，D-ガラクトース，D-マンノース
			D-グルクロン酸
			L-ラムノース
		ペクチン類	D-ガラクツロン酸，L-ラムノース，D-ガラクトース，D-キシロース
		リグニン	フェニルプロパン（非糖類）
	動物組織	キチン	N-アセチル-D-グルコサミン
		ヒアルロン酸	D-グルクロン酸，N-アセチル-D-グルコサミン
		コンドロイチン硫酸など	D-グルクロン酸，N-アセチル-D-ガラクトサミン
単離食物繊維およびその誘導体	果実類	ペクチン	D-ガラクツロン酸，L-ラムノース，D-ガラクトース，D-キシロース
	いも類	コンニャクマンナン	D-グルコース：D-マンノース（4:6）
	海藻類	寒天	D-ガラクトース，D-ガラクツロン酸，L-アラビノース，3,6-アンヒドロ-L-ガラクトース
		アルギン酸	L-グルロン酸：D-マンヌロン酸（7:13）
		カラギーナン	D-ガラクトース：3,6-アンヒドロ-D-ガラクトース：硫酸基（6:5:7）
	種子類	グァーガム	D-ガラクトース：D-マンノース（3:6）
		ローカストビーンガム	D-ガラクトース：D-マンノース（2:8）
		タマリンドガム	D-ガラクトース：D-グルコース：D-キシロース（17:50:33）
	樹液	アラビアガム	L-アラビノース，D-ガラクトース，D-グルクロン酸，L-ラムノース
		カラヤガム	D-ガラクトース，D-ガラクツロン酸，D-グルクロン酸，L-ラムノース
		トラガントガム	D-ガラクトース，D-ガラクツロン酸，D-キシラン
	細菌類	キサンタンガム	D-グルコース，D-グルクロン酸，D-マンノース
	多糖類誘導体	カルボキシメチルセルロース（CMC）	D-カルボキシメチルグルコース
		ポリデキストロース	D-グルコース
	木材	セルロース	D-グルコース

あるいは低う蝕性であり、さらにカルシウムの吸収促進作用や血糖値上昇抑制効果が明らかにされている．

3) 食物繊維

食物繊維は、水溶性食物繊維と不溶性食物繊維に分けられるが、さらにその起源から植物由来、動物由来、微生物由来および化学修飾多糖類に分類できる（表I.57）．食物繊維の機能は、保水性、イオン交換能、吸着能、ゲル形成能などの高分子化合物としての性質に基づいている．食物繊維は各消化管で食物の腸内通過時間の短縮など種々の特性を示し、結果として多彩な生理機能を発現する（図I.69）．食物繊維の主な機能としては、①整腸作用，排便促進作用，②肥満防止，③血清コレステロール上昇抑制，④血糖値上昇抑制，⑤大腸がんの発生抑制，⑥有害物質の吸着，除去などが知られている．

4) ペプチド・たんぱく質

ペプチド、たんぱく質についても、すでに多くの食品因子が実際に特定保健用食品として利用されている．血圧降下ペプチド（アンジオテンシン変換酵素阻害ペプチド）は、生体内の血圧調節における昇圧系であるレニン-アンジオテンシン系のアンジオテンシン変換酵素を阻害することにより降圧効果を示すものである．このようなペプチドは、カゼインやラクトフェリンのほか、かつお節からも得られている．大豆たんぱく質は、血中コレステロール低下作用があることが知

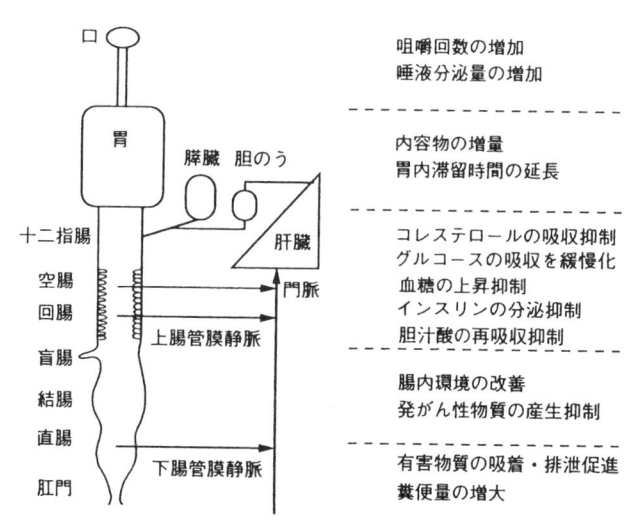

図 I.69 消化管における食物繊維の作用部位と作用（栄養機能化学研究会編，1996[39]）より引用）

られている．これは，コレステロールや胆汁酸の吸収阻害によるものと考えられている．カゼインホスホペプチドは，小腸内でカルシウムと弱い結合体を形成しカルシウムの吸収を増大させる．グロビンたんぱく質の分解物（オリゴペプチド）は，消化管からの脂肪吸収を抑制し，血中トリアシルグリセロール濃度の上昇を抑制することが知られている．

5) 脂　質

食事中の油脂は，余分なものは中性脂肪として脂肪組織に蓄積されるが，ジアシルグリセロールは中性脂肪になりにくく，体脂肪蓄積が抑制されることが明らかにされ，特定保健用食品として表示許可されている．ジアシルグリセロール分子は，グリセロール骨格に二つの脂肪酸がエステル結合した，1,2-および1,3-ジアシルグリセロールの二つの異性体が存在する（図I.70）．1,3-ジアシルグリセロールは，小腸上皮細胞内のトリアシルグリセロール合成酵素群の基質になりにくいため，中性脂肪への代謝が抑制されていると考えられる．

脂質でさらに問題となるのは，脂肪酸の種類である．n-6系列のリノール酸は，必須脂肪酸として重要であり，血中コレステロール低下効果が報告され，リノール酸を多く含む植物油が大量に消費されることになった．その結果，リノール酸の過剰摂取により組織アラキドン酸量が増加し，アレルギー症状を増悪させるイコサノイドを増加させることが明らかになってきた．現在では，α-リノレン酸を含むn-3系列と，n-6系列の脂肪酸の摂取のバランスが重要視されている．n-3系列の多価不飽和脂肪酸は，植物由来のα-リノレン酸のほか，魚油に含まれるイコサペンタエン酸，ドコサヘキサエン酸が知られている．これらは，産生されるイコサノイドの性質から血小板凝集の抑制や抗炎症作用，さらに発がんの抑制，記憶学習能の維持・向上効果などが明らかにされており，これらの脂肪酸を豊富に含む食品が開発されている．

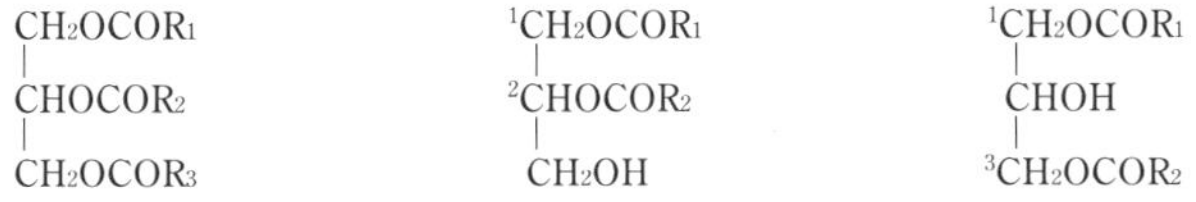

CH_2OCOR_1　　　　　$^1CH_2OCOR_1$　　　　　$^1CH_2OCOR_1$
$CHOCOR_2$　　　　　$^2CHOCOR_2$　　　　　$CHOH$
CH_2OCOR_3　　　　　CH_2OH　　　　　　$^3CH_2OCOR_2$

トリアシルグリセロール　　1,2-ジアシルグリセロール　　1,3-ジアシルグリセロール
　　　　　　　　　　　　　　　　　　　　　　　　　　（R_1，R_2，R_3：脂肪族鎖）

図I.70　トリアシルグリセロールおよびジアシルグリセロール

c. 食物アレルギーとアレルゲン低減化食品

　免疫反応に起因する身体の異常をアレルギーとよび，特に食物の摂取によって起こるものを食物アレルギーとよんでいる．食物アレルギーが起こるしくみは単純ではなく，不明な点も多い．しかしながら，ある食品に対して特異的な免疫グロブリンE（IgE）抗体がつくられ，肥満細胞の表面に結合する．このような状態のとき，IgE抗体をつくる原因となった食品が再度摂取されると，肥満細胞の表面でIgE抗体と食品成分が結合し，その刺激から，ヒスタミンなどさまざまなケミカルメディエーターが放出され，種々のアレルギー症状をひき起こす．4.4節でも述べられているように，多価不飽和脂肪酸の種類により肥満細胞から放出されるケミカルメディエーターの量と種類は変化する．すなわち，n-3系多価不飽和脂肪酸の摂取は，ケミカルメディエーターの生成量や作用を弱めることが知られている．

　食物アレルギーの原因食品としては，牛乳と卵が知られているが，近年は，米や大豆，小麦などの植物性食品に対してアレルギーを示す患者が増加している．食物アレルギーの治療は，その原因となっている食品の摂取を避けることが理想である．しかし，日常の食事から卵，牛乳，米，大豆，小麦などを除くことは困難である．現在は，主要アレルゲンであるたんぱく質をプロテアーゼにより分解したアレルギー低減化食品がミルクや米で実用化されている．また，米については，遺伝子組換えにより主要アレルゲンたんぱく質を少なくした低アレルゲン米の作成が可能になっている．さらに種々の食品因子について抗アレルギー作用に関する研究が盛んに行われている．

d. 活性酸素，フリーラジカルと抗酸化物質

1) 活性酸素，フリーラジカルと疾患

　われわれはエネルギーをつくり出すために酸素を燃焼するが，その際に副産物として「フリーラジカル」が生成する．フリーラジカルは，白血球による微生物の破壊，一酸化窒素の神経伝達や血流調節のほか，シグナル伝達など種々の細胞機能調節にかかわっていることが明らかにされている．一方で，生体内における過剰な生成が種々の疾病に大きくかかわっていることがわかってきた．

　フリーラジカルは，遊離基ともよばれ，奇数個の電子をもつ分子や電子を収容できる一つの軌道に電子が1個しか存在しない（これらの電子を不対電子とよぶ），原子や分子のことである．また，酸素あるいは酸素化合物の中でより反応

8. 食品の機能性

表 I.58 生体障害に関連した主なフリーラジカル, 活性酸素

[ラジカル]		[非ラジカル]	
HO·	ヒドロキシラジカル	$^1O_2$	一重項酸素
$HO_2·$	ヒドロキシルオキシルラジカル	H_2O_2	過酸化水素
$LO_2·$	ペルオキシルラジカル	LOOH	脂質ヒドロペルオキシド
LO·	アルコキシルラジカル	HOCl	次亜塩素酸
$NO_2·$	二酸化窒素	O_3	オゾン
NO	一酸化窒素		
O_2^-	スーパーオキシド		

性の高いものを活性酸素とよんでいる。活性酸素の中にはフリーラジカルとフリーラジカルでないものがある（表 I.58）。酸素の燃焼によるエネルギーの獲得においては，活性酸素，フリーラジカルの生成は避けられないが，生体内では，これらを消去する機構として，スーパーオキシドジスムターゼ，カタラーゼ，グルタチオンペルオキシダーゼなどの酵素や，内因性の抗酸化物質であるビタミン C やビタミン E，グルタチオン，尿酸，ビリルビンなどが働いている。しかし，種々の要因により活性酸素，フリーラジカルの生成と消去のバランスが崩れると，いわゆる酸化ストレス負荷の状態となり，これらは，生体の重要な構成成分である，たんぱく質や酵素，脂質，核酸などを無差別に攻撃する。その結果，種々の疾病の発症，増悪の原因となる。活性酸素やフリーラジカルの関与する疾患は多岐にわたっており，がんや動脈硬化，糖尿病などの生活習慣病においても重要な組織障害因子となっている。近年，このような活性酸素やフリーラジカルによる障害を防ぎ，種々の疾患を予防する因子として，抗酸化物質が注目されている。

2) 抗酸化物質

近年，活性酸素やフリーラジカルによる障害防御の観点から，多くの食品より抗酸化物質の存在が明らかにされている。その多くは植物由来であり，油糧種子をはじめ，穀類やハーブなど多種多様な植物素材より抗酸化物質が単離されている（表 I.59）。抗酸化物質の中で大部分を占めるのがポリフェノールであり，中でも，ベンゼン環 2 個を炭素原子 3 個がつなぐ構造をもつフラボノイドに多くの注目が集まっている（図 I.71）。フラボノイドは緑茶や紅茶，赤ワイン，野菜類，果実類などの食品素材に含まれる。これらに含まれるフラボノイドはその構造により強弱はあるものの，抗酸化性を示すことがわかってきた。たとえば，アテローム性動脈硬化症の発症に血漿リポたんぱく質の酸化がかかわることが知られているが，赤ワイン中のポリフェノールを摂取していることにより，血中の低密度

表 I.59　食品素材中に存在する主な抗酸化物質群

[トコフェロール類]	[核酸塩基関連物質]
フラボノイド（フラバノン，フラボン，アントシアニジン，	アミノ酸，ペプチド
フラバノール，フラボノール，カルコン）	リン脂質関連物質
没食子酸類縁体	アスコルビン酸
桂皮酸類縁体	含硫化合物
エラグ酸類縁体	カロテノイド
NDGA（ノルジヒドログアヤレチック酸）	メラノイジン
タンニン類縁体	キノン，ヒドロキノン類
リグナン類縁体	有機酸類（クエン酸など）
フェノール性テルペノイド	
β-ジケトン類	

　リポたんぱく質の酸化が抑制されることで，動脈硬化の予防につながる可能性が明らかにされている．また，フラボノイドの生体内における抗酸化性の発現に関係して，吸収と代謝，生体内濃度に関する研究が盛んに行われている．現在，抗酸化物質が単に抗酸化性を示すことのみならず，多彩な生理機能を

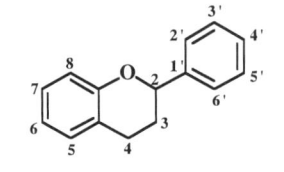

図 I.71　フラボノイドの基本構造

有することが明らかにされつつあり，疾病予防の観点からの食品素材としての有効利用が期待されている．

e.　がん予防と食品因子

　現在，日本での死亡原因のトップは「がん」である．がんの治療に関して，さまざまな方法が行われているが，その撲滅の道は険しい．がんの発症にはその人の「ライフスタイル」，中でも「食生活」が大きなウエイトを占めている（図 I.72）．米国立科学アカデミーから食品成分と発がんに関して，発生を促す要因として高カロリーや高脂肪，高食塩摂取が，逆に発生を抑制する要因として食物繊維やビタミン類（A，C，E），n-3系不飽和脂肪酸，カロテノイド，グルタチオンなどが指摘されている．実際，多くの疫学的研究からも，動物性脂肪の摂取量と乳がん，大腸がんの死亡率の相関性が明らかにされている．がん撲滅は，その治療もさることながら，がんにならないための予防（一次予防）がきわめて重要である．こういった背景の中で，アメリカでは，植物性食品因子によるがん予防を目指して「デザイナーフーズ」計画が行われた（a項参照）．これはがん予防に食品因子がどのような機能を果たすのかを科学的に解明しようというもので

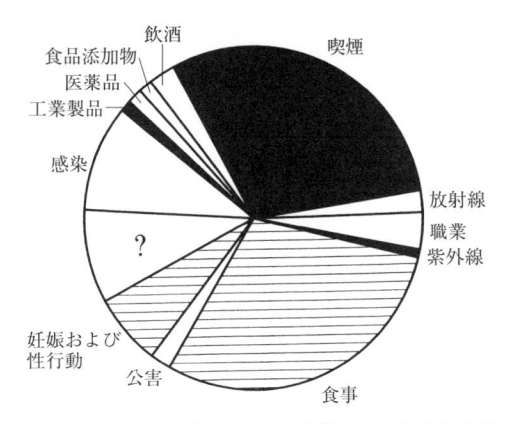

図 I.72 ヒトのがん発生の要因（大澤，1997[30]）より引用）

ある．がん予防機能が期待される植物性食品中の成分の多くは，これまで「非栄養素」とよばれ，その生理機能，生体内における吸収・代謝などについては，明らかにされていないものが多い．現在，これらのがん予防効果に関する研究が国内外で盛んに行われている．たとえば，タマネギやにんにくなどに含まれる揮発性の含硫化合物は，皮膚がん，大腸がんなどの抑制効果が知られている．また，アブラナ科植物の含硫化合物であるイソチオシアネートの効果についても報告されている．ブロッコリー中の含硫化合物であるスルホラファンは，発がん物質の解毒酵素を誘導することにより発がん抑制効果を示すことが明らかにされている．またかんきつ類のリモネンについても発がん抑制効果が報告されている．さらにカロテノイドについても同様な研究が行われているが，一方で，抗酸化物質として知られている β-カロテンについては，ヒトへの介入試験において，逆にがんの発生を促す研究結果が得られたこともあり，食品因子のがん予防効果の評価方法は今後の重要な課題である．加えて最終的に食品因子の組み合わせ方，摂取方法，予防効果の評価方法などの確立が，がん予防達成の重要な課題であると考えられる．

1. 植物性食品

【第Ⅱ編 食品学各論】

1.1 穀 類

　穀類とは，イネ科植物のうち種子を食用にするもの（禾穀類）のことである．したがって米，麦（小麦，大麦，ライ麦，エン麦），トウモロコシ，ハトムギ，アワ，キビ，ヒエ，モロコシなどが穀類である．ソバはタデ科，アマランサスはヒユ科であるが，いずれも成分組成がイネ科作物と類似しているので穀類に分類される（表Ⅱ.1）．なお，米，小麦，大麦以外の穀類すなわちライ麦，エン麦，トウモロコシ，ハトムギ，アワ，キビ，ヒエ，モロコシ，ソバ，アマランサスなどは雑穀と総称される．

　穀類はでん粉に富むので有用なエネルギー供給源であるほか，主食として多量に利用されるのでたんぱく質源にもなっている．よって穀類は，欠くことのできない食料資源である．古より，禾穀類である米，麦，アワ，キビ（またはヒエ）と菽穀類である豆を五穀として重要視してきたゆえんがここにある．

　現在世界で栽培されている主な穀類は，生産量の多い順に小麦，米，トウモロコシである．これらは世界の三大穀類とよばれ，全穀物生産量の80％以上を占めている．世界の耕作地の3割以上が小麦栽培，2割以上が米栽培に当てられている．これらの穀類が世界各地で栽培され，かつ，人々の食糧や家畜の飼料として広く利用されているのは，① 環境に順応しやすく栽培が容易であり，② 生産量が安定しており単位面積当たりの収量が高く，③ 水分含量が少ないので貯蔵性がよくて輸送しやすく，④ でん粉含量が高いほかたんぱく質もかなり含み，⑤ 味が淡泊なので主食として多量に摂取しやすいからである．

　わが国における穀類の自給率は毎年低下してきており，1998年時点で穀物（食料＋飼料用）自給率は27％，主食用穀物自給率は59％である．なお米の自給率は95％と高く，ほかの穀類は大半を輸入している．近年の地球レベルでの人口増加や温暖化をはじめとする地球環境の悪化などを考慮すると，穀類の多くを海外から輸入する体制をいつまでも続けることは困難であろう．欧米先進国が穀物自給率を高めてきているように，わが国でも効果的な具体策を打ち出す必要

に迫られている．

a. 栄養的特徴

穀類の成分を玄穀で示すと，炭水化物 60 〜 70%（大部分がでん粉），たんぱく質 10%前後，脂質 3 〜 5%，灰分 1 〜 4%，食物繊維 3 〜 10%である．ビタミンについては，水溶性のビタミン B_1，B_2，B_6，ナイアシン，葉酸，パントテン酸ならびに脂溶性のビタミン E が存在する．

穀類は，通常，玄穀を精白したり製粉したりして食される．精白や製粉をすれば皮（果皮・種皮）や胚（胚芽）が除かれる．皮や胚にはたんぱく質，脂質，無機質，食物繊維，ビタミン類が多いので，精白および製粉過程で該当成分が顕著に除去されてしまう（表II.1）．

b. 種　　類

(1) 米

米はイネの種実であり，イネはイネ科の一年生草本である．イネの原産地は東南アジアあるいは中国南部あたりといわれる．イネは元来，熱帯性植物であるが，栽培技術が進んだり品種改良がなされたりした結果，世界各地で栽培されるようになった．主な生産国は中国，インド，インドネシアなどであり，全体のおよそ 90%がアジアで生産されている．

種類と品種　　栽培イネは日本型（ジャポニカ）(*Oryza Sativa* var. *japonica*)とインド型（インディカ）(*Oryza Sativa* var. *indica*) に大別できる．ジャポニカは温帯地域（日本，中国の一部，朝鮮半島，アメリカのカリフォルニア，オーストラリアなど），インディカは熱帯地域（東南アジア，南アジア，中国南部などで）栽培される．わが国の米は，短粒で丸みを帯びた，炊飯すると粘性に富むタイプのジャポニカである．一方，タイ米は，長粒で砕けやすく，炊飯しても粘性に乏しいタイプのインディカである．わが国の米は粘りがありタイ米がぱさぱさしているのは，アミロース含量が前者で低く後者で高いからである．

水田で栽培されるイネが水稲であり，畑で栽培されるイネが陸稲（おかぼ）である．陸稲は収量，食味とも水稲に劣る．わが国で栽培されるイネは，ほとんどが水稲である．

米を炊飯すると，でん粉が糊化して粘性をもつようになる．米は粘性度合の違いによって，もち米とうるち米に分けられる．わが国で常食される米はうるち米

表 II.1 主な穀類の成分組成（可食部100g当たり）（五訂日本食品標準成分表、2000[1]より抜粋）

穀類		水分	たんぱく質	脂質	炭水化物	灰分	無機質 (mg)								ビタミン						食物繊維 (g)		
							Na	K	Ca	Mg	P	Fe	Zn	Cu	E (mg)	B_1 (mg)	B_2 (mg)	ナイアシン (mg)	B_6 (mg)	葉酸 (μg)	パントテン酸 (mg)	総量	水溶性	不溶性
米	玄米	15.5	6.8	2.7	73.8	1.2	1	230	9	110	290	2.1	1.8	0.27	1.3	0.41	0.04	6.3	0.45	27	1.36	3.0	0.7	2.3
	精白米	15.5	6.1	0.9	77.1	0.4	1	88	5	23	94	0.8	1.4	0.22	0.2	0.08	0.02	1.2	0.12	12	0.66	0.5	Tr	0.5
小麦粉	小麦国産	12.5	10.6	3.1	72.2	1.6	2	470	26	80	350	3.2	2.6	0.35	1.4	0.41	0.09	6.3	0.35	38	1.03	10.8	0.7	10.1
	薄力粉1等	14.0	8.0	1.7	75.9	0.4	2	120	23	12	70	0.6	0.3	0.09	0.3	0.13	0.04	0.7	0.03	9	0.53	2.5	1.2	1.3
	中力粉1等	14.0	9.0	1.8	74.8	0.4	2	100	20	18	74	0.6	0.5	0.11	0.3	0.12	0.04	0.7	0.05	8	0.47	2.8	1.2	1.6
	強力粉1等	14.5	11.7	1.8	71.6	0.4	2	80	20	23	75	1.0	0.8	0.15	0.3	0.10	0.05	0.9	0.07	15	0.77	2.7	1.2	1.5
大麦	玄穀*	14.0	10.0	2.8	66.9	2.4	3	480	40		320	4.5				0.50	0.09	6.0						
	押麦	14.0	6.2	1.3	77.8	0.7	2	170	17	25	110	1.0	1.2	0.4	0.1	0.06	0.04	1.6	0.14	9	0.46	9.6	6.0	3.6
トウモロコシ	玄穀	14.5	8.6	5.0	70.6	1.3	3	290	5	75	270	1.9	1.7	0.18	1.5	0.30	0.1	2.0	0.39	28	0.57	9.0	0.6	8.4
ソバ	全層粉	13.5	12.0	3.1	69.6	1.8	2	410	17	190	400	2.8	2.4	0.54	0.9	0.46	0.11	4.5	0.30	51	1.56	4.3	0.8	3.5
ライ麦	全粒粉	12.5	12.7	2.7	70.7	1.4	1	400	31	100	290	3.5	3.5	0.44	1.1	0.47	0.2	1.7	0.22	65	0.87	13.3	3.2	10.1
	ライ麦粉	13.5	8.5	1.6	75.8	0.6	1	140	25	30	140	1.5	0.7	0.11	0.8	0.15	0.07	0.9	0.10	34	0.63	12.9	4.7	8.2
エン麦	オートミール	10.0	13.7	5.7	69.1	1.5	3	260	47	100	370	3.9	2.1	0.28	0.7	0.20	0.08	1.1	0.11	30	1.29	9.4	3.2	6.2
ハトムギ	精白粉	13.0	13.3	1.3	72.2	0.2	1	85	6	12	20	0.4	0.4	0.11	0	0.02	0.05	0.5	0.07	16	0.16	0.6	0.0	0.6
アワ	玄穀*	13.0	9.9	3.7	63.5	2.9	4	500	21		240	5.0				0.40	0.1	4.5						
	精白粉	12.5	10.5	2.7	73.1	1.2	1	280	14	110	280	4.8	2.7	0.45	0.8	0.20	0.07	1.7	0.18	29	1.84	3.4	0.4	3.0
キビ	玄穀*	13.5	12.7	3.8	57.1	3.8	2	1,200	20		270	3.5				0.40	0.1	4.0						
	精白粉	14.0	10.6	1.7	73.1	0.6	2	170	9	84	160	2.1	2.7	0.38	0.1	0.15	0.05	2.0	0.20	13	0.94	1.7	0.1	1.6
ヒエ	精白粉	13.1	9.7	3.7	72.4	1.1	3	240	7	95	280	1.6	2.7	0.3	0.3	0.05	0.03	2.0	0.17	14	1.5	4.3	0.4	3.9
モロコシ	玄穀	12.0	10.3	4.7	71.1	1.9	2	590	16	160	430	3.3	2.7	0.44	0.7	0.35	0.1	6.0	0.31	54	1.42	9.7	0.7	9.0
	精白粉	12.5	9.5	2.6	74.1	1.3	2	410	14	110	290	2.4	1.3	0.21	0.3	0.10	0.03	3.0	0.24	29	0.66	4.4	0.4	4.0
アマランサス	玄穀	13.5	12.7	6.0	64.9	2.9	1	600	160	270	540	9.4	5.8	0.92	2.3	0.04	0.14	1.0	0.58	130	1.69	7.4	1.1	6.3

*四訂日本食品標準成分表による。

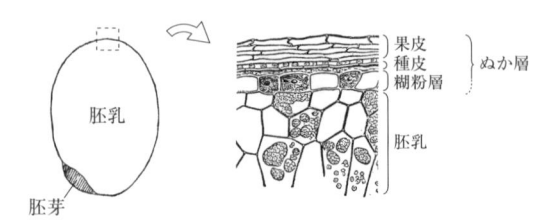

図Ⅱ.1　玄米の内部構造とぬか層

である．

　わが国で栽培されている米の品種は500種類をこえる．比較的栽培面積の広い米に限定しても100種類近くになる．その中でコシヒカリ，あきたこまち，はえぬき，ひとめぼれなどは特Ａにランクされ食味が素晴らしい（日本穀物検定協会による平成12年産米食味ランキング結果より）．

　米粒の構造　　稲穂を構成している米粒をもみ米という．もみ米からもみ殻を除去すると玄米が得られる．玄米からぬかを取り除けば白米（精白米）になる．玄米からぬかを除く操作は搗精（精米）とよばれる．

　玄米と搗精後の米との重量比を搗精歩留り（歩留り）という．精白米の歩留りは90～92％である．一方，七分つき米の歩留りは93～94％，半つき（五分つき）は95～96％である．玄米は搗精していないので，歩留りは100％である．

　果皮，種皮，糊粉層の一部を合わせたものがぬか層である（図Ⅱ.1）．ぬか層を粉砕したものがぬかである．ぬかには搗精の程度により，胚芽や胚乳の一部が含まれることもある．たんぱく質，脂質，繊維，灰分（無機質），ビタミン類はぬかに多く含まれる．これらの成分含量は精白米よりも玄米で高い（表Ⅱ.1参照）．一方，玄米を炊飯しても果皮や種皮は柔らかくならないので，玄米の消化性は精白米に比べてかなり劣る．したがって，玄米の栄養価が精白米より高いとは必ずしもいえない．

　ぬかの成分を有効利用するための手立てとして，胚芽米の活用がある．胚芽米は，胚芽をできるだけ除去しないような方法で搗精された精白米である．歩留りが91～93％なので精白米に劣らず消化されやすく，その上，精白米と比べてビタミンB_1は3～4倍，ビタミンEは5倍，脂質や無機質は2倍含まれる．

　成　分

　① 水　分：　米には水分が15％前後含まれる．かつて，水分含量の高い米は組織が軟らかいので軟質米，水分含量の低い米は組織が硬めゆえに硬質米とされ，

表II.2 主な穀類のたんぱく質含量(可食部100g当たりのg数)と組成割合(%)
(加藤, 1996[2])を一部改変)

穀類	含量	アルブミン	グロブリン	グルテリン	プロラミン
米	7[a]	微量	2〜8	85〜90	1〜5
小麦	11[a]	3〜5	6〜10	30〜40	40〜50
大麦	10[a]	3〜4	10〜20	35〜45	35〜45
トウモロコシ	9[a]	微量	5〜6	30〜45	50〜55
ソバ	12[b]	4〜5	40〜50	30〜40	4
エン麦	14[c]	1	80	5	10〜15
ライ麦	13[d]	5〜10	5〜10	30〜50	30〜50

[a] 玄穀当たり, [b] 全層粉当たり, [c] オートミール当たり, [d] 全粒粉当たり.

前者は東北, 北陸, 山陰産の米, 後者はその他の地方産の米と区別していた. しかし, こうした見方は実状に合っていないので, 今では, 商品流通の過程で便宜的に, 東北, 北陸, 山陰産の米を軟質米, その他の地方産の米を硬質米としている.

②たんぱく質： 玄米にはたんぱく質が7%程度存在する. 精白米でやや少なく6%程度である. 主要たんぱく質はオリゼニンというグルテリンであり, 全たんぱく質の90%近くがこのたんぱく質で占められる (表II.2).

米の制限アミノ酸は穀類に共通するリジンであるが, アミノ酸スコアは65であり, 米のたんぱく質は比較的良質といえる. リジンの充足率は三大穀類の中で最も高い (表II.3).

③脂質： 玄米には脂質が3%程度含まれる. 搗精により減少し, 精白米では1%程度になる. ぬか層や胚芽には20%もの脂質が存在するので, ぬかは油脂原料になる. 脂質の大部分 (70%以上) はトリグリセリドである.

米油を構成する脂肪酸は, 不飽和脂肪酸であるオレイン酸 (全脂肪酸の42%) とリノール酸 (37%), 飽和脂肪酸であるパルミチン酸 (17%) が主であり, α-リノレン酸は少ない (1%程度). 米油に含まれるビタミンE (α-トコフェロール) や γ-オリザノールには抗酸化性があり, ステロール類には血中コレステロール低下作用がある.

米を貯蔵すると古米臭が生じるが, その原因は, 脂肪酸が自動酸化を受けてペンタナールやヘキサナールなどのアルデヒド類が生じることによる.

④炭水化物： 米の主成分であり, 玄米, 精白米ともに70%をこえて含まれる. 炭水化物のほとんどがでん粉である. うるち米のでん粉はアミロース20%とアミロペクチン80%で構成されるのに対し, もち米のでん粉はアミロペクチン100%である. したがって炊飯したもち米は, うるち米に比べて粘性が高い.

表Ⅱ.3 主な穀類の制限アミノ酸（アミノ酸スコア）

穀　類	制限アミノ酸（アミノ酸スコア）
精白米	リジン　（65）
小麦・強力粉	リジン　（38）
小麦・中力粉	リジン　（41）
小麦・薄力粉	リジン　（44）
大麦・押し麦	リジン　（62）
トウモロコシ・コーングリッツ	リジン　（32）
コーンフレーク	リジン　（16）
ソバ・全層粉	イソロイシン（92）
ソバ・生干しソバ・乾	リジン　（65）
ライ麦・玄穀	リジン　（68）
エン麦・オートミール	リジン　（76）
アワ	リジン　（35）

1973年 FAO/WHO パタン[5] による．

表Ⅱ.4 玄米と精白米に含まれる無機質ならびにビタミンの相対量

	無機質（mg）							ビタミン（mg，葉酸のみ μg）					
	マグネシウム	リン	亜鉛	鉄	銅	カリウム	カルシウム	B_1	ナイアシン	B_6	パントテン酸	葉酸	B_2	E
栄養所要量[a]	250	700	9	12	1.6	2,000	600	0.8	13	1.2	5	200	1	8
玄米[b] 相対量（%）[c]	110 44	290 41	1.8 20	2.1 18	0.27 17	230 12	9 2	0.41 51	6.3 48	0.45 38	1.36 27	27 14	0.04 4	1.3 16
精白米[b] 相対量（%）[c]	23 9	94 13	1.4 16	0.8 7	0.22 14	88 4	5 1	0.08 10	1.2 9	0.12 10	0.66 13	12 6	0.02 2	0.2 3

[a] 18～29歳の女性で，生活強度が「適度」の場合1人1日当たりの量[3]，[b] 可食部100g当たりの成分量[1]，[c] 栄養所要量（a）に対する食品中の成分量（b）の割合すなわち［(b/a)×100］．

　食物繊維は精白米（0.5%）よりも玄米（3%）に多く含まれ，主成分はセルロースとヘミセルロースである．

　⑤ その他：　ビタミンはビタミン B_1, B_6, ナイアシン，パントテン酸，葉酸などのB群ならびにビタミンEが存在する．主な無機質はマグネシウム，リン，亜鉛，鉄，銅，カリウムである（表Ⅱ.4）．

　フィチン（フィチン酸のカルシウム，マグネシウム塩）やフィチン酸（ミオイノシトールのヘキサリン酸エステル）がぬか層に偏在する．これらの成分は植物体内でリン，カリウム，マグネシウムなどの貯蔵物質として機能している．食用に供してもこれらのミネラルは利用されにくい．

用　途　うるち米の 85％ は飯として利用される．そのほかに，発酵食品（酒，みりん，しょうゆ，みそ，食酢など）の原料に，また製粉したもの（新粉，上新粉）は，もち米の粉（白玉粉）と同様，せんべいや和菓子の材料に用いられる．

(2) 小　麦

原産地を中近東地域とし，比較的冷涼で乾燥した地域を好むイネ科の作物である．気候や風土に対して適応性が大であり，ロシア，北米，カナダ，ヨーロッパ，インドなど世界各地で栽培される．栽培面積，生産量とも，穀類の中で最大である．わが国では大部分を，アメリカ，カナダ，オーストラリアから輸入している．

種　類　小麦には，野生種（一粒系），マカロニやスパゲッティ専用のデュラム小麦（二粒系），パン小麦やクラブ小麦に代表される普通種（普通系）の 3 系統がある．現在栽培されている小麦のほとんどは普通種であり，このうちクラブ小麦は菓子用として限られた地域で栽培されている．したがって，小麦といえば一般的にはパン小麦を示す．

パン小麦について，粒が硬くガラス質でグルテン含量の高いものが硬質小麦，その反対の性状を有するものが軟質小麦，これらの中間の性状を有するものが中間質小麦である（表Ⅱ.5）．

表Ⅱ.5　小麦の分類と産地および小麦粉の種類と用途

小麦の分類	産　地：銘　柄	小麦粉の種類	たんぱく質 (%) 一等	たんぱく質 (%) 二等	ウェットグルテン* (%)	用　途
硬質小麦	カナダ：ウェスタン・レッド・スプリング アメリカ：ダーク・ノーザン・スプリング オーストラリア：プライムハード	強力粉	11.8程度	12.5程度	40	食パン
準硬質小麦	アメリカ：ハード・レッド・ウィンター（セミハード）	準強力粉	11.5程度	12.0程度	35	ロールパン，菓子パン，中華麺
中間質小麦	オーストラリア：スタンダード・ホワイト アメリカ：ソフト・ホワイト 日本：普通小麦	中力粉	8.0程度	9.0程度	25	フランスパン，そうめん，うどん
軟質小麦	オーストラリア：ソフト アメリカ：ウェスタン・ホワイト	薄力粉	7.0程度	8.5程度	20	カステラ，ケーキ，天ぷら
デュラム小麦	アメリカ：ハード・アンバー・デュラム カナダ：アンバー・デュラム	デュラム粉	11.5程度	12.5程度	35	マカロニ，スパゲッティ

*ウェットグルテン（湿麩量）：粉に 60% の水を加えて生地をつくり，でん粉を十分洗い流した残量．

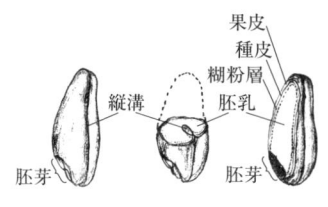

図II.2 小麦の構造
（果皮、種皮、糊粉層、胚乳、縦溝、胚芽）

穀粒の構造 玄麦は片側がやや扁平の楕円形で，扁平部には縦に1本の深い溝がある．玄麦は果皮，種皮，糊粉層，胚芽，胚乳で構成される（図II.2）．製粉の際に除かれる屑をふすまという．ふすまの大部分は果皮，種皮，糊粉層であり，胚芽や胚乳も少量含まれる．

製粉と小麦粉 小麦粒は皮部が硬いものの胚乳部が砕けやすい．したがって製粉は，玄麦を粉砕せずに圧砕したあと篩いにかけてふすまを取り除き，胚乳部を集めることによりなされる．小麦粉の歩留りは70～80%である．

小麦粉はたんぱく質含量の高低により，強力粉，中力粉，薄力粉に分けられる．これらは，先に示した硬質小麦，中間質小麦，軟質小麦に対応する（表II.5）．

小麦粉の成分 製粉する過程でふすまが除かれる．ふすまは米におけるぬかに相当し，脂質，無機質，ビタミン，食物繊維が多く含まれる．したがって小麦粉におけるこれらの含量は，玄穀よりも低くなる（表II.1参照）．製粉の際には水分調節がなされるので，小麦粉の水分含量は14～14.5%とほぼ一定である．

① たんぱく質： 強力粉には12%，中力粉には9%，薄力粉には8%程度存在する．主要たんぱく質は，グルテリンに属するグルテニンとプロラミンに属するグリアジンであり，これらがほぼ同じ割合で分布する（表II.2参照）．

小麦粉に水を加えた後，十分こねてからでん粉を洗い流すと，スポンジ状のかたまりが残る．このかたまりをグルテン（麩素）という．グルテンは，弾力性のあるグルテニンと粘性のあるグリアジンが作用し合うことにより生じたたんぱく質であり，複雑な網目構造を有する．したがって，グルテンは伸展性と粘弾性に富む（図II.3）．

小麦粉に水を加えてこねると，独特の粘弾性や伸展性をもつ生地（ドウ）ができる．ドウの形成は，吸水により膨潤したでん粉粒が，グルテン内部の網目構造に包み込まれることによりなされる．たんぱく質を多く含む強力粉では，ほかの小麦粉の場合よりも多量のグルテンが生じる．したがって，グルテンの性質を強く反映したドウが形成される．

小麦粉のアミノ酸スコアは約40（制限アミノ酸はリジン）であり，米のたんぱく質よりも質的に劣る（表II.3参照）．また，スレオニンの含量も低い．たんぱく質にはグルタミンが多量に含まれるので，かつては，調味料であるグルタミ

グルテニン　　　　グリアジン　　　　　　　グルテン
（弾力性）　　　　（粘性）　　　　　　　　（伸展性
　　　　　　　　　　　　　　　　　　　　　粘弾性）

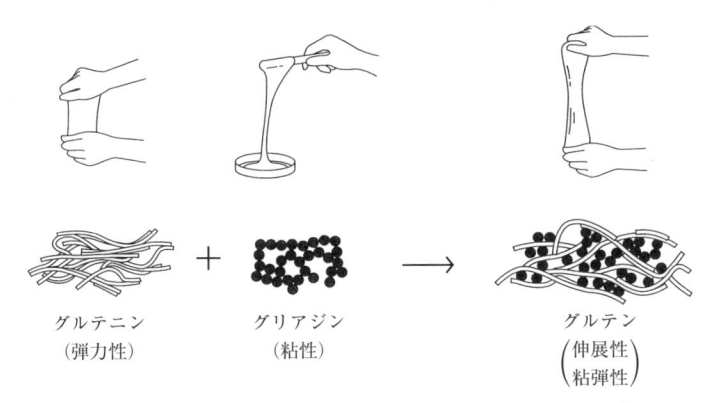

図Ⅱ.3 グルテン，グリアジンならびにグルテンの概念図（溝口・八田編，食品学各論，2000[4]）を再編）

ン酸を小麦粉のグルタミンから得ていた．

② 脂　質：　小麦粉には2%近くの脂質が含まれる．この脂質はドウの形成に重要である．すなわち，小麦粉に含まれるリポキシゲナーゼが脂質に作用して脂肪酸を過酸化物に変換し，生じた過酸化物がたんぱく質の架橋形成を促進してグルテンの形成を高める．架橋形成は，過酸化物がたんぱく質に作用して分子内および分子間でS-S結合（第Ⅰ編4.5節ｃ項参照）を起こさせたり，S-S結合の組換えをさせたりすることによりなされる．一方，製粉直後あるいは脱脂した小麦粉ではリポキシゲナーゼ反応が起こりにくく，ドウの形成がされにくい．

胚芽には脂質が多量に存在する（12%程度）ので，いわゆる小麦胚芽油の原料となる．ビタミンE（主としてα-トコフェロール）も顕著に含まれる．小麦胚芽油には，米油と同じく血中コレステロール低下作用がある．

③ 炭水化物：　小麦粉には72〜76%含まれる．そのうちの3〜4%が食物繊維であり，炭水化物の大部分が糖質である（糖質含量は70%前後）．糖質のほとんどがでん粉であり，デキストリン，スクロース，マルトース，グルコースなども少量存在する．

④ その他：　無機質やビタミンはふすまに多いので，それらの含量は玄麦に比べて小麦粉で低下する．主なビタミンはB群とE，無機質はリン，マグネシウム，銅，亜鉛，鉄，カリウム，カルシウムである．

玄麦を圧砕した小麦粉には各種酵素が存在し，加工過程に影響をもたらす．たとえばプロテアーゼ（エンドペプチダーゼ）はドウの軟硬調節に関与し，アミラーゼは製パン時に酵母に糖を供与しやすくする．

小麦粉の淡黄色はキサントフィルというカロテノイド色素によるものであり，中華麺の黄色はかん水によって発色したフラボノイドに基づく．

用途 食用にされる小麦の75％程度は小麦粉として利用され，残りはみそやしょうゆの原料とされる．パンには強い伸展性のある強力粉，うどんやそうめんには適度なコシの強さと滑らかさをもたらす中力粉，菓子や天ぷら粉には伸展性の低い薄力粉が使われる（表Ⅱ.5参照）．

生のグルテンは生麩として使われ，粉末や冷凍したグルテンは，製パンや製麺の過程で改良剤として使用されるほか，練り製品，畜産加工品，冷凍食品などの結着剤，増量剤，増粘剤などとして利用される．

(3) 大　麦

栽培歴が最も長い食用作物の一つである．大麦は，穂のつき方により六条大麦と二条大麦に分けられる．

六条大麦には，もみ殻のとれにくい皮麦ともみ殻のとれやすい裸麦がある．皮麦は耐寒性が強いので関東，北陸，東北で栽培され，裸麦は主に四国，九州で栽培される．これらの大麦は精麦して押し麦や切断麦にされたり，みそ，しょうゆ，麦茶，麦こがしなどの材料にされたりするほか，飼料としても利用される．

二条大麦は，その芽生え（麦芽）が高いアミラーゼ活性を有するので，ビールやウイスキーを醸造する際の好材料になることから，ビール麦ともよばれる．

わが国では全消費量の10％程度を栽培しているにすぎない．オーストラリア，カナダ，イギリスなどからの輸入に依存している．

押し麦には炭水化物が78％程度含まれ，そのうちの12％が食物繊維である．押し麦の食物繊維含量は約10％であり，精白米（0.5％）や小麦粉（2.5～3％）に比べてかなり高い．

たんぱく質は玄穀で10％程度である．大部分が，グルテリンに属するホルデニン（40％程度）とプロラミンに属するホルディン（40％程度）である（表Ⅱ.2参照）．しかしながら小麦の場合と違いグルテンが形成されにくいので，パンや麺の原料にはならない．制限アミノ酸はリジンでありスレオニンも少ないが，アミノ酸スコアは60以上で小麦よりも高い（表Ⅱ.3参照）．

(4) ソ　バ

タデ科に属する穀類である．山間部の冷涼な地域でよく育ち，土質を選ばず，栽培期間が短いので，以前は救荒作物として重要視された．

主成分がでん粉であることは他の穀類と変わらない．たんぱく質は全層粉（挽

きぐるみ）に 12％含まれるが，粉の違いにより，内層粉（一番粉）6％，中層粉（二番粉）10％，表層粉（三番粉）15％となる．アミノ酸スコアは全層粉で 90 をこえる（制限アミノ酸はイソロイシン）．しかしながら加工して麺にすると 60 あまりに低下する（制限アミノ酸はリジン）（表Ⅱ.3 参照）．

　たんぱく質の 50％近くがグロブリンである．グルテリンも 30～40％と多いがプロラミンが少ない（表Ⅱ.2 参照）のでグルテンが形成されない．したがって，製麺時には小麦粉，鶏卵，ヤマノイモなどをつなぎとして用いることが多い．

　無機質についてはマグネシウム含量が米や麦類に比べて高い．ビタミンではルチン（ビタミン P）の存在が特徴的である．小麦粉の場合とは異なり，製粉時に胚や糊粉層がひき込まれるので，そば粉には各種酵素が多量に混入する．その結果，そば粉はそれらの酵素で変質されやすくなるので保存には注意を要する．

(5) トウモロコシ

　三大穀類の一つであり，小麦に次いで多量に栽培・収穫される．わが国では大部分をアメリカから輸入している．他の穀類と同様，炭水化物を多量に含む．炭水化物のほとんどがでん粉である．でん粉は，もち種（ワキシーコーン）がすべてアミロペクチンであるほかは，どの種もアミロペクチン（75％）とアミロース（25％）を含む．

　たんぱく質は 9％程度である．ツエインとよばれるプロラミンが全たんぱく質の 50％をこえて存在し，グルテリンも 30～45％と多い．ツエインにはプロリンが多くてリジン（制限アミノ酸）やトリプトファンが少ない．そのためトウモロコシのアミノ酸スコアは，たとえばコーングリッツ（胚乳部を挽き割ったもの）が 32，コーンフレーク（胚乳部の挽き割りを微粉砕したもの）が 16 であるように（表Ⅱ.3）大変低い．

　トウモロコシは，種子の形状や胚乳に分布するでん粉質の違いにより 6 タイプに分けられ，それぞれの特性に応じた利用がなされる（図Ⅱ.4）．

(6) その他

　ライ麦，エン麦，アワ，キビ，ヒエ，モロコシならびにアマランサスの特性を概観する．いずれも一年生の草本である．アマランサスはヒユ科であるが，それ以外はすべてイネ科に属する．米や小麦が利用される以前は，どの国でもこれらが重要な穀類であった．最近になって，アレルギー代替穀物として利用されたり機能性を有する穀類に位置づけられたりして再認識されつつある．

　ライ麦　　耐寒性があり，主に北欧や北米で栽培される．成分の存在パターン

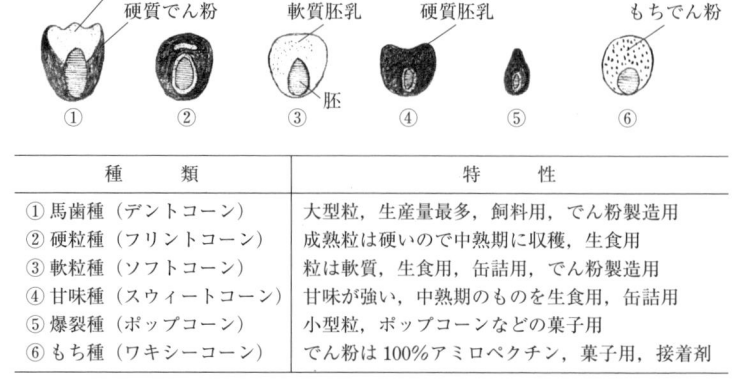

種類	特性
① 馬歯種（デントコーン）	大型粒，生産量最多，飼料用，でん粉製造用
② 硬粒種（フリントコーン）	成熟粒は硬いので中熟期に収穫，生食用
③ 軟粒種（ソフトコーン）	粒は軟質，生食用，缶詰用，でん粉製造用
④ 甘味種（スウィートコーン）	甘味が強い，中熟期のものを生食用，缶詰用
⑤ 爆裂種（ポップコーン）	小型粒，ポップコーンなどの菓子用
⑥ もち種（ワキシーコーン）	でん粉は100％アミロペクチン，菓子用，接着剤

図II.4　トウモロコシの種類と粒質

は小麦に似ている．たんぱく質はグルテリンとプロラミンに富むがグルテンを形成しないので，ライ麦粉からパンをつくる際には乳酸菌を繁殖させ，乳酸による酸性で生地の膨張力を改善する．こうしてつくられるパンは黒パンとよばれ，北欧諸国で常食される．ライ麦は，製菓やウイスキーの原料としても利用される．

エン麦　オート麦あるいはカラス麦ともいう．主に北欧や北米で栽培される．欧米では，種実を炒って挽き割りにしたグランドオーツや，精白した後，蒸して圧偏したロールドオーツをかゆ状にして食す．これらの加工品あるいはかゆはオートミールとよばれる．

ハトムギ　シコクムギともいう．インド，スリランカ，アラブなどで栽培される．無機質やビタミンの含量は，他の雑穀に比べてやや低い．製粉して飯やかゆとされるほか，種実を煎じてハトムギ茶にされる．漢方薬（利尿，健胃，滋養，強壮）としても用いられる．

アワ　温暖で乾燥した風土を好む．わが国では，米が栽培される以前から重要な食料であった．うるちアワであわおこしやあめ，もちアワであわ餅やだんごがつくられる．もちアワが食味にすぐれる．

キビ　インドが原産地であり，世界各地で栽培される．わが国では昔からアワとともに米の代用にされた．うるちキビは米と混炊して食され，もちキビはもち米と混ぜて餅にされたり，粉にしてだんごや菓子にされたりする．

ヒエ　湿地，寒冷地，やせ地などで栽培できる．もち種とうるち種がある．米と混炊して食されるが，粘性に乏しくぼそぼそした食感を呈する．

モロコシ ソルガムあるいはタカキビともいう．穀実用種，糖用種，箒用(ほうき)種がある．穀実用モロコシは中国東北部，インド，アフリカ，アジア西南部で栽培される．飯やかゆにされたり，粉にしてだんごや菓子にされたりする．

アマランサス 原産は中南米である．たんぱく質やビタミン類を豊富に含む穀類として 1970 年代にアメリカで注目され，わが国でも 10 数年前から栽培がなされている．穀実用，野菜用，観賞用など多くの種類がある．穀実用アマランサスには多量のカルシウム（130 mg%，玄米の 32 倍）が含まれるほか，鉄，銅，亜鉛，カリウム，マグネシウムなどの無機質も大変豊富である．葉酸，ビタミン B_2，E などのビタミン含量も高い（表 II.1 参照）．

1.2 いも類

いも類は，植物の根部あるいは地下茎部に多量のでん粉などの多糖類を貯蔵して肥大する作物の形態上の総称である．野菜の根菜類に分類されることもある．根部が肥大したものを塊根といい，サツマイモ，ヤマノイモ，キャッサバなどがある．一方，地下茎の肥大したものを塊茎といい，ジャガイモ，キクイモ，サトイモ（球茎），コンニャク（球茎）などがある．

いも類は，穀類に比べ水分含量が多く貯蔵性に乏しく，輸送，包装などは困難であるが，栽培が比較的容易で，収穫量が安定しており，古くから救荒作物として利用されてきた．単位面積当たりのエネルギー収量も栽培作物中最高であり，経済的な熱源食品として重要である．わが国ではサツマイモとジャガイモがいも類生産量の大部分を占め，食用のほかでん粉原料としても重要である．でん粉は調理用，食品加工用のほかぶどう糖，異性化液糖などの甘味料原料，医薬品など用途はきわめて広い．

a. 栄養的特徴

いも類の一般成分は水分が 66 ～ 84% と多く，たんぱく質（1 ～ 4%），脂質は少ない．炭水化物は 13 ～ 31% で，その大部分はでん粉である．無機質ではカリウムが比較的多く，ビタミン類ではビタミン C がジャガイモ（35 mg%，蒸すと半減）とサツマイモ（29 mg%）に比較的多い．特に摂取量の多いジャガイモはビタミン C のよい供給源であるが，熱に弱く酸化されやすいので調理には注意を要する．

b. 種　　類

（1）サツマイモ（甘藷）　　ヒルガオ科の多年生草本（温帯では一年生）の塊根である．原産地はメキシコを中心とする中央アメリカと推定されている．わが国には17世紀初頭，琉球，薩摩（鹿児島）に渡来したとされている．18世紀中頃には，国学者青木昆陽の努力により関東地方にまで栽培が広がり，江戸時代のたびたびの大飢饉に救荒作物として果たした役割は大きい．

サツマイモは肥料吸収力が強く，乾燥にも強いのでどこでも栽培できる．単位面積当たりの収量が高く，穀類のように完熟しなくても収穫でき，早掘り，遅植えも可能である．地中にいもができるので台風の被害も受けにくく，比較的安定した収穫量が得られる．以上のような救荒作物としての長所を有するサツマイモは第二次世界大戦後の食糧難時代には生産はピークに達したが（700万 t，1956年），食生活の安定とともに生産量は激減した（114万 t，1998年）．主な産地は九州（鹿児島，宮崎，長崎），関東（茨城，千葉）などである．

世界的には1億3,000万 t（1998年）の生産量があるが，その95%はアジア，アフリカに集中し，特に中国に多く，インドネシア，インドの順である．わが国の国民1人当たり年間消費量は4.6 kg（1998年）である．

サツマイモの形状は紡錘形で皮色には淡赤色，桃赤色，赤紅色，白色などあり，肉色にも黄，橙，白，紫色などがある．

水分は約66%でジャガイモより少ない．炭水化物は31.5%でその大部分はでん粉である．グルコース，フルクトース，スクロース，マルトースなどの糖含量は3〜4%で甘味を示す．食物繊維は2.3%と多い．たんぱく質はグロブリンに属するイポメインが主であるが量は少ない（1.2%）．肉質の黄色はカロテンであり濃いものほど含量は高い．ビタミンCは29 mg%含まれ，ジャガイモに次いで多い．無機質ではカリウム，カルシウム，鉄を含む．アミラーゼ活性が高いので加熱調理中でもでん粉の糖化は進む（70℃くらいまで）ので甘味を増す．蒸し切干しいもの白粉の主成分はマルトースである．切り口から出る白い乳液は樹脂配糖体の一種ヤラピンを含む．

サツマイモは18℃以上で発芽し9℃以下で冷害を起こすので，12〜13℃，湿度90%で貯蔵する．

食用品種は，肉質が粉質性で甘味の強い紅赤，高系14号，農林1号，ベニコマチなどがある．紅赤は金時いもとして知られる関東地方の代表的品種で皮色は鮮紅色，肉色は黄色で鮮やかであり，川越いもとしても知られ，きんとん，あん

の材料にもなる．そのほか，でん粉原料，蒸留酒，アルコール製造用，飼料用には農林2号，コガネセンガン，ミナミユタカなど多収穫品種が用いられる．

(2) ジャガイモ（馬鈴薯）　ナス科の一年生草本で地下茎の肥大した塊茎を食用とする．原産地は南米アンデス山系の高地で，5世紀頃から栽培され始めたと推定されている．

1540年頃スペインに伝えられ，18世紀末までにはヨーロッパで広く栽培され，東欧諸国では現在も重要な食糧となっている．

わが国へは慶長3（1598）年ジャワから長崎に伝えられた．ジャワガタラとのよび名もある．サツマイモほどの普及はなかったが，明治時代以降，優良品種（男爵，メイクイーン）が導入され，重要な食糧作物となった．

世界の総生産高は約3億t（1998年）で，ヨーロッパがその半分を占める．国別では中国，ポーランドが多い．わが国の生産量は306万t（1998年）でその半数は北海道である．そのほか福島，長野，宮城，長崎などが主な生産地である．

ジャガイモは約80％の水分を含み，炭水化物は17.6％でそのほとんどはでん粉である．グルコース，フルクトース，スクロースも少量含まれる．でん粉が16％以上含まれると粉質，それ以下では粘質となる．味は淡泊で，飽きがこないので常食に適している．たんぱく質（1.6％）はグロブリンに属するツベリンが主である．無機質ではカリウムが比較的多い．ビタミンCは35 mg％含まれ，いも類の中では最高である．特殊成分としては皮や芽の部分に有毒アルカロイドのソラニンが含まれるが剝皮により大部分が除かれる．また，剝皮後放置すると切り口が褐変するのは，ポリフェノール酸化酵素によるチロシンの酸化によってメラニンが生成するためである．切り口を水に浸漬すれば褐変防止できる．

品種は多いが男爵，メイクイーンが代表的である．男爵（Irish Cobbler）は川田男爵によりイギリスから導入された．形状は大型球状，多収，粉質で食味良好である．全作付面積の45％を占める．メイクイーン（May Queen）は大正時代に導入された．卵形で肉色は淡黄白，肉質は粉質と粘質の中間である．食味良好である．調理の際，粉質いもは粘質いもに比べ煮崩れしやすい．そのほかキタアカリも粉質で食味良好である．でん粉原料用，食品加工用に紅丸，農林1号，トヨシロ，ユキシロなどが使用される．

ジャガイモは収穫後3か月前後の休眠期間を過ぎると発芽し始め，糖分の増加，ビタミンCの減少など成分変化をきたすので，冷暗所に保つことが望ましい．ジャガイモの発芽防止には放射線照射が認められている．ジャガイモは日常の各

種調理法により和洋食に広く利用され，またポテトチップス，マッシュポテトなど加工品も多い．ジャガイモでん粉はかたくり粉として一般に市販されている．

(3) サトイモ（里芋）　　サトイモ科の多年生草本（温帯では一年生）で，茎の地下基部が肥大した球茎を食用にする．インドおよび隣接する中国南部が原産地とされている．わが国では稲作以前から栽培され始めたともいわれる．明治以降中国などから多くの品種が導入され今日に伝えられている．

茎の基部にまず親いもが肥大し，その親いもに子いもができる．サトイモの品種には，子いもを食用にするもの，親いもを食用にするもの，親子両方とも食用にするものに大きく分けられる．

子いも用品種には石川早生，土垂（どたれ）など，親いも用品種には八つ頭，エビイモなど，親子両いも用品種には赤芽，セレベスなどがある（図Ⅱ.5）．

サトイモは水分84％，たんぱく質1.5％，食物繊維2.3％，炭水化物は13％でその主成分はでん粉であり，その含量によって粘質性（土垂，石川早生），粉質性（八つ頭），中間質（エビイモ）に分かれる．ぬめりの成分はガラクタンである．また，特有のえぐ味はホモゲンチジン酸による．無機質ではカリウムが多い．

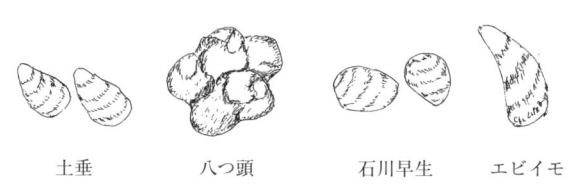

土垂　　八つ頭　　石川早生　　エビイモ

図Ⅱ.5　サトイモの代表的品種

(4) ヤマノイモ（山芋）　　ヤマノイモ科のつる性多年性草本で塊根を食用とする．東南アジア原産といわれ，わが国でも山野に自生する自然薯（じねんじょ）がみられる．栽培品種には円筒状のナガイモ（水分多く粘性は弱い，関東，東北地方で多く生産），扇状のイチョウイモ（粘性中程度〜強，関東地方で多く生産），球状のツクネイモ，ヤマトイモ，伊勢イモ（水分少なく粘性強い，関西地方に多い）などがある．主成分は炭水化物（14〜27％）でその主体はでん粉である．マンナンなど多糖類も含まれる．特有の粘質物は糖たんぱく質ムチンである．

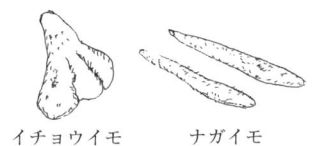

イチョウイモ　　ナガイモ　　ヤマトイモ

図Ⅱ.6　ヤマノイモの栽培品種

すりおろす際の褐変はポリフェノール酸化酵素によるものである．無機質はカリウム（500 mg%）が多い．アミラーゼが含まれているので，とろろ汁として生食しても消化はよい．とろろとして各種料理に用いるほか，水産練り製品，製菓原料に利用される（図Ⅱ.6）．

(5) コンニャク（蒟蒻）　サトイモ科の多年生草本の地下の基部が肥大した偏球状の球茎（いも）である．原産地は東南アジアとされている．わが国へは中国から奈良時代に渡来したといわれる．

いもの成長が遅く収穫には3～4年を要する（秋に掘り起こし，春に植え戻す）．群馬で最も多く生産され（約65%），そのほか関東周辺で栽培されている．

コンニャクの特有成分は10%程度含まれる難消化性多糖類のグルコマンナン（コンニャクマンナン）である．グルコマンナンは水をよく含み膨潤し，石灰水などのアルカリでゲル化するので，この性質を利用して食用コンニャクを製造する．

食用コンニャクはこのいもから直接つくることもあるが，グルコマンナンの粉末（コンニャク精粉）からつくる場合が多い（図Ⅱ.7左）．

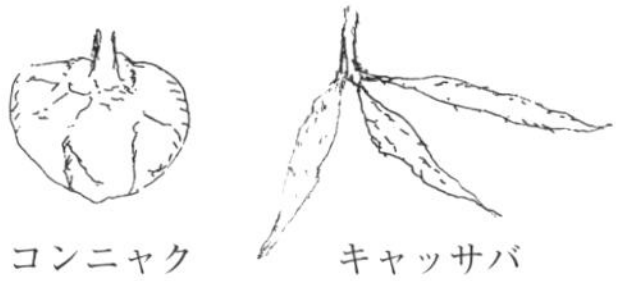

(6) その他

キャッサバ　トウダイグサ科に属し多年生草本で草丈は2～3 mに達する．地下深くまで伸びる細長い大塊根である．でん粉を主とする

図Ⅱ.7　コンニャクとキャッサバ

多糖類を蓄積する．熱帯から亜熱帯地域に栽培され，サツマイモより生産量が多い．わが国での利用は少ないが，重要なでん粉食糧である．有毒な青酸配糖体リナマリンを含み，その量によって甘味種と苦味種がある．甘味種は食用にされ，苦味種はでん粉原料にされる．キャッサバからのでん粉はタピオカでん粉またはマニオカでん粉とよばれ，良質である．料理や製菓原料として用いられる（図Ⅱ.7右）．

キクイモ　キク科の多年生草本で地下茎が肥大した塊茎である．原産地はカナダ南東部といわれる．炭水化物15%の中に特有の多糖類イヌリンを多量に含む．漬物などとして食用される．果糖製造原料，アルコール原料として重要である．また，家畜の飼料として使われる．

1.3 種実類

　種実類には果実の堅果類，種子類および豆類の一部が含まれる．堅果類（nuts）は食用とする部分が種子で外殻に堅い果皮をもつ果実（クリ，クルミ，ギンナンなど）であり，種子類（seeds）は植物の種子をそのまま食用とするもの（ゴマ，カボチャの種，ケシの実など）である．それに豆類の落花生も加えて種実類とした．食品分類上便宜的であるが日本食品標準成分表の分類に従った．

a. 栄養的特徴

　種実類は発芽に必要な物質をすべて含有するので成分的には栄養素を濃厚に含んでおり，成分的特徴により次のように分類される（表II.6）．

　① たんぱく質と脂質に富む： スイカの種，カボチャの種，アサの実，ゴマ，ケシの実，エゴマ，アーモンド，ヒマワリの種，ピスタチオ，カシューナッツ，落花生．

　② たんぱく質はやや少なく，脂質に富む： クルミ，ペカン，マカダミアナッツ，ココナッツ，マツの実，カヤの実，ヘーゼルナッツ，ブラジルナッツ．

　③ たんぱく質と脂質は少なく，炭水化物に富む： クリ，トチの実，ハスの実，シイの実，ヒシの実，ギンナン．

b. 種　類

（1）落花生（peanuts：マメ科）　原産地は南米アンデス山系地域とされる．別名南京豆ともいわれる．一年生草本で，他の豆類と異なり地下結実性である．種子はたんぱく質（25.4％）と脂質（47.5％）に富み，ビタミンB_1（0.85 mg％），ビタミンE（10.9 mg％），ナイアシン（17.0 mg％）も多い．食用，油料用としても重要である．搾油かすはたんぱく源として利用される．

　大粒のバージニア種は炒り豆，バターピーナッツなどに用いられ，小粒のスパニッシュ種やバレンシア種などはピーナッツバター，ピーナッツクリームなど製菓材料に使われる．世界生産の 50～60％ が製油原料である．わが国では千葉，茨城，神奈川などで生産されるが輸入も多い．落花生油は美味で食用に供され，サラダ油としても用いられる．

（2）アーモンド（almond：バラ科）　西アジア原産の落葉高木で，果実が熟すと裂けて核を出す．その中の種子を食用にする．主成分は脂質（54.2％）でた

1.3 種実類

表Ⅱ.6 主な種実類の栄養成分(五訂日本食品標準成分表, 2000[1]から抜粋)

食品名	エネルギー	水分	たんぱく質	脂質	炭水化物	灰分	無機質								ビタミン				食物繊維総量
							Na	K	Ca	Mg	P	Fe	Zn	Cu	E	B$_1$	B$_2$	C	
	kcal	(·········· g ··········)					(·················· mg ··················)								(······ mg ······)				g
アーモンド(乾)	598	4.6	18.6	54.2	19.7	2.9	4	770	230	310	500	4.7	4.0	1.35	31.2	0.24	0.92	0	10.4
アサの実(乾)	463	5.9	29.5	27.9	31.3	5.9	2	340	130	390	1,100	13.1	6.0	1.30	4.0	0.35	0.19	Tr	22.7
エゴマ(乾)	544	5.6	17.7	43.4	29.4	3.4	2	590	390	230	550	16.4	3.8	1.93	3.8	0.54	0.29	Tr	20.8
カシューナッツ(フライ)	576	3.2	19.8	47.6	26.7	2.7	220	590	38	240	490	4.8	5.4	1.89	1.1	0.54	0.18	0	6.7
カボチャの種(いり)	574	4.5	26.5	51.8	12.0	5.2	47	840	44	530	1,100	6.5	7.7	1.26	2.2	0.21	0.19	Tr	7.3
カヤの実(いり)	665	1.2	8.7	64.9	22.6	2.6	6	470	58	200	300	3.3	3.7	0.92	35.6	0.02	0.04	2	18.2
ギンナン(生)	187	53.6	4.7	1.7	38.5	1.5	1	700	5	53	120	1.0	0.4	0.27	2.8	0.28	0.08	23	1.8
クリ(生)	164	58.8	2.8	0.5	36.9	1.0	1	420	23	40	70	0.8	0.5	0.32	0.3	0.21	0.07	33	4.2
クルミ(いり)	674	3.1	14.6	68.8	11.7	1.8	4	540	85	150	280	2.6	2.6	1.21	3.6	0.26	0.15	0	7.5
ケシの実(乾)	567	3.0	19.3	49.1	21.8	6.8	4	700	1,700	350	820	22.6	5.1	1.48	2.5	1.61	0.20	0	16.5
ココナッツ(パウダー)	668	2.5	6.1	65.8	23.7	1.9	10	820	15	110	140	2.8	1.4	0.80	0	0.03	0.03	0	14.1
ゴマ(乾)	578	4.7	19.8	51.9	18.4	5.2	2	400	1,200	370	540	9.6	5.5	1.65	2.4	0.95	0.25	Tr	10.8
シイの実(生)	252	37.3	3.2	0.8	57.6	1.4	1	390	62	82	76	0.9	0.1	0.36	0.9	0.28	0.09	110	3.3
スイカの種(いり)	546	5.9	29.6	46.4	13.4	4.7	580	640	70	410	620	5.3	3.9	1.49	2.6	0.10	0.16	Tr	7.1
トチの実(蒸し)	161	58.0	1.7	1.9	34.2	4.2	250	1,900	180	17	27	0.4	0.5	0.44	0.2	Tr	0	0	6.6
ハスの実(乾)	333	13.1	19.1	1.4	62.6	3.8	6	1,300	120	200	670	2.6	2.6	1.24	1.3	0.38	0.10	Tr	11.2
ピスタチオ(いり)	615	2.2	17.4	56.1	20.9	3.4	270	970	120	120	440	3.0	2.5	1.15	4.0	0.43	0.24	0	9.2
ヒマワリの種(フライ)	611	2.6	20.1	56.3	17.2	3.8	250	750	81	390	830	3.6	5.0	1.81	12.6	1.72	0.25	0	6.9
ブラジルナッツ(フライ)	669	2.8	14.9	69.1	9.6	3.6	78	620	200	370	680	2.6	4.0	1.95	5.7	0.88	0.26	0	7.2
ヘーゼルナッツ(フライ)	684	1.0	13.6	69.3	13.9	2.2	35	610	130	160	320	3.0	2.0	1.64	19.0	0.26	0.28	0	7.4
ペカン(フライ)	702	1.9	9.6	73.4	13.3	1.8	140	370	60	120	270	2.7	3.6	0.84	4.5	0.19	0.19	0	7.1
マカダミアナッツ(いり)	720	1.3	8.3	76.7	12.2	1.5	190	300	47	94	140	1.3	0.7	0.33	Tr	0.21	0.09	0	6.2
マツの実(生)	669	2.5	15.8	68.2	10.6	2.9	2	730	14	290	680	5.6	6.9	1.44	11.5	0.63	0.13	Tr	4.1
ラッカセイ(乾)	562	6.0	25.4	47.5	18.8	2.3	2	740	50	170	380	1.6	2.3	0.59	10.9	0.85	0.10	0	7.4

んぱく質（18.6％）も多い．脂質にはオレイン酸を67％含む．カルシウム（230 mg％），カリウム（770 mg％），ビタミンB$_2$（0.92 mg％），ビタミンE（31.2 mg％）なども多い．スナックナッツのほか，スライスアーモンド，アーモンドペーストなど洋菓子原料として利用が多い．

(3) ぎんなん（銀杏, ginkgo nuts：イチョウ科） 中国原産の落葉高木の裸子植物イチョウの種子である．炭水化物は主にでん粉である．ビタミンA，ビタミンCも含まれる．特有の風味をもち，日本料理に合う．茶碗蒸し，煮物，吸い物などとして用いる．

(4) クリ（栗，chestnuts：ブナ科）　クリは落葉高木の種実である．日本栗（芝栗，丹波栗），中国栗（天津栗），西洋栗に分類される．日本栗は日本全国で栽培され，渋皮の離れが悪いが果実が大きい．ゆで栗，甘露煮，きんとん，ようかんなどに用いられる．中国栗は小栗で甘く，渋皮も離れやすい．焼き栗（天津甘栗）として知られる．西洋栗は中粒で渋皮が離れやすい．焼き栗やマロングラッセなど製菓原料として用いられる．

(5) ゴマ（胡麻，sesame seeds：ゴマ科）　原産地は熱帯アフリカとされている．一年生草本の種子で黒ゴマ，白ゴマ，茶ゴマに分けられる．

脂質（51.9%）を多く含み，油料作物として重要である．脂肪酸はリノール酸（44.8%）とオレイン酸（39.0%）が主体であり，カルシウム（1200 mg%），鉄（9.6 mg%）など高い値を示す．また，抗酸化性のビタミン E（2.4 mg%），セサモールなども含まれ，油脂の安定性も高い．

製油の際には種子を焙煎してから搾油するので，ゴマ油特有の芳香を有する．中華料理，日本料理などに広く利用される．ゴマ油は大豆油などと混ぜ合わせ調合油として市販される場合も多い．

(6) クルミ（胡桃，walnuts：クルミ科）　落葉高木の種子で，わが国に自生するのはオニグルミとヒメグルミである．果実が小さく，割りにくい．外来のペルシャグルミを改良したシナノグルミは種子が大きく，殻が薄い良品種である．脂質 69% で，リノール酸が 61% を占める．ビタミン E（3.6 mg%）も多い．料理用，製菓用に用いられる．

(7) その他

カシューナッツ（cashew nuts：ウルシ科）　中南米を原産地とする樹高 10 m に達する常緑高木である．熱帯地方で栽培されている．まがたま状の脂質に富んだナッツである．菓子材料に利用される．

マツの実（pine nuts）　日本で市販されるマツの実はチョウセンゴヨウ松の松かさから落下する種子で脂質，たんぱく質，鉄，カリウムが多い．料理用，製菓用に用いられる．

スイカの種（watermelon seeds）　種子の中の白い子葉部分を炒って食用とする．脂質とたんぱく質が多い．

ヒマワリの種（sunflower seeds：キク科）　大輪のロシアヒマワリからは大きな種子が得られ，良質な油の原料になる．食用には皮を除いて炒って市販される．

ココナッツ（coconuts：ヤシ科）　原産地は熱帯アジア，アフリカの常緑樹ココヤシの種子である．白い果肉を食用にする．脂質が多い．ヤシ油の原料になる．

トチの実（horse chestnuts：トチノキ科）　日本に広く分布する高木の種子である．果実が熟して裂け種子を落とす．種子はでん粉を多く含み，食用になる．餅や麺，菓子などに利用される．

アサの実（hemp seeds：クワ科）　中央アジア原産の一年生草本の大麻の種子である．七味唐辛子に使われている．

1.4　豆　　　類

豆類は，マメ科に属する一年生ならびに越年生の草本である．食用にするのは種子とこれを包んだサヤである．完熟した種子が広く利用されるが，未熟状態のサヤ（サヤインゲン，サヤエンドウなど）やむき実（枝豆，グリンピース）も食される．

a.　栄養的特徴

豆類にはたんぱく質が多量に含まれている．たとえば穀類のたんぱく質含量が10％前後であるのに対し，豆類では20〜35％にもなる（表Ⅱ.7）．たんぱく質中の必須アミノ酸については，穀類に不足しがちなリジンが全般的に多く，含硫アミノ酸，スレオニンあるいはトリプトファンがやや少ない．よってアミノ酸スコアは概して高く，豆類は，貴重なたんぱく質供給食品として古くから利用されている．実際，菽穀類である豆は，米や麦をはじめとするいくつかの穀類とともに五穀として重要視されてきた．

豆類の脂質は，大豆に20％程度存在する以外はどの豆類でも数％と少ない．炭水化物は，逆に，大豆で30％足らずであるが，ほかの豆類では55％をこえて存在する．したがって豆類は，① たんぱく質と脂質が多くて炭水化物の少ない「大豆」と，② たんぱく質と炭水化物が多くて脂質の少ない「その他の豆類」に大別できる（表Ⅱ.7）．

サヤインゲン，サヤエンドウ，枝豆などは野菜としての性質も兼ね備えている．

表Ⅱ.7 主な豆類(完熟種子)の成分組成 (可食部

	水分	たんぱく質	脂質	炭水化物	灰分	無機質								A	E
						Na	K	Ca	Mg	P	Fe	Zn	Cu		
	(……………………… g ……………………)					(……………………………… mg ………………………………)								μg	mg
大豆(国産)	12.5	35.3	19.0	28.2	5.0	1	1,900	240	220	580	9.4	3.2	0.98	6	3.6
アズキ	15.5	20.3	2.2	58.7	3.3	1	1,500	75	120	350	5.4	23.3	0.67	7	0.6
リョクトウ	10.8	25.1	1.5	59.1	3.5	0	1,300	100	150	320	5.9	4	0.91	150	0.9
エンドウ	13.4	21.7	2.3	60.4	2.2	1	870	65	120	360	5.0	4.1	0.49	90	0.8
ソラマメ	13.3	26.0	2.0	55.9	2.8	1	1,100	100	120	440	5.7	4.6	1.2	1	1.2
インゲンマメ	16.5	19.9	2.2	57.8	3.6	1	1,500	130	150	400	6.0	2.5	0.75	12	0.3
ササゲ	15.5	23.9	2.0	55	3.6	1	1,400	75	170	400	5.6	4.9	0.71	19	0.7
ヒヨコマメ	10.4	20.0	5.2	61.5	2.9	17	1,200	100	140	270	2.6	3.2	0.84	19	3.3
ライマメ	11.9	22.9	1.8	59.6	3.8	Tr	1,900	95	170	200	6.1	5.5	0.75	Tr	0.5
レンズマメ	11.4	23.2	1.3	61.3	2.8	Tr	1,000	58	120	440	9.4	5.1	0.96	28	1.4

[*1] 五訂日本食品標準成分表 (2000)[1]より抜粋, [*2] FAO/WHO アミノ酸評定パタン (1973)[5]ならびに改訂

b. 種 類

(1) 大 豆

一般的特徴 大豆にはたんぱく質と油脂が豊富に含まれる.動物性食品をあまり摂取しなかったかつてのわが国では,このような特性を有する大豆を「畑の肉」と称し,たんぱく質や油脂の給源として大いに利用した.動物性食品の摂取頻度が高まった今日でも,わが国における大豆の消費量は依然として高い.ちなみに,豆類・大豆製品の1人1日当たりの摂取量は,1965 (昭和40) 年 64 g,1985 (昭和60) 年 64 g,1999 (平成11) 年 68 g である.しかしながら自給率は数%にすぎず,アメリカやブラジルなどからの輸入に頼っている.

成 分 大豆にはたんぱく質や脂質だけでなく,無機質やビタミン類も多量に含まれ,さまざまな特殊成分も存在する.

① たんぱく質: 含量は35%程度であり,豆類の中で最も高い.全たんぱく質の約80%がグロブリンであり,アルブミンも少量含まれる.大豆のグロブリンは数種のたんぱく質で構成されており,7Sグロブリンおよび11Sグロブリン(グリシニン)の割合が高い(表Ⅱ.8).

表Ⅱ.8 大豆グロブリンの分類 (山内・大久保, 1992[7]を一部改変)

種 類	組成割合 (%)
2S	16
7S	48
11S	31
15S	数%

超遠心分析法による.Sは沈降係数.

グロブリンは塩溶性であるが,大豆の場合は,粉砕した後,水を添加するだけでグロブリンが溶出される.その理由は,添加した水により大豆の無機塩類が容易に抽出されるので,この抽

100 g 当たり)*1 と制限アミノ酸) アミノ酸スコア*2)										
ビタミン*3						食物繊維			制限アミノ酸(アミノ酸スコア)	
K	B_1	B_2	ナイアシン	B_6	葉酸	パントテン酸	総量	水溶性	不溶性	第1制限アミノ酸	第2制限アミノ酸
μg	(………… mg …………)				μg	mg	(………… g …………)				
18	0.83	0.30	2.2	0.53	230	1.52	17.1	1.8	15.3	含硫アミノ酸(86)	スレオニン(92)
8	0.45	0.16	2.2	0.39	130	1.00	17.8	1.2	16.6	スレオニン(84)	含硫アミノ酸(91)
16	0.70	0.22	2.1	0.52	460	1.66	14.6	0.6	14.0	含硫アミノ酸(77)	スレオニン(84)
16	0.72	0.15	2.5	0.29	24	1.74	17.4	1.2	16.2	含硫アミノ酸(68)	トリプトファン(90)
13	0.50	0.20	2.5	0.41	260	0.48	9.3	1.3	8.0	含硫アミノ酸(59)	スレオニン(84)
8	0.50	0.20	2.0	0.36	85	0.63	19.3	3.3	16.0	含硫アミノ酸(73)	
14	0.50	0.10	2.5	0.24	300	1.30	18.4	1.3	17.1	含硫アミノ酸(86)	スレオニン(92)
9	0.37	0.15	1.5	0.64	350	1.77	16.3	1.2	15.1		
6	0.48	0.18	1.9	0.41	130	1.26	17.9	1.4	16.5		
14	0.55	0.17	2.5	0.54	59	1.77	17.1	1.1	16.0		

日本食品アミノ酸組成表(1986)[6]に基づき算定.*3 ビタミンAはカロテン量を示す.

出液が塩溶液の役目を果たすことにある.

たんぱく質中の必須アミノ酸については,含硫アミノ酸とスレオニンがやや少ないものの,アミノ酸スコアは86であり豆類の中で最も高い(表Ⅱ.7).また,穀類の制限アミノ酸であるリジンが多く含まれる.したがって大豆のたんぱく質は良質といえる.

わが国では,伝統的に,大豆食品を副食物として高頻度に食する習慣がある.大豆を穀類(主食)と一緒に摂取すると,穀類に足りないリジンが大豆により補填され,大豆に不足しがちな含硫アミノ酸が穀類から補給される.こうして両者が必須アミノ酸を補い合えば,たんぱく質の栄養価が一層高まることになる.

② 脂 質: 含量は20%程度と高い.大豆油は,調理用油やマーガリンの原料として,わが国で最も多量に消費されている食用油である.

大豆油の大部分は中性脂肪である.中性脂肪を構成する脂肪酸の半分あまりがリノール酸(53%)であり,次いでオレイン酸(24%),α-リノレン酸(8%程度)と続く.このように不飽和脂肪酸が大勢を占め,かつ高度不飽和脂肪酸が多いことから,大豆油のヨウ素価は120前後と高い.比較的酸化を受けやすいので,長期間保存するような加工食品には利用できない.

大豆油にはリン脂質が存在する(大豆油当たり1～1.5%).リン脂質は原料油を生成する過程で分別され,食品の乳化剤として利用される.代表的なリン脂質はホスファチジルコリン(レシチン)であり大豆レシチンとよばれる.

③ 炭水化物: 含量は30%程度であり,そのうち約60%が食物繊維である.

主な食物繊維はセルロース，ヘミセルロースのほか，アラビノガラクタン，アラビナン，ペクチンなどである．糖質の大部分はしょ糖，ラフィノース（三糖），スタキオース（四糖）（いずれもガラクトース，グルコース，フルクトースが結合している）などのオリゴ糖で占められ，でん粉はほとんど存在しない．

ラフィノースやスタキオースは，腸内でビフィズス菌増殖作用を示す大豆オリゴ糖として注目されている．

④ ビタミン： B群のうちビタミンB_1（0.8 mg%），B_2（0.3 mg%），葉酸（230 μg%）に富むほか，ビタミンEの含量が3.6 mg%（α-トコフェロール当量）と高い．ビタミンCは完熟種子に含まれていないが，枝豆（27 mg%）や大豆もやし（5 mg%）に存在する．

⑤ 無機質： 灰分は5%であり豆類の中で最も高い．実際，無機物含量を玄米と比べてみても，カルシウム（Ca, 240 mg%）は27倍，カリウム（K, 1900 mg%）は8倍，鉄（Fe, 9 mg%）は5倍，銅（Cu, 1 mg%）は4倍，マグネシウム（Mg, 220 mg%）とリン（P, 580 mg%）は2倍であり玄米を大きく上回る．なお，カルシウム，マグネシウム，リンの大半はフィチン態（1.1節の米の成分の項目参照）で存在する．

⑥ その他： 大豆の加工工程で生じる青臭い不快臭はヘキサナールによる．ヘキサナールは，リノール酸にリポキシゲナーゼが作用して生成された過酸化物から生じたアルデヒドである（第Ⅰ編5.3節の表Ⅰ.46参照）．リポキシゲナーゼは，種子における全たんぱく質のおよそ1%を占める．

大豆の不快味（収れん味や苦み）はサポニンとイソフラボン類による．サポニンには溶血作用があるが強くはない．腸を刺激して便通を整える作用も認められる．一方，イソフラボン類は骨粗鬆症の予防効力や抗腫瘍作用を持ちあわせている．

大豆たんぱく質には血清コレステロール濃度を下げる作用がある．表Ⅱ.7に示す7Sならびに11Sグロブリンをプロテアーゼ処理した際の消化産物には，血圧降下作用がある．

2Sグロブリンの構成成分とされるトリプシンインヒビターは，トリプシン（たんぱく質分解酵素）に結合してこの酵素を失活させる作用をもつ．ただし加熱すれば結合能が失われる．トリプシンインヒビターには，インスリン分泌細胞（B細胞）を増殖させる働きがある．

血球凝集能をもつレクチンという糖たんぱく質が大豆に存在し，ヘマグルチニン（大豆レクチン）とよばれる．この血球凝集活性は加熱により消失する．大豆

レクチンには抗腫瘍作用がある．

用途 大豆は組織が固く粒のまま煮ただけでは消化が悪いので，多くの場合，加工処理して利用される．その際には，消化の改善だけでなく食味の向上を図ることも考慮される．

たとえば，豆腐，豆乳，ゆば（湯葉），凍り豆腐（高野豆腐）などの加工食品がある．水に浸漬した大豆をすりつぶし，煮沸してたんぱく質を抽出した後，これを布でこして豆乳をつくる．豆乳を穏やかに加熱した際に生じる皮膜をすくい取り，乾燥したものが，ゆばである．豆乳にカルシウム塩（またはマグネシウム塩）あるいはグルコノデルタラクトン（GDL）などの凝固剤を加えると，たんぱく質は凝固して豆腐が得られる．なお，昔から豆腐づくりに用いられている苦汁（にがり）は，塩化マグネシウムを主成分とする天然凝固剤である．豆腐を急速に凍結し氷点下に保つと，たんぱく質は変性して保水性が失われる．ひき続いて氷解し乾燥させれば，凍り豆腐になる．

微生物の働きを利用した大豆の発酵食品として，しょうゆ，みそ，納豆，テンペなどがある（4章参照）．

大豆たんぱく質の新規な活用法が活発に検討されている．大豆粉を調製して得た大豆たんぱく質から，粉末状たんぱく質，繊維状たんぱく質，粒状たんぱく質が製品化された．これらは，肉製品の代替品にされるほか，水産練り製品，畜産加工品，アイスクリーム，製菓品などの原料として使われている．

(2) アズキ（小豆） だいず（大豆）よりも小粒であることから，しょうず（小豆）ともよばれる．赤アズキ，白アズキ，大粒種，小粒種など種類が多い．

成分 たんぱく質（20%）と炭水化物（59%）が主成分である．たんぱく質の大部分はグロブリンであり，ファゼオリンとよばれる．炭水化物の70%が糖質で，その多くはでん粉である．

物性と用途 アズキはあんの原料になる．アズキを蒸煮すると，たんぱく質は変性し，でん粉は糊化する．たんぱく質はでん粉が糊化するときの温度よりも低い温度で変性することから，たんぱく質の変性がでん粉の糊化に先行する．したがってアズキ組織の細胞内部では，変性凝固したたんぱく質が糊化前のでん粉粒を取り囲むことになる．さらに，これらの成分は強靭な細胞膜で包まれている．その結果，でん粉が糊化しても外部には流出しにくく，膨潤の程度も限定されてしまう．アズキあんがさらりとした食感を呈し，べとつかないのはこのためである．そのほか，赤飯，菓子，甘納豆にも利用される．

(3) リョクトウ（緑豆）　アズキに似た形状で緑色のものが多いことから，この名がある．ヤエナリ（八重成）ともよばれる．

　成分　たんぱく質（25%）と炭水化物（59%）が主成分である．主なたんぱく質はグロブリンである．炭水化物の75%が糖質で，その多くはでん粉である．

　用途　わが国ではほとんど栽培されておらず，はるさめ（緑豆春雨）あるいはもやし（緑豆もやし）の原料として輸入される．わが国でよく利用されるでん粉はるさめ（ジャガイモでん粉やサツマイモでん粉からつくられる）に比べ，緑豆春雨はコシが強くて伸びにくい．緑豆もやし（ビタミンC 8 mg%）は風味がすぐれる．

(4) エンドウ（豌豆）

　成分　種実用，サヤ用，むき実用がある．たんぱく質（22%）と炭水化物（60%）が主成分である．主なたんぱく質は，グロブリンに属するレグメリンとビシリンである．炭水化物の70%が糖質で，主な成分はでん粉である．未熟種子にはフルクトース，ガラクトース，しょ糖，デキストリンなどもかなり含まれる．

　用途　種実用は菓子や製あんなどに使われる．サヤ用はサヤエンドウ，むき実用はグリンピースとして未熟な状態で利用される．

(5) ソラマメ（蚕豆，空豆）

　成分　扁平で腎臓の形をした大型の種子である．種実用とむき実用がある．たんぱく質（26%）と炭水化物（56%）が主成分である．たんぱく質の60%がグロブリン，30%がグルテリンである．炭水化物の80%強が糖質で，その多くはでん粉である．

　用途　種実用は完熟させて煮豆，炒り豆，おたふく豆などの材料にされ，むき実用は未熟な状態で収穫し，含め煮，揚げ豆，フライビーンズ，ポタージュなどにして食される．

(6) インゲンマメ（隠元豆）　この名は，僧隠元が中国から伝えたことによる．しかしながら彼が持参したのはフジマメであり，インゲンマメはより後代になって伝来したとされる．

　成分　種実用とサヤ用がある．たんぱく質（20%）と炭水化物（58%）が主成分である．主なたんぱく質はグロブリンであり，ファゼオリンとよばれる．炭水化物の67%が糖質で，その大部分はでん粉である．

用　途　青酸配糖体が含まれるものの低含量なので，加熱調理すれば問題ない．種実用は煮豆，和菓子，あんなどに使われ，サヤ用はサヤインゲンとして煮物，炒め物，おひたしなどにされる．

(7) ササゲ（豇豆，大角豆）

成　分　形状と色はアズキ，成分はインゲンマメに似ている．たんぱく質（24%）と炭水化物（55%）が主成分である．炭水化物の67%が糖質で，その大部分はでん粉である．

用　途　完熟したものは菓子やあんに利用されるほか，吸水させても胴割れ（表面のひび割れ）が起こりにくいのでアズキの代用品として赤飯に使われる．未熟のものはサヤごと食される．

(8) その他：ヒヨコマメ，ライマメ，レンズマメ　いずれもたんぱく質（20～23%）と炭水化物（60～62%）に富む（表Ⅱ.7参照）．炭水化物の70%以上が糖質である．

ヒヨコマメは，くちばし状の突起が種子のへその付近についており，ヒヨコの頭が連想されるのでこの名がある．原産は西南アジアで，南欧やアフリカ料理によく使われる．ライマメ（ライママメ）は熱帯アメリカが原産であり，この名はペルーの都市リマにちなむ．ソラマメ状の扁平なマメであり，その種実を利用する．青酸配糖体が多いので，煮出しするなどしてこれを除く必要がある．レンズマメ（ヒラマメ）は丸くて扁平状であり，横からみると凸レンズに似ているのでこの名がある．人類が最初に栽培した植物の一つであり，主として，インド，トルコ，シリアなどで生産される．

1.5　野　菜　類

野菜は食用部位によって，葉菜類，茎菜類，果菜類，根菜類，花菜類に分類される．日常の食事の中でも副菜として多種栄養素の供給だけでなく，緑，白，赤，紫など天然色彩が食卓を飾ることにより，食欲の増進にも役立っている．現在市場に出回っている野菜のうち14種は特に国民生活に大きな影響を与えるものとして，農林水産省は需給性の高い指定野菜としている．その収穫量を大きい順に表Ⅱ.9にまとめる．この順位はここ数年ほとんど変わっていない．

また，野菜の国内自給率と輸入数量の推移をみると，近年自給率の低下とともに輸入量の増加が目立ってきている．野菜の旬がわからなくなったといわれるが，このことは多くの野菜に消費者側の周年需要が定着し，露地栽培だけでは十分な

表II.9 指定野菜の収穫量（平成12年産）
（農林水産省統計情報部，2001）[8]

野菜	収穫量（千t）
ジャガイモ	2,899
ダイコン	1,876
キャベツ	1,452
タマネギ	1,247
ハクサイ	1,036
トマト	804
キュウリ	767
ニンジン	680
レタス	538
ネギ	537
ナス	476
ホウレンソウ	316
サトイモ	231
ピーマン	171

表II.10 露地栽培と施設栽培の収穫量（平成11年産）
（野菜生産出荷統計 平成13年版，2001）[69]

野菜	露地栽培（千t）	施設栽培（千t）
カボチャ	115	66
キュウリ	231	535
トマト	197	572
ナス	257	217
ピーマン	47	118
レタス	351	190

供給ができなくなり，施設栽培（ガラス室，ハウス，トンネル）や輸入に頼らざるをえないという現状に起因している．実際に直近の収穫量をみると，トマト，キュウリ，ピーマンは施設栽培の方が露地栽培の2倍以上になっている（表II.10）．

a. 栄養的特徴 [9〜19]

野菜は約90％の水分を含んでいるので，たんぱく質，脂質，炭水化物などの主要栄養素は期待できず，国民1人1日当たりの野菜からの供給熱量からみても3％程度である．それに対し，ビタミンやミネラルといった微量栄養素は含量や種類も豊富で重要な給源といえる．ビタミンでは，ビタミンA，C，E，ミネラルではカリウム，そして食物繊維も野菜からの供給貢献度は大きい（表II.11）．

(1) ビタミン　ビタミンCは抗ストレスビタミンであり，また抗酸化性物質でもある．栄養所要量として100 mgになったということは，現代において特に重要なビタミンとして位置づけられたといえる．野菜は最大のビタミンC源で，その50％以上を供給しており，利用部位にかかわらず野菜全般に多く含まれている．野菜にはカロテノイド色素も含まれ，特にβ-カロテンが600 μg以上のものを緑黄色野菜という．β-カロテンを主体とするプロビタミンAは体内でビタミンAに転換し，その効力はレチノール当量で示される．表II.11に示すようにホウレンソウやコマツナなどの葉菜類はレチノール当量が高く，他のビタミン類なども豊富に含まれる重要な野菜である．日本人はカロテンからのビタミンA摂取割合が大きい．カロテンは脂溶性なので油で調理すると吸収がよい．ビタミンEは野菜全般に含まれているが，日常の摂取量からみるとホウレンソウ，

表 II.11 日常利用する野菜の主要成分（可食部100 g 当たり）（五訂日本食品標準成分表, 2000[1] より抜粋）

	食品名	ビタミンC mg	レチノール当量 μg	ビタミンE mg	カリウム mg	食物繊維総量 g
葉菜類	キャベツ	41	8	0.1	200	1.8
	コマツナ	39	520	0.9	500	1.9
	シソ	26	1,800	3.9	500	7.3
	シュンギク	19	750	1.7	460	3.2
	カブ葉	82	470	3.2	330	2.9
	ダイコン葉	53	650	3.8	400	4.0
	チンゲンサイ	24	340	0.7	260	1.2
	ニラ	19	590	2.6	510	2.7
	ネギ	11	2	0.1	180	2.2
	葉ネギ	31	310	0.9	220	2.9
	ハクサイ	19	16	0.2	220	1.3
	ホウレンソウ	35	700	2.1	690	2.8
	レタス	5	40	0.3	200	1.1
	サラダ菜	14	360	1.6	410	1.8
茎菜類	アスパラガス	15	63	1.5	270	1.8
	セロリー	7	7	0.2	410	1.5
	タケノコ	10	2	0.7	520	2.8
	タマネギ	8	0	0.1	150	1.6
果菜類	青ピーマン	76	67	0.8	190	2.3
	赤ピーマン	170	180	4.3	210	1.6
	カボチャ（西洋）	43	600	5.1	450	3.5
	カボチャ（日本）	16	120	2.1	400	2.8
	キュウリ	14	55	0.3	200	1.1
	トマト	15	90	0.9	210	1.0
	ミニトマト	32	160	0.9	290	1.4
	ナス	4	17	0.3	220	2.2
根菜類	カブ	19	0	0	280	1.5
	ゴボウ	3	0	0.6	320	5.7
	ダイコン	11	0	0	230	1.3
	ニンジン	4	1,400	0.5	270	2.5
	レンコン	48	Tr	0.6	320	5.7
花菜類	ブロッコリー	120	130	2.5	360	4.4
	カリフラワー	81	3	0.2	410	2.9
未熟豆	エダマメ	27	44	1.5	590	5.0
	サヤインゲン	8	99	0.2	260	2.4
	サヤエンドウ	60	94	0.8	200	3.0
	モヤシ	11	0	0.1	71	1.4

ニラ，トマト，カボチャ，ブロッコリー，枝豆，もやしがよい給源である．ビタミン B_1 と B_2 は野菜全体が給源とはいえないが，緑葉の葉菜類やアスパラガス，

ブロッコリー，枝豆に多い．

(2) ミネラル　野菜全般にカリウム（K）の含有量が高い．K はナトリウム（Na）とのバランスを改善し，Na 過剰による高血圧の発生を抑えるミネラルとして重要である．またカルシウム（Ca），鉄（Fe）の多い野菜には，以下のようなものがある．

Ca の多いもの（mg%）： ダイコン葉（260），モロヘイヤ（260），カブ葉（250），シソ（230），コマツナ（170），オカヒジキ（150），ツルムラサキ（150），ノザワナ（130），シュンギク（120），チンゲンサイ（100）．

Fe の多いもの（mg%）： パセリ（7.5），ダイコン葉（3.1），コマツナ（2.8），枝豆（2.7），サラダ菜（2.4），ソラマメ（2.3），カブ葉（2.1），ホウレンソウ（2.0），サニーレタス（1.8），シュンギク（1.7），シソ（1.7），ブロッコリー（1.0）．

(3) 食物繊維　野菜の細胞壁にはセルロース，ヘミセルロース，リグニン，ペクチンなどの食物繊維が含まれている．野菜からの食物繊維の供給は全体の 37% といわれている．食物繊維は排便促進による腸疾患の予防や，血糖および血中脂質成分の改善などに役立ち，その栄養生理効果は生活習慣病の予防に重要である．

(4) その他　シュウ酸はあくの成分の一つであるが，Ca や Fe などと結合すると不溶性になり，それらの吸収を妨げる．しかし，可溶性のシュウ酸が多いので，ゆでることによってかなり除くことができる．

硝酸は動物の胃で還元されて亜硝酸に変化すると，ヘモグロビンと結合してメトヘモグロビン血症になり，動物は酸素欠乏になる．外国では乳児の事故例が数千あるといい，日本でも牛の中毒例が毎年ある．近年，ハウス栽培の増加に伴う窒素肥料過多のため，かなり野菜の硝酸塩濃度が高くなっている（表Ⅱ.12）．今後，栽培方法や食品衛生との関係で注意すべき成分である．ただし，硝酸もゆでることにより，30〜60% を除くことができるので調理方法を工夫する必要がある．

表Ⅱ.12　野菜の硝酸態窒素濃度（ppm）

野菜	1979 年[18]	1995 年[19]
シュンギク	790〜1,550	4,410
ホウレンソウ	500〜1,850	3,560
ハクサイ	289〜 603	1,040
レタス	160〜 458	634
キャベツ	270〜 500	435
ナス	63〜 234	387
キュウリ	32〜 38	290

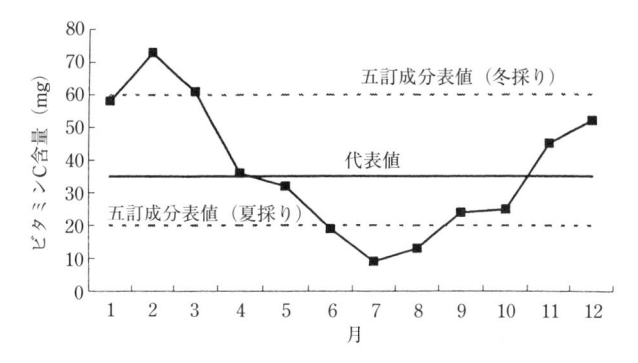

図 II.8 ホウレンソウのビタミン C 含量の通年変化（辻村ら，1998[21]）を改変）

b. 諸条件によるビタミン C の減少 [20〜22]

(1) 露地栽培と施設栽培におけるビタミン C の含量　現在は多くの野菜が周年栽培されているが，主な野菜としてホウレンソウの月ごとの年間分析値をみると，季節によりかなり開きがある（図 II.8）．これは露地栽培と施設栽培の違いによるもので，グラフの値の高い部分が露地ものあるいは旬のものといえる．トマト，カボチャ，ジャガイモなどのビタミン C 含量は年間平均で，成分表値を下回った結果が出ている．

(2) 貯蔵によるビタミン C の変化　野菜は収穫後も呼吸をしており，貯蔵中に熱の発生や水分の蒸散が起こって栄養素の消費やしおれが生じ，品質の低下を招く．また高温条件になるほどビタミン C やクロロフィルの消失が激しい．それらを防止するために，現在は出荷前の予冷や CA 貯蔵 (controlled atmosphere storage) などを行い，できるだけ呼吸を抑えるような方法がとられている．

(3) 調理によるビタミン C の損失　ビタミン C は水に溶けやすく，酸化も受けやすい．酸化型になると加熱により分解するので，調理による損失が大きい．

c. 冷凍野菜と品質保持

野菜にはポリフェノラーゼやアスコルビナーゼなどの酸化酵素が含まれ，傷つけたり，磨砕したりすると作用する．近年枝豆，ブロッコリーなど冷凍野菜の輸入が増加しているが，生のまま冷凍させると細胞が破壊され，解凍時に酵素が働いて品質の低下を招いてしまう．それを防ぐ手段として冷凍前にあらかじめ加熱処理して，酵素を不活性にしておく必要がある．これをブランチングという．

d. 野菜の貯蔵法の注意

野菜には立ち型とぶら下がり型があり，アスパラガスやホウレンソウなど多くのものが前者に属し，上下感覚をもっている．そのため寝かせて置くと立ち上がろうとする性質があり，そのとき糖分やアミノ酸を消費するので味や栄養価値が低下する．立ち型野菜は低温には強いが，それに対して後者に属するトマトやキュウリは上下感覚はなく，熱帯原産のため低温に弱く，冷蔵により変質しやすい．このように野菜貯蔵にはいくつかの注意を払う必要がある．

e. 野菜摂取の重要性

多くの疾患の原因は生体内に発生した活性酸素が細胞を傷つけることにあるといわれている．このことから，抗酸化性物質の摂取による活性酸素の消去が重要である．野菜はカロテン，ビタミンC，ビタミンE，ポリフェノール類など，他の食品に比べ多種の抗酸化性物質を含んでいる．日本人1人1日当たりの野菜摂取量をみると，減少してきていたものが近年少し回復の傾向があるが（図Ⅱ.9），21世紀に入り厚生労働省の推進する「健康日本21」の目標として野菜を350 g以上，緑黄色野菜は120 g以上の摂取ということを考慮すると，現代は一層多くの野菜摂取を心掛けるべきである．

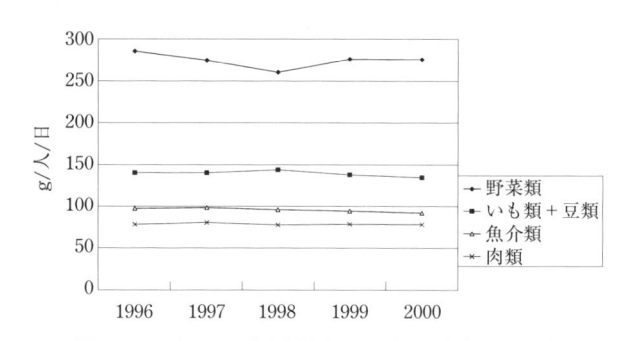

図Ⅱ.9 日本人の野菜類摂取量推移（国民栄養調査結果）

f. 野菜の分類 [19, 23～26]

1）葉菜類

(1) キャベツ（甘藍（かんらん），cabbage：アブラナ科）　和名は甘味を示すぶどう糖やしょ糖が多いことに由来する．周年野菜の典型で，収穫時期により夏秋キャベツ（高原キャベツ），冬キャベツ（寒玉），新キャベツ（春玉）とよばれ，それぞ

1.5 野菜類

キャベツ　　芽キャベツ　　紫キャベツ

図Ⅱ.10　キャベツ類[27]

アサツキ[28]　　リーキ[28]　　ラッキョウ[29]

根深ネギ[27]　　葉ネギ[27]　　ワケギ[27]　　ニラ[27]

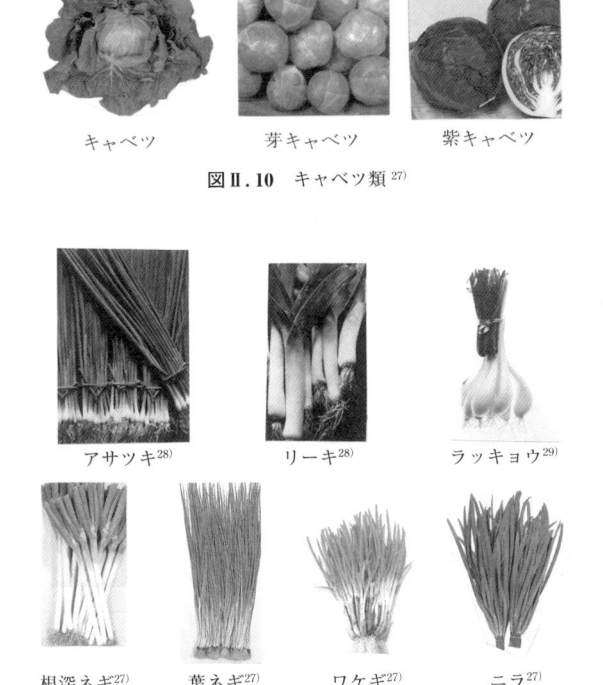

図Ⅱ.11　ネギ類の仲間

れ固さ，甘味などに違いがある．色素の違いでは，サラダ向きのグリーン・ボールという名のとおり結球の中まで緑色の品種や葉面が赤紫色の赤キャベツがある．成分のうち，キャベツ類のビタミンCは普通キャベツ（40〜50 mg％），ケール（81 mg％），コールラビ（45 mg％），芽キャベツ（160 mg％）とかなり多いのが特徴である．辛味成分や香りはチオシアネート類，スルフィド類などの硫化物などであるが，辛味成分のジメチルスルフィドは水煮によりメチルメルカプタンという甘味成分に変化する．特殊成分のS-メチルメチオニンはビタミンUともよばれ抗潰瘍因子である．

　(2) **ネギ類**（葱，Welsh onions：ユリ科）　品種としては大きく二つに分けられ，関東以北で栽培される白い葉柄部分が太くて長い根深ネギ（一本太ネギ，白ネギ）と，関西でつくられる分けつして葉緑部分の大きくなる葉ネギがある．地方の名物ネギとしてはずんぐりとして柔らかい下仁田ネギ（群馬県下仁田町）

や白い部分が赤くなるレッドポアロー（茨城県桂村）などがある．

成分は葉ネギがレチノール当量（310 μg%），ビタミンC（31 mg%），ビタミンE（0.9 μg%）含量が高い．ネギは硫化物の香りや辛味が料理を引き立てるので薬味としての利用も多い．

（3）ハクサイ（白菜，Chinese cabbage：アブラナ科）

通常は結球形のものをいい，冬の霜に当たったものが美味といわれている．近年は黄心とよばれる球内が黄色のものが多くつくられている．現在は半分や 1/4 にカットされて売られているものもあるが，中央部が盛り上がっているものは切られてから時間が経ったものである．半結球形のものには山東菜があり，非結球形のものをツケナといい，コマツナ，ノザワナ，ミブナなどがある．

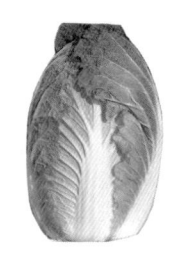

図Ⅱ.12　ハクサイ

成分としては特別なものはないが，摂取量を考慮するとビタミンC源といえる．

（4）ホウレンソウ（菠薐草，spinach：アカザ科）　東洋種と西洋種があり，東洋種の葉は先がとがって薄く切れ込みがあり，根は赤味が強い．西洋種の葉は先が丸くて厚く切れ込みがなく，根の赤味は弱い．近年は東洋種の耐病性や西洋種の葉の肉厚性などの利点を生かして，両種を掛け合わせた品種が多く出回るようになった．ホウレンソウは寒さに強く，霜に当たった冬場のものが美味である．

成分としては，レチノール当量（700 μg%），ビタミンC（35 mg%），ビタミンE（2.1 mg%），鉄（2.0 mg%）の含量が高く代表的緑黄色野菜である．一方，あくの成分であるシュウ酸や硝酸も多く，それらの多量摂取は好ましくないので，ゆでて溶出させるのがよい．最近，シュウ酸のかなり少ない生食用のサラダホウ

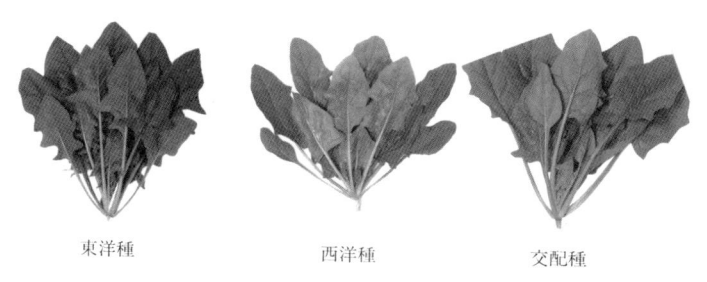

東洋種　　　　　西洋種　　　　　交配種

図Ⅱ.13　ホウレンソウの種類[27]

レンソウも出ている．

(5) レタス（lettuce：キク科）　別名チシャともいうが，これは乳草(ちちくさ)から変化したものといわれる．種類としてはヘッドレタス（玉チシャ），リーフレタス（葉チシャ），コスレタス（立チシャ），ステムレタス（茎チシャ）に分けられる．多く出回っているのは完全結球しているクリスプ型で，クリスプとは「パリパリする」という食感を示す英語（crisp）である．野菜サラダの主材料として生で利用されることが多い．生育しすぎて重くなると，糖やビタミンCが減るので，軽めのものを選んで購入するのがよい．ヘッドレタスのうちバター型を日本ではサラダ菜と呼んでいる．

成分としてはサラダ菜の場合，レチノール当量（360 μg%），ビタミンE（1.6 mg%）が多い．

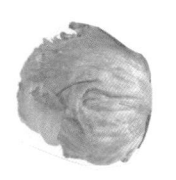

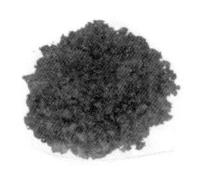

レタス　　　サニーレタス　　　包菜(チマ・サンチュ)

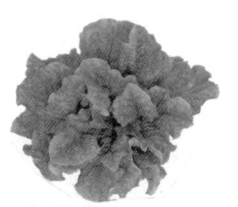

図Ⅱ．14　レタスの仲間[27]

2) 果菜類

(1) カボチャ（南瓜，pumpkin：ウリ科）　西洋カボチャ，日本カボチャ，ペポカボチャの3種に分類される．現代の主流は西洋カボチャで，特徴は皮の表面が滑らかで，果肉は粉質，糖分が17%と甘味度が高い．一方，日本カボチャは対照的に皮表面に凹凸があり，果肉は粘質，糖分が8%と甘味度が低い．ペポカボチャとしてはキュウリに似たズッキーニが利用されている．

西洋カボチャの成分はレチノール当量（600 μg%），ビタミンC（43 mg%）が豊富で，ビタミンE（5.1 mg%）は野菜の中でも特に多い．

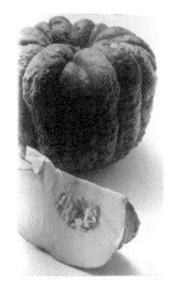

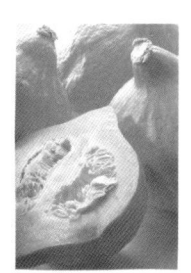

日本種　　　西洋種
(早生黒皮)　(赤皮甘栗)

図Ⅱ．15　カボチャの種類[28]

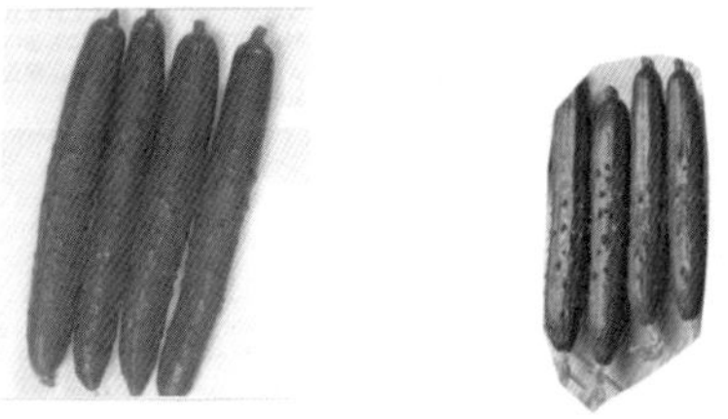

(2) キュウリ（胡瓜，cucumber：ウリ科）　伸び盛りの幼果を収穫して利用するが，温度条件によって鬆が入ったり，低温障害を起こすので，貯蔵の際の温度管理が重要である．現在市場に出ている主流は夏型キュウリの白いぼ品種で，肉質の歯切れがよく，皮に光沢のあるブルムレスである．ブルムとはキュウリ自身が皮の表面に出す白い粉をいう．

ブルムレスキュウリ　　ミニキュウリ
図Ⅱ.16　話題のキュウリ[27]

成分としては，サラダなど生で食べることが多いのでビタミンC（14 mg）の給源としてよい．独得の青臭さはキュウリアルコール，キンヨウアルデヒドによる．また，頭部濃緑色部の苦味（ニガウリで顕著）はテルペン配糖体のククルビタシンによる．この成分は熱に安定だが酸には不安定なので，漬物にすると分解する．

(3) トマト（tomato：ナス科）　数少ない赤色系野菜として食卓を飾る上でも，昔から貴重な存在である．近年は色濃く甘味が強く，適度な酸味をもつトマトが好まれ，その代名詞となっているのが完熟トマトの桃太郎である．従来のトマトの糖度は4～5%であるが桃太郎は5～7%である．完熟でありながら肉質がしっかりとしていて，選果場でも傷つきにくいという利点もあり，栽培量が急速に伸びた．また，ミニトマトも甘味と食べやすさから急速に普及し，現在トマト全体のシェアの10%程度を占めている．

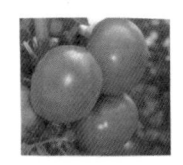

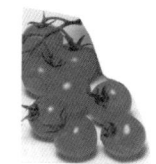

ファーストトマト　　ミニトマト
図Ⅱ.17　話題のトマト類[27]

成分としてはビタミンC（15 mg%），ビタミンE（0.9 mg%）が多く，特にミニトマトのビタミンC（32 mg%）は豊富である．カロテノイド色素のうちトマトに多いリコピンはβ-ヨノン環をもっていないので，ビタミンA効力を示さないが抗酸化性は強い．トマトの旨味はグルタミン酸による．

(4) ナ　ス（茄子，egg plant：ナス科）　本来夏野菜の代表で，日照，高温を必要とする．秋ナスは糖分が多く美味といわれる．形状から丸ナス，卵ナス，長ナスに分けられ，漬物用には，若採りした小型のものが，皮が薄くて向いてい

小ナス　千両ナス　卵ナス　長ナス　米ナス

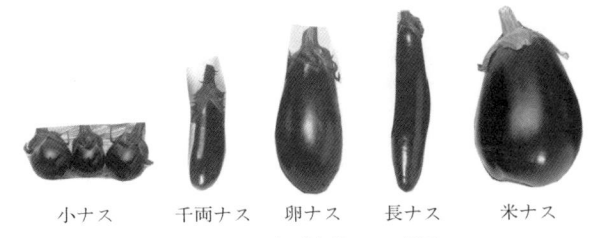

図Ⅱ.18　さまざま形のナス類[27]

る．大型丸ナスのうち京都の加茂ナスは田楽や鴫焼き用として有名である．ナスの皮の色は，ナスニンとヒアシンというアントシアニンで，これらの色素はアルミニウムイオンや鉄イオンと錯塩をつくり，安定な青紫色となる．漬物づくりにミョウバンや古くぎを使用するのはそのためである．ナスは栄養的特徴はないが，どんな料理にも合うので貴重な野菜といえる．切り口が褐変するのはポリフェノール類の酸化による．

(5) ピーマン（sweet pepper：ナス科）　熱帯原産により，ナス科のうちでも栽培に最も高温（昼30℃，夜20℃）を必要とする．もとはトウガラシの仲間で，辛味のない中果種以上の大きなものをピーマンとよんでいる．多く利用されている緑玉は未熟なうちに収穫されたもので，

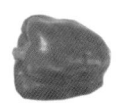

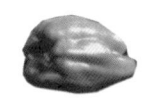

ベル形ピーマン　シシ形ピーマン

図Ⅱ.19　ピーマン[27]

どの品種も完熟すると黄色～赤色になる．近年，果肉の厚い大果種も登場し，黄色，赤色以外に白色や黒色のものもみられ，カラーピーマンとよばれている．いずれも甘味が強く，生食用として利用されている．黒色種を加熱すると緑色になるのは紫色のアントシアニンが壊れて，クロロフィルが目立ってくるためである．

成分としてはビタミンC，Eが多く，青ピーマン（76 mg%，0.8 mg%），赤ピーマン（170 mg%，4.3 mg%），黄ピーマン（150 mg%，2.4 mg%）となっている．

3) 根菜類

(1) ゴボウ（牛蒡，edible burdock：キク科）　食用としているのは日本だけで，きわめて高繊維質の野菜である．皮をむくと褐変するのは，クロロゲン酸などのポリフェノール類が酸化することによる．また，煮込んだときに青くなるのは，溶液がアルカリ性になり，アントシアニンが青変するためである．糖類の

滝野川ゴボウ　　　堀川ゴボウ

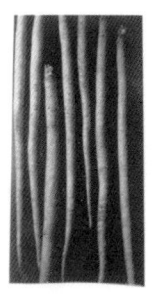

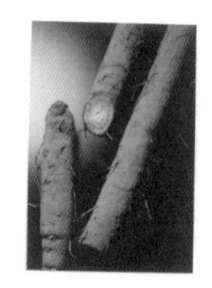

図Ⅰ.20　ゴボウの種類[28]

イヌリンはフルクトースの重合体で不溶性成分である．食物繊維は5.7 gとかなり多く，排便促進効果が高い．

(2) **ダイコン**（大根，radish：アブラナ科）　毎年生産量第1位の野菜である．数多くの品種があるが，練馬や三浦は，先が太くて，収穫しにくいことから生産が激減し，代わりに耕土が浅くて収穫しやすい宮重系が現在の主流となった．宮重は食味，耐病性にもすぐれており，頸部は日が当たって緑化するので通称青首大根といわれる．丸形大根の代表としては桜島があり，世界最大の大根で，大きいものは20 kg台にもなるという．一方，細長大根の代表は守口で直径2.5 cm，長さ1.5 mでこちらは世界最長である．両者はともに粕漬として薩摩漬，守口漬が名産物になっている．小型のものでは二十日大根があり文字どおり3週間ぐらいで収穫するところから名がついた．また，かいわれ大根は種子をまいて密生させ，子葉が12 cm程度に伸びたものを利用している．

栄養成分は葉の方に豊富で，レチノール当量（650 μg%），ビタミンC（53 mg%），ビタミンE（3.8 mg%），ビタミンB_2（0.16 mg%）である．

特殊成分としての辛味は，ダイコンを磨砕することによりシニグリンがミロシ

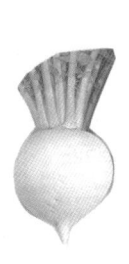

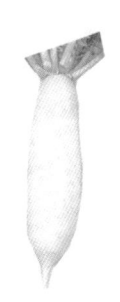

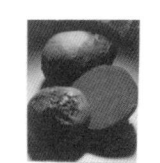

食用ビート[28]

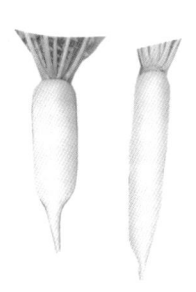

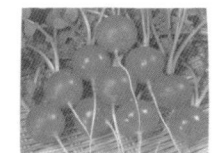

聖護院大根　　三浦大根　　青首大根　　理想大根　　二十日大根

図Ⅱ.21　ダイコンの種類[27]

ナーゼの作用によりアリルイソチオシアネート（カラシ油）になるためである（3.3節b項参照）．このイソチオシアネートは尾の部分に多く含まれている．酵素としてデンプンの消化を促進するジアスターゼも存在する．またダイコンを煮ると甘くなるのは辛味成分のジメチルスルフィドが分解してメチルメルカプタンに変化するためである．

(3) ニンジン（人参，carrot：セリ科）

カロテンを多量に含む野菜であり，キャロットがその語源になっているほどである．最近は西洋種の三寸や五寸が主流となって出回っている．アジア種としては金時があり，西洋種よりも赤みが濃い．これはリコピンの存在による．芯部はカロテンも少なく味も落ちるので芯は細いものがよい品種といわれる．

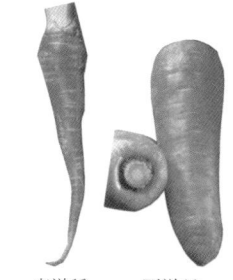

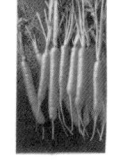

図Ⅱ.22 ニンジンの種類
東洋種（金時ニンジン） 西洋種（五寸ニンジン） ミニニンジン

成分としてはレチノール当量が1400 μg%とかなり高いのが特徴である．また，ダイコンとニンジンでもみじおろしをつくると，ニンジンのアスコルビナーゼ（ビタミンC酸化酵素）が作用し，ダイコンのビタミンCを酸化する．

4) 茎菜類

(1) アスパラガス（asparagus：ユリ科）　グリーンアスパラガスは地下茎から若芽が地上20 cmぐらいになったところを切り取って利用する．雌雄異株で雄の方が収量が多い．旨味のもとはアスパラギンで，アミノ酸の半分を占め，名前の由来にもなっている．先端部にはルチンが多く，この成分は毛細血管の伸展性を高める働きがある．ホワイトアスパラガスは土寄せをして軟化したもので，缶詰用として利用されるが，缶詰の液が白く濁るのはケルセチンやヘスペリジンなどフラボノイドの結晶化のためである．

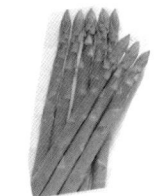

図Ⅱ.23 アスパラガス[27]

成分としてはグリーンアスパラガスがビタミンE（1.5 mg%），ビタミンB_1（0.14 mg%），ビタミンB_2（0.15 mg%）が豊富である．

(2) タケノコ（筍，bamboo shoot：イネ科）　竹の地下茎から地表に出てきた幼茎を食用とする．モウソウチク（孟宗竹）がほとんどで北海道を除く全域に

みられる．そのほかに，やや細身のハチク（淡竹），マダケ（真竹）がある．中国のマチク（麻竹）を加工したのがメンマである．タケノコは現代では数少ない旬を知る野菜である．その旨味はアミノ酸であり，土から掘り出し，すぐ処理をしないと旨味が低下する．処理の仕方は，米のとぎ汁を使ってゆでると，えぐ味がとれ，皮ごとゆでることによって，皮中の亜硫酸が繊維を柔らかくする効果が出る．

(3) タマネギ（玉葱，onion：ユリ科）　タマネギは収穫後，茎が枯れると呼吸量が急速に低下し，2か月近くは萌芽がない．これを休眠現象といい，貯蔵性を高めている．品種は皮の色で三つに分けられ，黄色種は日本のタマネギの主流で辛味が強い．白色種は扁平で辛味が弱く早春に出回るところから新タマネギと呼ばれる．赤色種は輪切りにするときれいな同心円になり，見た目が鮮やかで，甘味があって辛味が弱いので生食用として利用されている．ほかに小球のペコロス（一口タマネギ）があり，丸ごと，スープなどに使われる．

成分として硫化物に特徴があり，煮込むと甘くなるのはプロピルメルカプタンによる．これはしょ糖の50倍の甘味を有する．催涙作用はチオプロパナル S-オキシドによる．また，フラボノイドのケルセチンには血圧降下作用がある．

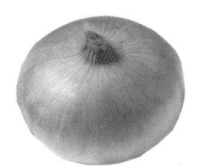

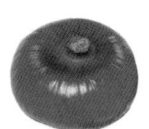

辛味種
（黄タマネギ）　　甘味種
（レッドタマネギ）　　ミニタマネギ

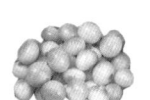

図Ⅱ.24　タマネギの種類

(4) にんにく（蒜，garlic：ユリ科）　ネギの仲間で，主に地中の鮮茎を食用とするが，若い花茎なども「にんにくの芽」の名で利用されている．独特の硫化物の刺激は食欲増進をもたらし，重要な香味野菜の一つである．磨砕するとアリナーゼが働き，アリインを分解してアリシンに変える．このアリシンがビタミン B_1 と結合するとアリチアミンになり B_1 分解酵素の作用を受けず，ビタミン B_1 の吸収を高める効果がある．スコロドースは水溶性フラクタンで，消化されにくい．

5）花菜類

(1) ブロッコリー（broccoli：アブラナ科）　キャベツの変種で花蕾と花茎

が利用される．野菜の中でも特に呼吸量が多く，鮮度保持のため低温が必要である．成分としてビタミンC（120 mg%），ビタミンE（2.5 mg%），食物繊維（4.4 g%）が豊富である．

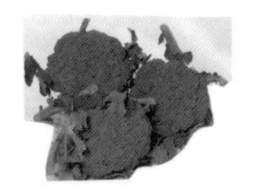

図Ⅱ.25 ブロッコリー[27]

1.6 果　実　類

日本は南北に細長く気候条件が多様なため，果樹の種類も多く，四季を通じて新鮮な果実が供給される．図Ⅱ.26は果実の出回り期を示しているが，栽培技術や貯蔵技術の向上，品種改良などにより消費品目は増加し，さらに出回り期の長期化，あるいは周年供給化の傾向にある．

国民栄養調査によれば，日本人の果物摂取量は1975年をピーク（1人1日当たり194 g）にして，2000年には117 gに減少しているが，果実の国内生産量も減少傾向にある（表Ⅱ.13）．一方，熱帯産果実を含む輸入果実は増加傾向を示し（表Ⅱ.14），種類も豊富で食生活に彩りを添えている．その主なるものはバナナ，パインアップル，レモン，オレンジ，グレープフルーツなどである．

a. 栄養的特徴

果実の生鮮食品としての特徴は甘味と酸味がほどよく調和した，多汁質を基本としている．一般に水分70〜80%，炭水化物10〜20%を含み，たんぱく質，脂

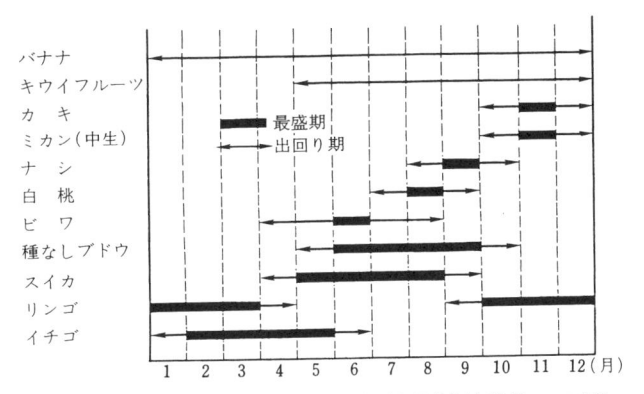

図Ⅱ.26　果実類の出回り期（東京市場）（実教出版出版部，1994）[30]

1. 植物性食品

表II.13 果実の国内生産量の推移（単位：千 t）（食料需給表，2002）[31]

果　実	1970年	1980年	1985年	1990年	1995年	2000年
［果　実　計］	5,467	6,196	5,747	4,895	4,242	3,847
温州ミカン	2,552	2,892	2,491	1,653	1,378	1,143
夏ミカン	254	366	269	170	110	85
ネーブルオレンジ	8	35	63	50	26	19
その他のかんきつ類	151	376	469	450	383	404
リ　ン　ゴ	1,021	960	910	1,053	963	800
ブ　ド　ウ	234	323	311	276	250	238
ナ　　　シ	464	496	470	443	401	424
モ　　　モ	279	245	205	190	163	175
ス　モ　モ	0	28	36	34	32	27
オ ウ ト ウ	13	15	23	16	16	17
ビ　　　ワ	19	14	10	13	12	8
カ　　　キ	343	265	290	285	254	279
ク　　　リ	48	47	48	40	34	27
ウ　　　メ	68	64	80	97	121	121
キウイフルーツ	0	0	17	69	49	44
パインアップル	0	56	41	32	26	11
そ　の　他	13	14	14	24	24	24
［果実的野菜計］	1,329	1,468	1,382	1,391	1,184	1,103
ス　イ　カ	1,004	976	820	753	617	581
イ　チ　ゴ	133	193	196	217	201	205
メ　ロ　ン（温室）	26	35	37	41	41	39
メ　ロ　ン（露地）	166	264	329	380	325	278

表II.14 果実輸入量の推移（単位：千 t）（食料需給表，2002）[31]

	1970年	1980年	1985年	1990年	1995年	2000年
果実輸入量	1,186	1,539	1,904	2,978	4,547	4,843

表II.15 果実の糖分（可食部100 g 当たりの g 数）（高宮，1988）[32]

果　実	果糖	ぶどう糖	しょ糖	合計
バナナ	2.0	6.0	10.0	18.0
ブドウ	6.9	8.1	0	15.0
甘柿	5.4	6.2	0.8	12.4
リンゴ	6.2	2.6	1.9	10.7
温州ミカン	1.1	1.5	6.0	8.6
ナシ	4.5	1.9	1.2	7.6
スイカ	3.4	0.7	3.1	7.2
モモ	0.9	0.8	5.1	6.8

1.6 果実類

表Ⅱ.16 各種果実の糖・酸含量と糖酸比（伊藤編，1991[33]）を改変）

品目	全糖(%)	酸(%)	糖酸比	品目	全糖(%)	酸(%)	糖酸比
温州ミカン	9.0	0.9	10.0	モモ	8.5	0.35	24.2
イヨカン	8.5	1.0	8.5	スモモ	7.0	1.5以下	4.7
アマナツ	7.0	1.3以下	5.4	カキ（甘）	13.5	0.08	168.7
ハッサク	8.5	1.1以下	7.7	メロン	8.0	0.08	100.0
オレンジ	8.5	0.8	10.6	スイカ	8.5	0.08	106.2
リンゴ	11.0	0.35	31.4	イチゴ	5.0	0.85	5.9
ニホンナシ	9.0	0.2	45.0	トマト	3.0	0.4	7.5

（注）飯野らの調査結果による．全糖は分析による糖含量を示す．酸は全有機酸を示す．

質は少なくそれぞれ1%，0.5%程度以下のものが多い．そのほかビタミンA，C，無機質としてカリウムが比較的多い．糖分が多いのでエネルギーもかなり高い．

(1) 糖分 果実の甘味を呈する糖分は主として果糖，ぶどう糖，しょ糖であり，合わせて10%前後である（表Ⅱ.15）．したがって果実の高いエネルギーは主として糖分による．果糖は低温で β 型が多くなり甘味を増すので（第Ⅰ編5.1節b項参照），果糖含量の多い果実は食用時冷却すればおいしさを増す．

(2) 有機酸 果実に含まれる有機酸はクエン酸とリンゴ酸を主とし，酒石酸，コハク酸などがある．有機酸として0.3～1%くらいのものが多いが，レモンには6%近く含まれている．果実の味覚は糖分と有機酸含量により左右される場合が多く，その指標として糖酸比（＝糖%÷酸%）が用いられる．表Ⅱ.16に各種果実の「おいしい」と評価される糖酸比を示す．

(3) ペクチン ペクチン質は果実の細胞や細胞間に存在する高分子物質でポリガラクツロン酸を主体とする食物繊維の一つである．未熟な果実に含まれる不溶性のプロトペクチンが熟するにつれて可溶性ペクチンとなり，果実は軟化する．ペクチンは酸と糖あるいはカルシウムイオン（Ca^{2+}）の存在下でゲル形成能を有する．果実に含まれる食物繊維はアボカドで5.3%と特に多いが，一般には1～2%である．

(4) 芳香 果実は特有の芳香を発する．その芳香成分には非常に微量な多種類の揮発性化合物があるが，果実によりその存在比率が異なる．有機酸類，アルコール類，およびそのエステル類，アルデヒド類，精油類などである（第Ⅰ編5.3節4)項参照）．

(5) 色素 かんきつ類，カキなどは成熟するにつれ，緑色のクロロフィルは分解・消滅しカロテノイドの黄色～赤色が顕著となる．リンゴやブドウの色は

表 II.17 主な果実の栄養成分（五訂日本食品標準成分表，2000[1]から抜粋）

食品名	可食部 100 g 当たり													
	エネルギー	水分	たんぱく質	脂質	炭水化物	灰分	無機質				ビタミン				食物繊維総量
							Na	K	Ca	P	Fe	Aレチノール	B$_1$	B$_2$	ナイアシン	C	
	kcal	(……………… g ………………)					(……………… mg ………………)				μg	(……… mg ………)				g
アボカド	187	71.3	2.5	18.7	6.2	1.3	7	720	9	55	0.7	13	0.10	0.21	2.0	15	5.3
アンズ	36	89.8	1.0	0.3	8.5	0.4	2	200	9	15	0.3	250	0.02	0.02	Tr	3	1.6
イチゴ	34	90.0	0.9	0.1	8.5	0.5	Tr	170	17	31	0.3	3	0.03	0.02	0.4	62	1.4
イチジク	54	84.6	0.6	0.1	14.3	0.4	2	170	26	16	0.3	3	0.03	0.03	0.2	2	1.9
ウメ	28	90.4	0.7	0.5	7.9	0.5	2	240	12	14	0.6	40	0.03	0.05	0.4	6	2.5
温州ミカン	45	87.4	0.7	0.1	11.5	0.3	1	150	15	15	0.1	180	0.09	0.03	0.3	33	0.4
ネーブルオレンジ	46	86.8	0.9	0.1	11.8	0.4	1	180	24	22	0.2	22	0.07	0.04	0.3	60	1.0
カキ	60	83.1	0.4	0.2	15.9	0.4	1	170	9	14	0.2	70	0.02	0.02	0.3	70	1.6
キウイフルーツ	53	84.7	1.0	0.1	13.5	0.7	2	290	33	32	1.3	11	0.01	0.02	0.3	69	2.5
グレープフルーツ	38	89.0	0.9	0.1	9.6	0.4	1	140	15	17	Tr		0.07	0.03	0.3	36	0.6
サクランボ	60	83.1	1.0	0.2	15.2	0.5	1	210	13	17	0.3	16	0.03	0.03	0.2	10	1.2
スイカ	37	89.6	0.6	0.1	9.5	0.2	1	120	4	8	0.2	140	0.03	0.02	0.2	10	0.3
スモモ	44	88.6	0.6	1.0	9.4	0.4	1	150	5	14	0.2	13	0.02	0.02	0.3	4	1.6
ナシ	43	88.0	0.3	0.1	11.3	0.3	Tr	140	2	11	0		0.02	Tr	0.2	3	0.9
夏ミカン	40	88.6	0.9	0.1	10.0	0.4	1	190	16	21	0.2	14	0.08	0.03	0.4	38	1.2
パインアップル	51	85.5	0.6	0.1	13.4	0.4	Tr	150	10	9	0.2	5	0.08	0.02	0.2	27	1.5
ハッサク	45	87.2	0.8	0.1	11.5	0.4	1	180	13	17	0.1	18	0.06	0.03	0.2	40	1.5
バナナ	86	75.4	1.1	0.2	22.5	0.8	Tr	360	6	27	0.3	9	0.05	0.04	0.7	16	1.1
パパイア	38	89.2	0.5	0.2	9.5	0.6	6	210	20	11	0.2	79	0.02	0.04	0.3	50	2.2
ビワ	40	88.6	0.3	0.1	10.6	0.4	1	160	13	9	0.1	140	0.02	0.03	0.2	5	1.6
ブドウ	59	83.5	0.4	0.1	15.7	0.3	1	130	6	15	0.1	3	0.04	0.01	0.1	2	0.5
メロン(露地)	42	87.9	1.0	0.1	10.4	0.6	6	350	6	13	0.2	23	0.05	0.02	0.8	25	0.5
モモ	40	88.7	0.6	0.1	10.2	0.4	1	180	4	18	0.1	1	0.01	0.01	0.6	8	1.3
リンゴ	54	84.9	0.2	0.1	14.6	0.2	Tr	110	3	10	Tr	3	0.02	0.01	0.1	4	1.5
レモン(果汁)	26	90.5	0.4	0.2	8.6	0.3	2	100	7	9	0.1	1	0.04	0.02	0.1	50	Tr

アントシアンを主とした色である（第 I 編 5.2 節 a 項参照）．

（6）**ビタミン類**　新鮮果実に期待できるのはビタミン C である．かんきつ類，イチゴ，カキ，キウイフルーツ，グァバなどに多い．特にアセロラの酸味種には 1,700 mg% と異常に多い．なお，アセロラの甘味種の場合は 800 mg% である．また，橙黄色の果実に含まれるカロテノイド色素の一部はプロビタミン A として期待される．アンズ，パッションフルーツ，ビワ，マンゴーなどが多い．

（7）**無機質**　果実類には一般にカリウム含量が多い．アボカド，バナナ，キ

ウイフルーツ，メロン，マクワウリなどに特に多く，そのほかかんきつ類，ウメ，ザクロ，グァバなどにもかなり多い．そのほかの無機質として鉄，カルシウム，亜鉛も少量含まれる．主な果実の栄養成分を表Ⅱ.17に示す．

(8) その他の特徴

追　熟　果実の新鮮さは商品価値を高め，食用に供されるまで，野菜と同様に常に要求される条件である．果実によっては未熟時に収穫した後，果肉の軟化，色の変化，芳香の発生など，徐々に熟成させ，可食状態にして市販

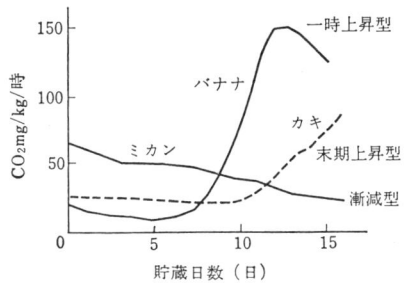

図Ⅱ.27　収穫果実の呼吸型(緒方編，1980)[34]

する．これを追熟とよぶが，そのよい例として，バナナ，リンゴ，トマトなどがある．この追熟現象は収穫後のある時期にみられる呼吸の増大によって起こるものである．この呼吸の変化は果実によって異なるが，図Ⅱ.27に示すように三つの型がある．一時上昇型はバナナ，アボカド，リンゴ，西洋ナシなどにみられ，呼吸の典型的なピークが現れる．呼吸ピークを過ぎた果実は軟化して過熟状態になり，以後の貯蔵はしにくい．末期上昇型にはカキ，モモ，イチゴなどがある．漸減型はかんきつ類，ブドウにみられ，追熟現象がないので樹上で成熟させて収穫する．

追熟調節　追熟に影響を与える因子として温度，呼吸制限，植物ホルモンとしてのエチレンなどがあげられる．

① 温　度：　一般に高いほど追熟は速くなるが，一定温度の範囲外では高温障害や低温障害を起こして正常な追熟ができない．バナナの場合は20℃前後が追熟適温であり，30℃以上では高温障害，12℃以下では低温障害を生ずる．

② 呼吸制限：　酸素濃度を減少させ，二酸化炭素濃度を増加させれば，呼吸上昇期は遅れ追熟が抑制される．実際にはCA貯蔵（controlled atmosphere storage）において，リンゴ，西洋ナシなどの貯蔵に利用されている．その条件は果実の種類によって異なるが，おおよそ，温度0～4℃，酸素2～5%，二酸化炭素2～5%である．なお，通常の空気中の酸素は21%，二酸化炭素は0.03%である．

③ エチレン（$H_2C=CH_2$）：　果実の呼吸上昇期と前後してエチレンが果実体内に生成される．このエチレンは成熟ホルモンの役割をもち，呼吸上昇を起こさ

表Ⅱ.18　主要果実の分類・特徴・品種

分　類	特　　徴	品　種
1) 仁果類	がく片の基部や花托部が肥大して果実となったもの，偽果	
リンゴ （apple） バラ科	コーカサス地方原産，ブドウ，かんきつ類に次ぎ，世界で第3位の生産量をもつ，高級新品種が盛んに育成されている．切り口の褐変はポリフェノール類が酸化酵素により酸化されるため，食塩水に浸して褐変防止する．味，香りよく生食に向く．ジュース，ジャム，乾果など加工原料ともなる．青森が主産地．蜜リンゴは良質であり，ソルビトールを多く含むためとされる．	紅玉，つがる，スターキング，ゴールデンデリシャス，インド，祝，旭，ふじ，陸奥，世界一，王林，ジョナゴールド，サンフジ
日本ナシ （Japanese pear） バラ科	日本原産．果皮の色により，青ナシと赤ナシに区別する．代表的な二十世紀は青ナシ，長十郎は赤ナシである．リグニンやペントサンを含む石細胞はざらざらした感触を与えるが，これが小さく舌ざわりのよいものがよい．生食がほとんど．鳥取，長野に多く生産される．	二十世紀，長十郎，八雲，新高，幸水，豊水，新水，多摩，菊水
ビワ （loquat） バラ科	中国南部原産．種子が大きく廃棄率は30％．生食するが缶詰，ジャム加工もされる．果肉の色はカロテノイドでビタミンAが多い．産地は長崎，愛媛など．	茂木，田中，大房
2) 準仁果類	子房が肥大して果肉となる．種子の位置が仁果類ににている．真果	
カ　キ （Kaki： Japanese persimon） カキノキ科	日本，中国が原産．栽培古く，広く分布している．果肉の色はカロテノイドによる．ビタミンA，Cが多い．ペクチンは果実中でも特に多い．甘柿はタンニンが不溶となっている．渋柿は可溶性タンニンを含む．葉にもビタミンCが多い．甘柿は生食が多い．渋柿は干し柿，渋抜きしてさわし柿として利用．和歌山，奈良に多い．	（甘柿）富有，次郎，百目，御所，愛宕，駿河，松本早生 （渋柿）四溝，会津身不知，平核無
温州ミカン （satsuma mandarin） ミカン科	東南アジアに広く自生．代表的なかんきつ類で生産量は果実中第1位，果肉の色はカロテノイドによる．ビタミンA，Cが多い．カルシウムも多い．生食のほか，缶詰，ジュースなどの利用も多い．果皮には精油，ビタミンP効力をもつヘスペリジン，ビタミンCを含み漢方薬や薬味としても利用される．苦味はナリンギンによる．ヘスペリジンは缶詰液の白濁の原因となる．浮き皮果は収穫の遅れたときに生ずる．愛媛，静岡，和歌山に多く生産される．紀州ミカンは明治まで普及していた．その他のかんきつ類としては夏ミカン（アマナツを含む），オレンジ類（バレンシア，ネーブル，福原）ブンタン類（あくね，高知，晩白柚，安政柑），レモン類（リスボン，ユーレカ），酢ミカン類（ユズ，スダチ，カボス，ダイダイ）など種類が多い．	早生温州と普通温州に大別される． 宮川，興津，杉山，米沢，石川，青島，今村
グレープフルーツ （grapefruit） ミカン科	西インド諸島原産．形は夏ミカンに似てブドウの房のように生るのでこの名がついた．400g前後の大きさになる．果肉の色は品種により白，ピンク，赤とまちまちである．主産地はフロリダで，イスラエル，アルゼンチン，キプロスなどでも生産．ほとんど輸入である．	ダンカン，マッシュシードレス，レッドブラッシュ

3) 核果類	子房が肥大して果肉となり，固い内果皮におおわれた種子をもつ．真果	
モ モ (peach) バラ科	中国が原産地．表面に細い毛のあるもの，無毛のもの（ネクタリン），核（種）から果肉の離れやすいもの（離核），離れにくいもの（粘核）がある．白肉種は軟質で，多汁，生食向き．果肉の黄色い黄桃は缶詰用．山梨，福島に生産多い．	白桃，大久保，岡山，缶桃（缶詰用），興津（ネクタリン），布目早生
アンズ (apricot) バラ科	中国原産．果実は球形で熟して黄色になる．果肉は核から離れやすい．生食もされるが，ジャム，乾果など加工が多い．種子は乾燥して漢方薬（杏仁）とされる．寒冷地に適し長野が主産地．	甲州大実，平和，昭和，早生大実
スモモ (Japanese plum) バラ科	日本，中国が原産地．果皮は品種により紅，黄，白などを呈す．アンズより大きい，生食，乾燥プラム，ネクターなどに加工．山梨が主産地．	はたんきょう，大石，サンタローザ，旭
ウ メ (ume) バラ科	アジア東部，日本が原産．クエン酸を3%以上含む強い酸味を呈し，殺菌作用がある．未熟果には毒性のアミグダリンを含む．ウメ加工品の防腐効果は生成する安息香酸による．梅干し，梅酒などに利用．大粒，小粒など品種多い．和歌山が主生産地．	（大粒）白加須，豊後，（中粒）長束，薬師（小粒）小梅，玉梅
4) 漿果類	子房が軟化し，多汁質の果肉となった小果実である．	
ブドウ (grape) ブドウ科	西アジア原産．世界中に広く栽培され，生産量は6,000万tで果実中第1位．その80%はワイン原料である．ヨーロッパでの栽培は古い．アメリカ種とヨーロッパ種が主である．日本では生産の90%が生食である．甘味は果糖とぶどう糖半々，酸味は酒石酸とリンゴ酸による．ジベレリン処理による種なし化はデラウェアー種で普及した．ほかにもピオーネなどでも種なしは増えている．生食，ぶどう酒，干しブドウ，製菓用など．山梨，長野が主産地．	キャンベル，デラウェアー，ナイアガラ，甲州，マスカット，巨峰，ピオーネ
イチジク (fig) クワ科	小アジア原産．花托が果肉となった偽果であるが，果肉の状態からここに分類される．夏イチジク，秋イチジクがあり，糖分が多い．たんぱく質分解酵素（フィシン）を多く含む．生食や発酵させ酒をつくる．岡山，千葉などに多い．	マスイドーフィン，ビオレドーフィン

せ，追熟の状態にさせる．この現象を利用して，周囲のエチレン濃度を高めることによって追熟を速めることができる．実際にバナナの熟成に利用されている．逆に発生するエチレンを吸収剤を用いて除去すれば新鮮さを保ち，追熟を抑制することもできる．

b. 果実類の分類

果実は花の子房，またはその周辺部分が発達肥大したものであり，子房が果肉

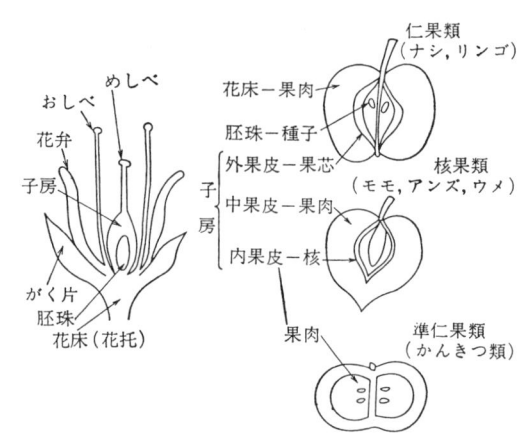

図Ⅱ.28 果実の構造

表Ⅱ.19 果実的野菜の特徴・品種

果実	特徴	品種
イチゴ (strawberry) バラ科	南米原産．オランダ種が改良され，ヨーロッパから導入された．オランダイチゴとも呼ばれる．久能の石垣イチゴ栽培は明治末から始まる．品種改良が盛ん．ビニールハウスなど施設による促成栽培が80％以上を占める．果実は花托の肥大したもので赤色の表面に黒い粒状の種子が多数つく．ビタミンCが多い．産地は栃木，福岡，静岡など．	(促成用) はるのか，とよのか，女峰，あきひめ (半促成用) ダナー，宝交早生
スイカ (watermelon) ウリ科	南アフリカ原産，品種により果肉の色が赤，桃，黄などがある．実用品種は一代雑種が多い．気温，日照，雨量などに肉質，風味が左右されやすい．赤色はカロテノイドであるが半分以上はリコピンである．利尿作用がある．熟度を打音で評価するのは今でも一般的である．熊本，千葉に多い．	(大玉) 縞玉，旭都，里部 (長細い) (小玉) コダマ
メロン (melon) ウリ科	原産地は中近東．現在の網メロンはイギリスから導入された．施設内で栽培され，1株1個生産である．温室メロンとよぶ．露地メロンは欧米から導入されたものを改良．種類も多く，メロン生産量の大部分を占める．シロウリはマクワウリの変種で奈良漬としてよく知られる．	マスクメロン，コサック，ハネーデュー，夕張，プリンス，アイボリー，しらゆき，アムスメロン，マクワウリ，シロウリ

（食用部）となったものを真果，子房以外の部分が果肉となったものを偽果（仮果）と植物学的に大きく分けられる（図Ⅱ.28）．

果実は普通，仁果類，準仁果類，核果類，奨果類，堅果類の5群に分類されているが，五訂日本食品標準成分表に従って堅果類（クリ，クルミなど）は種実類

表 II.20 主要熱帯産果実の種類, 特徴, 生産地

果実	特徴	主要生産地
バナナ (banana) バショウ科	熱帯アジア原産. 料理用と生食用がある. 未熟果はでん粉含量が高いが, 追熟により糖分が増加する. しょ糖含量, カリウムが多い. ジュース, 乾果にも利用する. 台湾バナナは短い.	エクアドル, 台湾, ホンジュラス, フィリピン
パインアップル (pine apple) パインアップル科	ブラジル原産. 追熟はできない. 香気成分が多い. ビタミンCも多い. たんぱく質分解酵素 (ブロメライン) を含有. 生食, 缶詰, ジュースなどに利用.	ハワイ, 台湾, マレーシア, メキシコ, フィリピン, 沖縄
マンゴー (mango) ウルシ科	インド原産. 果実は扁球形で中央に平たい大きな種子がある. 未熟果にはでん粉が多く, 追熟させて生食, シラップ漬け, 飲料, ジャム用とする. β-カロテン, ルテインを含有.	インド, 中南米, インドネシア, カリフォルニア
パパイア (papaya) パパイア科	熱帯アメリカ原産. 果肉は黄橙色で特有の香りを有し, 柔らかで甘味があるが, 酸味はない. 生食, 缶詰, ジャム用. たんぱく質分解酵素 (パパイン) を含む. パパインは肉の軟化に用いられる.	南米, ハワイ, 沖縄, フィリピン, インドネシア, カリフォルニア
ライム (lime) ミカン科	インド北東部からミャンマー地方が原産. 果径約 5 cm の緑色長球形. レモンより酸味が強い. 特有の芳香を有する. 料理, ジュース用, 酸味用.	インド, メキシコ, エジプト
アボカド (avocado) クスノキ科	中米原産. 果計 7～10 cm の球形～洋梨形で果肉は黄色系で柔らかく, 脂肪含量 19%ぐらい, たんぱく質 2.5%ぐらい, 味もバターに似るところあり. 生食, サラダ用またすし種にもなる.	アメリカ, メキシコ, グァテマラ, アルゼンチン
パッションフルーツ (passion fruit) トケイソウ科	ブラジル原産. 果径 5～8 cm の球形. 果皮硬く, 果肉は黄紫色ゼリー状で独特な芳香がある. 生食, ジュース用.	オーストラリア, インドネシア, 台湾, 八丈島
キウイフルーツ (kiwi fruit) マタタビ科	中国原産. 卵形で粗毛がある. 果肉はエメラルド色で小粒状の多数の種子を含む. 甘味と酸味が調和し多汁. ビタミンCとカリウムが多い. 食物繊維も多い. たんぱく質分解酵素 (アクチニジン) を含む. 生食, サラダに利用.	中国, インド, ニュージーランド, アメリカ南部, 日本
リュウガン (longan) ムクロジ科	中国原産の常緑高木. 果径 4～5 cm の球形. 果肉は白色多汁で芳香あり, 生食, 缶詰用.	中国南部, 台湾, インド
グァバ (guava) フトモモ科	中米原産. 果肉は淡黄色～淡紅色, 芳香, 多汁, 甘酸味あり, 独特の香りを有する. ビタミンC 220 mg%と多い. 生食, ゼリー, ジュースなどによい.	ブラジル, インド, 中南米, コスタリカ

として別項に記載した. また, 草本に属する果実的野菜は利用の面から果実として本項に熱帯産果実とともにその他の果実類として記述した. 主要果実類を分類し, その特徴, 品種などを表 II.18～II.20 にまとめてある.

1.7 藻類

　藻類は葉，茎，根の区別のない下等植物で，海水や淡水中に生育し，葉緑素で光合成を行いながら独立栄養で成長している．食用としているのはアジア地域のみである．表II.21のように特徴ある色素の存在で分類されている．主に利用されているのは褐藻類と紅藻類の海藻類である．両者のうち流通しているのは10数種であるが，そのうちほとんどがコンブ，ワカメ，ノリで，乾物や塩蔵品として出回っている．生食以外にも食品工業用物質として海藻成分のアルギン酸，カラギーナン，寒天などが抽出されて，アイスクリームなどの食品の増粘剤や糊料として利用されている．収穫量をみると，ここ数年ノリの養殖ものは安定しているが，天然コンブ，養殖ワカメの収穫量が減少してきている（表II.22）．

表II.21　藻類の分類

種類	主な藻類名	色素	細胞壁，細胞間物質
褐藻類 (海水産)	コンブ ヒジキ ワカメ	クロロフィルa（青緑色） クロロフィルb（黄緑色） β-カロテン フコキサンチン（褐色） フィコフェイン	セルロース ラミナラン アルギン酸 フコイダン
紅藻類 (海水産)	アマノリ テングサ	クロロフィルa（青緑色） β-カロテン ルテイン フィコエリスリン（紅色）	セルロース 寒天 カラギーナン マンナン
緑藻類 (海水産)	アオサ アオノリ ヒトエグサ	クロロフィルb（黄緑色） β-カロテン ルテイン ゼアキサンチン	セルロース ヘミセルロース
(淡水産)	カワノリ		
藍藻類 (淡水産)	スイゼンジノリ スピルリナ	クロロフィルa（青緑色） フィコシアニン（青色）	セルロース ペクチン

a.　栄養的特徴 [13, 35～40]

　国民栄養調査によると，海藻類の1人1日の摂取量は毎年わずか5～6gであり，食品総摂取量の1%にも満たない．しかし，藻類はそのほとんどが乾物製品になっているので，含有される成分の濃度は高くなっている．それでもノリ類以外のものは，タンパク質，脂質が量的に少なく給源になりにくい．ヒジキ，コン

1.7 藻 類

表 II.22 主な海藻類の生産量・輸入量 (単位: t) (農水省統計情報部, 2001)[8]

年	種類	コンブ類	ワカメ類	テングサ類	ノリ類（生重量）		ヒジキ	モズク類	その他
2000	漁獲量	93,611	3,396	2,824			7,247		11,808
	養殖量	53,846	66,676		391,681			16,324	
	輸入量		40,034		196	(乾ノリ)	6,088		4,221
	陸上加工	46,218			90億枚(焼き・				
	生産量	(つくだ煮)			味付けのり)				
1999	漁獲量	94,371	3,431	3,207			8,326		11,459
	養殖量	48,251	77,064		409,850			20,584	
	輸入量		50,096		114	(乾ノリ)	7,460		3,590
	陸上加工	49,904			92億枚(焼き・				
	生産量	(つくだ煮)			味付けのり)				
1998	漁獲量	91,752	2,839	3,489			3,489		11,161
	養殖量	50,123	70,669		396,615			5,969	
	輸入量		40,953		99	(乾ノリ)	7,234		2,281
	陸上加工	49,182			90億枚(焼き・				
	生産量	(つくだ煮)			味付けのり)				
1997	漁獲量	122,976	2,936	3,722			7,933		10,197
	養殖量	60,103	70,052		392,622			10,197	
	輸入量		40,417		68	(乾ノリ)	4,920		3,169
	陸上加工	46,011			87億枚(焼き・				
	生産量	(つくだ煮)			味付けのり)				

表 II.23 主な藻類の給源となる成分およびエネルギー値, ビタミンC (可食部100g当たり)
(五訂日本食品標準成分表, 2000[1])より抜粋)

	食品	炭水化物	食物繊維総量	カリウム	ヨウ素*	エネルギー	ビタミンC
		(………… g …………)		(………… mg …………)		kcal	mg
褐藻類	マコンブ(素干し)	61.5	27.1	6,100	166.8	145	25
	削りコンブ	50.2	28.2	4,800	—	117	19
	ヒジキ(干し)	56.2	43.3	4,400	—	139	0
	ワカメ(原藻, 生)	5.6	3.6	730	—	16	15
	ワカメ(乾燥, 素干し)	41.3	32.7	5,200	10.0	117	27
紅藻類	アマノリ(干しノリ)	38.7	31.2	3,100	7.5	173	160
	テングサ(素干し)	53.8	47.3	3,100	—	144	Tr
	トコロテン	0.6	0.6	2	—	2	Tr
緑藻類	アオサ(素干し)	41.7	29.1	3,200	—	130	10
	アオノリ(素干し)	56.0	38.5	770	—	150	40
藍藻類	スイゼンジノリ (素干し, 水戻し)	2.1	2.1	12	—	7	0

*文献70)より引用.

ブ，アマノリなどのアミノ酸スコアは58〜78でリジンとヒスチジンが第一制限アミノ酸である．なお，ワカメのアミノ酸スコアは100で，良質のたんぱく質を含む．少量の乾物の摂取でも給源となりうるのは，食物繊維と一部のミネラルである（表II.23）．海藻類は他の食品に比べて，食物繊維の割合がかなり多いので，低エネルギー食品として見直されている．海藻の中にはビタミン類を豊富に含むものもある．また，陸上植物と同様に藻類もエネルギーを有し，ビタミンCを含んでいる．

(1) 食物繊維　藻類を乾物にすると50％程度が炭水化物であり，その大部分がセルロースや粘質多糖類である．後者は海藻類特有の食物繊維であり，その名称と構成成分は次のとおりである．① アルギン酸（alginic acid）： マンヌロン酸とグルロン酸の複合多糖類，② ラミナラン（laminaran）： グルコース多糖類（β-1,3結合），③ フコイダン（fucoidan）： フコース硫酸エステル，④ カラギーナン（carrageenan）： ガラクトース硫酸エステル　⑤ 寒天（agar）：70％アガロース（中性ガラクタン），30％アガロペクチン（酸性ガラクタン）．

食物繊維としての機能では，アルギン酸の血中コレステロール低下作用や血圧上昇抑制作用が知られており，また，フコイダンの抗血液凝固活性や腫瘍の増殖阻止効果などもいわれている．

(2) ミネラル　海藻はミネラルの吸収率が高く，給源として重要である．共通に多いのはカリウムである．海藻は海水中のミネラルのうち選択的に取り込むものがあり，ヨウ素や鉄は海水濃度よりもはるかに高い濃度で存在する．特にヨウ素濃度は特異的に高く，コンブには多量に含まれている．ヨウ素は甲状腺ホルモンの材料であるが，日本人は海産物をよく食べるのでヨウ素欠乏はほとんどない．カルシウムはヒジキに多く，鉄はヒジキ，アマノリに多い．マグネシウムはアオサに多く含まれている．また，海藻にはナトリウムも多く含まれるが，水で戻すことによりかなり除かれる．

(3) ビタミン　藻類全般ではビタミンの給源とはいえないが，レチノール当量の高いのがワカメ，アマノリである．アマノリはビタミンB_2，B_{12}，Cもかなり多い．

b. 藻類の分類 [26, 31]

1) 褐藻類

(1) コンブ（昆布）　寒海性の藻類で，北海道に局在している．食用は20数

表Ⅱ.24 海藻類の味にかかわる主な遊離アミノ酸量およびタウリン量の比較（mg/乾物100 g）（文献69）を改変

	マコンブ	ワカメ	スサビノリ
グルタミン酸	4,100	90	1,330
アスパラギン酸	1,450	5	322
アラニン	150	617	1,530
グリシン	9	455	24
セリン	27	156	37
タウリン	1	12	1,210
その他のアミノ酸	229	316	201

種あるが，次の6種が主なものである．①オニコンブ：　1.5～3 mのもので釧路から羅臼にかけてとれ，羅臼コンブとも呼ばれる．だし汁用の上品質のものである．②ナガコンブ：　納沙布から釧路にかけてとれ，文字どおり長いコンブで7～8 mになる．柔らかく，シーベジタブルといわれる．コブ巻きやおでんによい．③マコンブ：　2～6 mのもので函館から室蘭にかけてとれる．だし汁用コンブとして最も品質のよいものである．④ミツイシコンブ：　日高コンブともいわれ，柔らかいのでコブ巻きやつくだ煮などに利用される．⑤ホソメコンブ：　三陸でとれる1 mぐらいのもので，トロロコンブに加工される．⑥リシリコンブ：　利尻，礼文島周辺でとれ，グルタミン酸が多く風味が強い．だし汁，つくだ煮用として利用される．

　マコンブ（素干し）の場合，成分として食物繊維（27.1 g%），カリウム（6,100 mg%）が多く，そしてヨウ素（131 mg%）は海藻の中でも飛び抜けて高い含有量を示す．コンブは遊離のグルタミン酸が多いので（表Ⅱ.24），よいだしがとれる．これを旨味成分として抽出したのが池田菊苗（1908年）である．また，干しコンブ表面の白い結晶はマンニトールで甘味を呈する．

　(2) ワカメ（若布）　　温海性で日本全国に分布しているが，出回っているほとんどのものは養殖もの（表Ⅱ.22参照）で，岩手，宮城，徳島の3県での生産が多い．北方の三陸ワカメは，茎が長くて柔らかい．南方の鳴門ワカメは，灰をまぶして乾燥させたもので，茎が短く，非常に歯ごたえがある．その他，板ワカメ（島根県）やモミワカメ（長崎県）などがある．ワカメは成熟してくると茎の両側に胞子葉ができる．これを芽カブといい，食用としている．生のワカメは褐色だが，湯通しすると緑色になるのは，赤褐色のフコキサンチンがタンパク質と離れて色を失うが，クロロフィルは熱に安定なためである．

素干しワカメの成分として，マグネシウム（1100 mg%），レチノール当量（1300 μg%），ヨウ素（7.8 mg%）が多い．また，良質のたんぱく質を含む．

（3）ヒジキ（鹿尾菜）　一般に生ではタンニンのため渋味が強いので，煮て渋味を除き，天日で乾燥して干しヒジキとする．市販品が黒いのはタンニンの酸化による．茎の部分を長ヒジキ，芽の部分を芽ヒジキという．

干しヒジキは成分として食物繊維（43.3 g%），カリウム（4,400 mg%），カルシウム（1,400 mg%），鉄（55 mg%）の含有量が高い．

（4）モズク（水雲）　粘質で柔らかい繊維状になっている．冬採りのものを食用とする．酢の物での利用が多い．

2）紅藻類

（1）ノ　リ（海苔）　アマノリ，アサクサノリ，スサビノリなどがあり，佐賀，熊本，長崎の3県での生産が多い．青黒い光沢のあるものが良質で，アオノリが付着すると商品価値が下がるので，養殖時は酸処理が行われる．現在は病気に強いスサビノリがほとんどである．いわゆる「磯の香り」は，主にジメチルジスルフィドによる．黒ノリを火であぶると緑色になるのは，紅色のフィコエリスリンが熱分解し，熱に強いクロロフィルが現れてくるためである．

アマノリ（干しノリ）の成分をみると，タンパク質（39.4%），食物繊維（31.2 g%），カリウム（3,100 mg%），鉄（10.7 mg%），レチノール当量（7,200 μg%），ビタミン B_2（2.68 mg%），ビタミン B_{12}（77.6 μg%），ビタミンC（160 mg%）が多い．また，タウリンも多く（表Ⅱ.24），血中コレステロール低下作用があるといわれる．

（2）テングサ（天草）　マクサともいわれ，仲間にオオブサ，オニクサなどがある．樹枝状で伊豆半島に多く生育している．テングサを煮出して冷却して固めたものがトコロテン（心太）である．さらに凍結乾燥させたものが寒天で，角状，ひも状，粉末状のものがある．寒天は水を加えて加熱溶解した後，冷却すると固まる性質があり，ようかん，ゼリーなどの製菓材や医療用などに利用される．紅藻デンプンのアガロース，アガロペクチンはガラクトースからなるガラクタンである．

3）緑藻類

（1）アオサ（石蓴）　美しい鮮緑色で特有の香りがあり，沖縄産のものは葉が厚くて柔らかい．乾燥粉末にしてふりかけとして利用する．

（2）アオノリ（青海苔）　全国各地の海岸に分布する．アサクサノリの養殖

場に大発生して嫌われることがある．製法により「抄青海苔」，「掛青海苔」，「もみ青海苔」がある．

(3) ヒトエグサ（一重草）　1層の細胞からなるのでこの名がある．ほとんどがいわゆる「のりつくだ煮」の原料である．

(4) カワノリ（川海苔）　川の上流の岩上に群生し，非常に柔らかい葉状体である．多くは「抄」製品とされ，高価である．

4) 藍藻類

スイゼンジノリ（水前寺苔）　淡水に生育する．熊本市の水前寺の名産で，独特の風味があり，刺身のつまや吸い物の実として利用される．

1.8 きのこ類

きのことは菌類（担子菌類および子嚢菌類）の大型の子実体をいう．図Ⅱ.29に示すように，子実体は菌褶をもった菌傘とそれを支える菌柄とからなっており，菌褶の先端に胞子または子嚢をつけている．

a. 栄養的特徴

きのこの食品としての特徴は，その香りと食味である．特に，食味の主体をなすのは，その独特の歯ざわりで，これはきのこの繊維によるものである．きのこの成分は，水分90％，炭水化物6％，たんぱく質3％，脂質0.3％程度で，消化

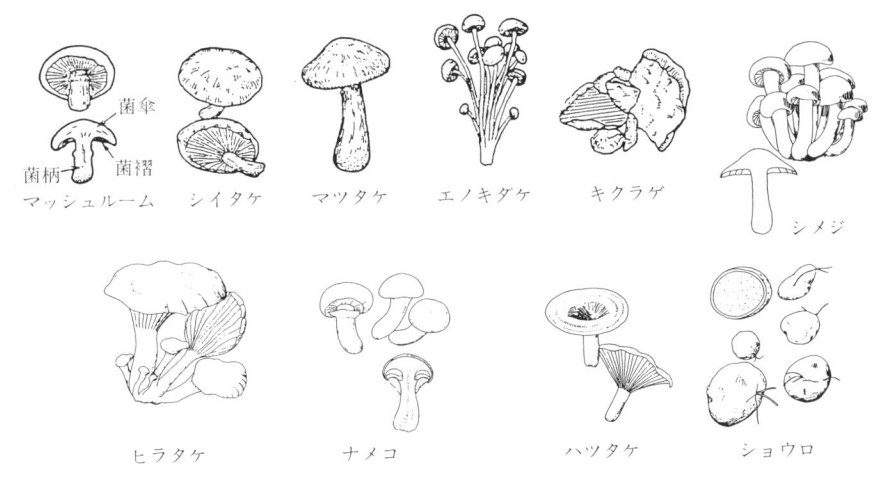

図Ⅱ.29　きのこ（女子栄養大学出版部，食用植物図説，1970）[43]

はあまりよくなく，栄養素のバランスも悪い．栄養成分としてはミネラル中のカリウムが多い．また，ビタミン A, E, K は含まないが，ビタミン B_1, B_2, ナイアシンは含んでいる．シイタケやヒラタケはビタミン C を含む．特に，プロビタミン D_2 のエルゴステロールを多量に（乾物中に約 0.2%）含む．固形物の主成分は糖質であって，大部分は食物繊維で，そのほかの糖質はマンニットとトレハロースである．非たんぱく態として，アミノ酸類やアデニン，コリンなどの塩基が存在する．

生きのこは水分が多く，また酵素類も多く，その活性も高いので変質しやすい．したがって，冷蔵，冷凍のほか，水煮してびん詰，缶詰にするか，または乾燥して貯蔵，利用される．

b. 種　　類

わが国に自生する食用きのこだけでも 300 種以上知られており，人工栽培されている食用きのことしては，シイタケ，ナメコ，エノキタケ，ヒラタケの 4 種が主流である．ほかに，マッシュルーム，キクラゲ，シロタモギタケ，マイタケなどがある．一方，天然の食用きのことしては，マツタケ，シメジ，センボンシメジ，キシメジ，ハツタケ，ショウロ，クリタケ，コウタケなどがある．

(1) シイタケ　　ミズナラ，クリ，クヌギなどの広葉樹の枯れ木に寄生するわが国特産のきのこで，新鮮なものは生食されるが，多くは乾燥して，干しシイタケとされる．乾燥するとき，よく日光に当てると，エルゴステロールがビタミン D_2 になるが，市販の干しシイタケは，一般に火力乾燥によってつくられている．生シイタケを乾燥すると風味がよくなるが，これは乾燥の過程でリボ核酸が加水分解されて呈味成分の 5′-グアニル酸が生ずること，および香り成分のレンチオニン（$C_2H_4S_5$）が干しシイタケを水に漬けておく間に酵素的に生成するためである．旨味成分としては，ほかにグルタミン酸もある．

シイタケは，厚肉で菌傘の開かないものを「ドンコ」，品種の違いで，およびドンコでも採取適期を逸して開いたものを「コウシン」という．最上級品に天白ドンコがある．エルゴステロールは，よく開いたものに多く，特に菌傘部に最も多く含まれる．

(2) エノキタケ　　落葉闊葉樹の枯幹に寄生する．菌傘は直径 2～7 cm，表面はぬめりをもつ．発生は晩秋から早春にかけてで，低温期にとれる．おがくずを使ったびん栽培による人工培養が盛んで空調設備による温度・湿度管理が普及

し，周年供給の体制ができ上がっている．きのこ類としてはビタミン B_1，ナイアシンなどを比較的多く含む．アミノ酸と 5′-リボヌクレオチドの相乗効果で旨味がある．適度の粘性と歯切れのよさが特徴である．汁の実，和え物，煮物などに用いられる．

(3) シメジ　秋にやや乾燥した山の木の下の地面に，群がって生えることが占地(しめじ)の名称の由来である．「においマツタケ，味シメジ」といわれるように，香りよりも味がよく，マツタケに勝るといわれる．汁物，鍋物などに用いられる．生きた木の根と菌根共生をするので現在のところ人工栽培はできない．

(4) キクラゲ　本州を中心に温帯に多く，ニワトコ，クワなどの枯木に自生する．耳たぶ状あるいは釣り鐘状の膠質のきのこである．裏側に毛が密集するアラゲキクラゲのほか，シロキクラゲ，クロキクラゲなどがある．クラゲに似た弾力性に富むコリコリした感触が特徴で，好まれる．香り，味がないので，味付けが自由にでき，中国料理や日本料理によく用いられる．鉄分が豊富で，100 g 中に乾燥したシロキクラゲには 4.4 mg，乾燥したクロキクラゲには 44 mg も含まれている．そのほかのミネラル類（カリウムなど）やビタミン B 群，エルゴステロールも豊富である．

(5) マツタケ　日本原産のきのこで，秋季，赤松林に発生する．生きた赤松のひげ根と菌根共生するので，人工栽培は困難でまだ成功していない．新鮮物の特有な香気と風味および緻密な肉質を食べるときの歯ざわり，舌ざわりが好まれる．香気成分は，ケイ皮酸メチル，マツタケオール（1-オクテン-3-オール）とイソマツタケオール（イソオクテノール）であって，現在，化学的に合成され，使用されている．乾燥物中 10% 以上のマンニットを含む．旨味成分はグアニル酸やアミノ酸などである．

(6) マッシュルーム　ヨーロッパ原産のきのこで，世界的に広く栽培されている．堆肥の上に菌を植えて，暗所で栽培し，菌傘が開かない内に採取する．色は白く香気には乏しいが，柔らかな歯切れのよい触感が好まれる．グルタミン酸が多く含まれるので食味はよい．西洋料理のスープ，煮込み，炒め物など，また冷蔵やびん詰，缶詰などに利用される．

(7) その他

ヒラタケ　広葉樹まれには針葉樹の枯木や切り株に発生し，ほぼ世界的に分布している．日本では原木，おがくず栽培ともに行われている．おがくずを用いてびんで栽培すると，茎が傘の横についた野生品とは異なり，中央についた，外

観がホンシメジに似たきのこになり、市場ではシメジという名で出回っている[44]．

ナメコ 広葉樹、特にブナの倒木や切り株に発生し、ブナ林帯に広く分布している．キノコ全体に特有のぬめりがあり、日本人好みである．原木、おがくずの両方を用いて栽培が行われている．

ハツタケ 初秋の頃、赤松林に生きた赤松の根と菌根共生して生える．きのこ狩りの対象である．きのこに傷をつけると青く変色する．すまし汁や炊き込みご飯に用い、旨味がかなり強い．

ショウロ 4～5月に主として海岸の松林の中に生える．砂の中から掘り出す．淡い松の香りがあり、味は淡泊だがこくもあり、日本料理に用いられる．

マイタケ 「食べた人や、見つけた人が、舞い上がって喜んだ」ことからこの名がある[45]．ミズナラやクリなどの広葉樹の根際や切り株に発生し、ほぼ全国的に分布している．野生品は9月から10月にかけて出回るが、人工栽培品は広く市場に出回っている．味覚にすぐれ、健康食品としても注目されている．

2. 動物性食品

2.1 食 肉 類

　食肉とは獣鳥類を屠殺し，その筋肉（骨格筋）が，物理的・生化学的に変化をして，食用に適するようになったものを指し，広義には，可食内臓（畜産副生物：平滑筋，心筋）も含めている．

　食肉となる動物には各種あるが，五訂日本食品標準成分表に収載されているのは，畜肉類としてイノシシ（猪），イノブタ（猪豚），ウサギ（兎），牛，馬，クジラ（鯨），シカ（鹿），豚，めん羊（緬羊），山羊，鳥肉類としてアイガモ（合鴨），アヒル（家鴨），ウズラ，カモ，キジ（雉），シチメンチョウ（七面鳥），スズメ，鶏，ハト，フォアグラ（ガチョウの肥大化させた肝臓），ホロホロチョウ（珠鶏），その他，イナゴ，カエル（ウシガエル），スッポン，ハチ（クロスズメバチの幼虫）の25種類である．ここでは特に消費量の多い牛，豚，鶏を中心に述べる．

　食料需給表，国民栄養調査などの資料によれば，食肉の需給は現在 5,456,036 t で図 II.30 のように総体的には 26 年間で 2 倍に増加し，特に牛肉は 3.4 倍と増加

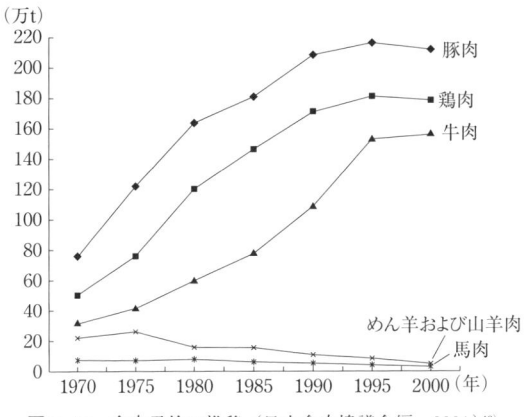

図 II.30　食肉需給の推移（日本食肉協議会編，2001）[48]

が著しく，鶏肉および豚肉もそれぞれ2.3倍，1.9倍量増加している．しかし，馬肉，羊肉および山羊肉は減少している．2001年の食肉の需給量を肉種別にしてみると，豚肉41.3%，鶏肉31.4%，牛肉26.1%で羊肉および山羊肉は0.8%，そして馬肉は0.4%にすぎない．

国民栄養調査によると，1人1日当たり肉類の摂取量は男性が89.5 g，女性が67.9 g（2000年）である．

a. 肉用家畜の種類

（1）牛 わが国で飼育されている肉用牛は，和牛（農耕用の在来種に外来種を交配して得た日本特有の牛），乳用牛，その他の牛（外来種）に区分される．和牛には黒毛和種，褐毛和種，日本短角種，無角和種などがあり，そのうち黒毛和種が90%以上を占めている．和牛は生後8～9か月の素牛を主に配合飼料で約20か月肥育し，650～750 kgに育て，屠殺し，銘柄牛の肉として販売される．乳用牛は，その大部分はホルスタイン種で，主に雄の去勢肥育牛と乳廃牛が肉用に用いられている．乳用牛は発育が早く，去勢肥育牛の場合，生後20か月肥育し，体重750 kg程度にして，食用にされる．乳用牛は，和牛よりきめが粗く一般に霜降りは少ない．また，乳廃牛の肉には硬いものがある．牛肉需給の66%が輸入牛肉で主にアメリカ産（アメリカンビーフ）やオーストラリア産（オージービーフ）である．外来品種はヘレフォード種，アバディーン・アンガス種，またはそれらの雑種のものが多い．輸入牛肉は，冷蔵肉（chilled beef：屠殺後，0℃前後で保蔵．保存期間約30日），冷凍肉（frozen beef：屠殺し2～3日冷蔵後，-18℃以下に急速凍結．保存期間1年）として輸入される．

（2）豚 精肉型品種，ハム・ソーセージなどの加工に適する加工用型品種，脂肪蓄積の早いラードタイプの品種に大別される．わが国で飼育されている豚の大部分は，主にランドレース種（大型品種，加工用型），大ヨークシャー種（大型品種，加工用型），デュロック種（精肉型）およびハンプシャー種（精肉型）の4品種を交配して得た三元交雑種や四元交雑種である．豚肉の多くは，生後6か月肥育し，体重105 kg程度にして食用とされる．豚肉の輸入は台湾，デンマークからが主で，アメリカ，カナダからも輸入される．輸入豚肉は主に冷凍肉で，大半がハム・ソーセージなどの肉製品に加工される．

（3）めん羊（緬羊） 食肉用品種の代表は，サフォーク種である．わが国では25,000頭弱が飼育されているにすぎず，羊肉のほとんどがニュージーランド，

オーストラリアから輸入されている．羊肉の生後1年未満のものをラムといい，肉色は淡く，柔らかく臭みが少ない．生後1年以上経過したものをマトンといい，肉質は硬く，特有なにおいをもち，肉色の赤みも濃い．生後1～2年の羊肉をイヤリングとよび，区別することもある．

(4) 鶏 わが国では1960年頃までの養鶏は採卵が中心で，鶏肉の大部分は採卵用品種の白色レグホンの老廃鶏であった．その後，食生活の変化で食肉の需要が高まってきたので，アメリカで開発されたブロイラー（食肉生産専門として品種改良した鶏を通常7～10週齢，体重1～2.5 kgくらいに肥育し肉用とする）産業を導入し，今日では鶏肉といえば大半がブロイラー（若鶏肉）を指している．ブロイラー用の主な品種は，白色コーニッシュ（雄）と白色プリマスロック（雌）の交配種である．ブロイラーの肉味は淡白で歯ごたえに欠けるため，歯ごたえのある肉味濃厚な地鶏や，地鶏との交配による銘柄鶏の作出が各地で行われ，「地鶏」表示による特産として売り出されている．

若鶏を肉用として出荷するまでに要する飼料は体重の約2倍量でよい．一方，肥育豚は3倍量，肥育牛は8倍量の飼料を必要とする．また，若鶏肉は大量生産，大量処理加工，大量流通が可能であり，最も安価な動物性たんぱく質といえる．

b. 食肉の処理と分割，表示

獣鳥類は屠殺して初めて食肉として利用することができる．家畜を屠殺するには，まず，家畜の頸動脈を切断して完全に放血致死させる．次に内臓摘出，肢端切断，頭部切断，剝皮し，よく水洗いする．こうしてできた骨付き肉（枝肉）を通称「丸」といい，これを背骨の中央を割って左右2分割にした半体を「半丸」とよぶ．牛の場合ではさらに横に切断して四分体とし，その前の部分を「かた」，後ろの部分を「とも」とよんでいる．

畜肉の取引きは，「牛（豚）部分肉取引規格」に定められた方法で枝肉とし，整形，カットした部分肉（正肉）の形で取引きされる．牛肉（の分割）は，半丸枝肉を「まえ」，「ともばら」，「ロイン」，「もも」の4部位に大分割し，さらにネック，かた，かたロース，かたばら，ヒレ，リブロース，サーロイン，ともばら，うちもも，しんたま，ランプ，そともも，すねの13部分肉に小分割し除骨される．豚肉（の分割）は，半丸枝肉を「かた」，「ロース」，「バラ」，「もも」の4部位に大分割，除骨し，さらにかた，ヒレ，ロース，ばら，ももに5分割され

① 牛かた　　　② 牛かたロース　　　③ 牛リブロース

④ 牛サーロイン　　　⑤ 牛ヒレ　　　⑥ 牛ばら

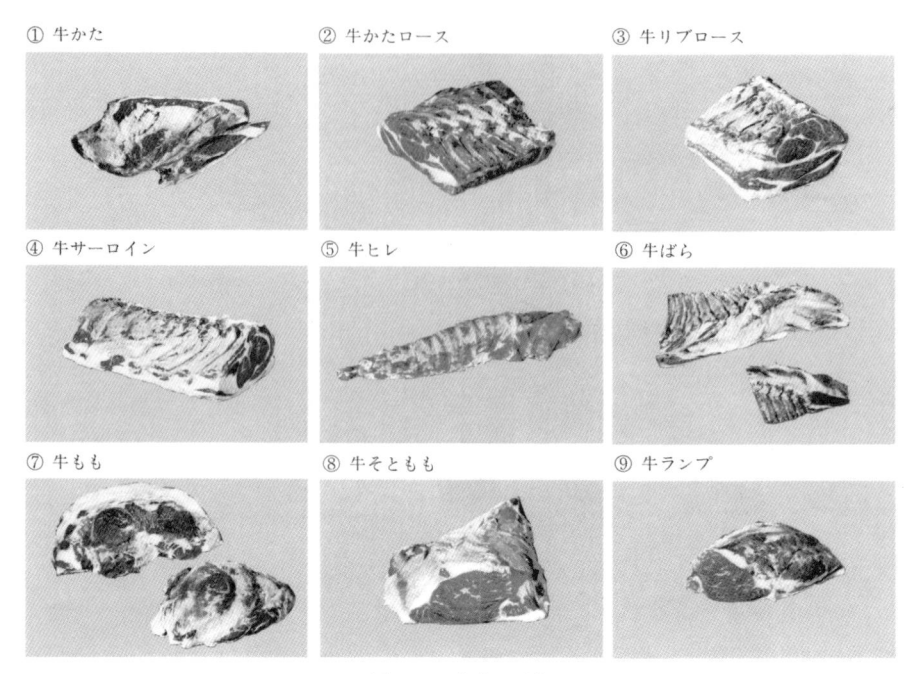

⑦ 牛もも　　　⑧ 牛そともも　　　⑨ 牛ランプ

図Ⅱ.31　牛肉の正肉

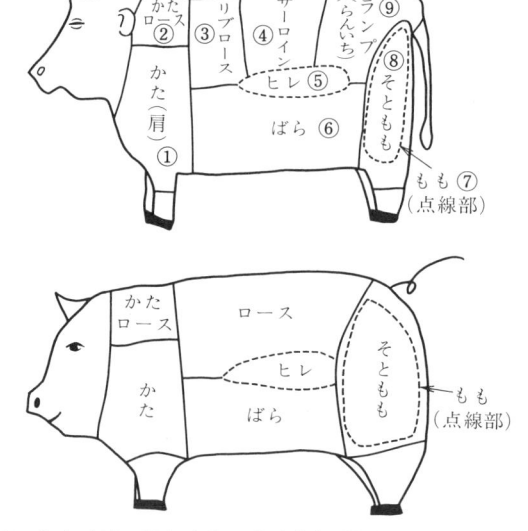

図Ⅱ.32　牛肉（上），豚肉（下）の部分肉名（点線部は内側の部位を示す）

る．食肉小売店では，各部位の正肉をさらに小さいかたまりやスライスした「精肉」として市販する．店頭表示は農林水産省が定めた「食肉小売品質基準」によって牛肉では9部位名で豚肉では7部位名に統一されている（図Ⅱ.31，Ⅱ.32）．

鶏肉についても「食鶏小売規格」が定められている．この規格は，国内産の「若鶏：3か月齢未満」および「親：5か月齢以上」について適用される．小売規格は解体品（食鶏を屠殺，血抜き，除羽根，内臓除去後，解体した部分肉）30品目につい

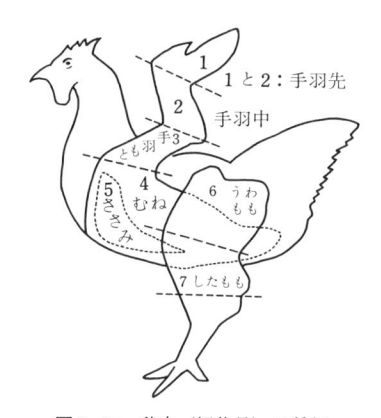

図Ⅱ.33 鶏肉（解体品）の種類

表Ⅱ.25 牛肉の各部位の特徴と利用法

部位名	特徴	適した料理
①牛かた	ほとんど赤身肉で脂身が少ない．やや肉が硬い．味は濃厚	角切りにしてスープ，シチューやカレー．薄切りにしてすきやき，しゃぶしゃぶ，焼肉など
②牛かたロース	多少すじっぽさがあるが，脂肪が適度に交雑していて風味がたいへんよい	薄切りにしてしゃぶしゃぶ，すきやき，香味焼き，煮込み料理など
③牛リブロース	肉のきめが細かく，霜降りが多い	ローストビーフ，ステーキなど
④牛サーロイン	肉のきめが細かく柔らかい．ヒレとならぶ最高部位．加熱した際の香りがたいへんよい	ステーキ，ローストビーフ，しゃぶしゃぶなど
⑤牛ヒレ	きめが細かくたいへん柔らかい．脂肪が少なく，あっさりとした味	ステーキ，ローストビーフ，ビーフカツなど
⑥牛ばら (かたばら，ともばらをいう)	肉のきめが粗く硬い．脂肪が適度にあり，味は濃厚	角切りにしてシチュー類，ポトフ，薄切りにしてカルビ焼など
⑦牛もも (うちもも，しんたまをいう)	肉のきめがやや粗いが味はきわめてよい．赤身肉	煮物・煮込み類など
⑧牛そともも	肉のきめがやや粗く，肉質もやや硬い	薄切り・細切りにして炒め物類など．コンビーフ
⑨牛ランプ (らんいち)	柔らかい赤身肉．風味がすぐれている	刺身，タルタルステーキ，焼肉など

備考：業者間で取引きされるネック，スネなどの部位については，ひき肉やハンバーグなどの加工肉に利用され，部位名での市販はほとんどされていない．なお，ネックはひき肉，ハンバーグ，スープに，スネは主にスープや煮込み料理用に用いられる．

表Ⅱ.26　豚肉の各部位の特徴と利用法

部位名	特徴	適した料理
豚かた	肉のきめがやや粗く硬い．肉の色も他の部位と比べて濃いめ．筋肉間脂肪が多少ある	シチュー，カレーなど
豚かたロース	赤みを帯びたピンク色できめがやや粗く硬め．こくのある濃厚な味で豚肉の中で最もおいしい部位	とんかつ，しょうが焼，ローストポーク
豚ロース	きめが細かく適度に脂肪があり柔らかい	とんかつ，ローストポーク，ソテー，酢豚，照焼
豚ヒレ	最もきめが細かく柔らかな最上部位．味があっさりしている赤身肉	とんかつ，ソテー，ステーキ
豚ばら（かたばら，ばら）	脂身と赤身肉が交互に三層になっている．コクのある濃厚な味．骨付き「スペアリブ」の骨周辺の肉は特によい味	角煮，シチュー，豚汁，酢豚
豚もも（うちもも，しんたま）	肉のきめが細かく赤身の肉．脂肪の少ない部位	炒め物，煮込み，ローストポーク
豚そともも	肉のきめはやや粗く，色も濃いめの赤身肉．脂肪が少ない．あっさりした味	豚汁，煮込み

て形態，名称を定め，生鮮品については特選品と標準品の2等級とし，形態，肉づき，脂肪のつき方，鮮度などについて品質基準を定めている．また販売に際しては，「生鮮品」，「凍結品」（−18℃以下で貯蔵），「解凍品」（凍結品を解凍したもの）別に表示しなければならない．図Ⅱ.33に鶏の部分肉名を示す．

　牛肉，豚肉，鶏肉の各部位の特質を表Ⅱ.25〜Ⅱ.27に示す．

　牛，豚，鶏それぞれから生産される食肉（精肉）の割合（歩留り）は，生体を100％とすると平均で牛37％，豚52％，若鶏（皮を含む）65％である．

c. 食肉の特徴

　食肉の品質には，動物の品種，性別，年齢，肉部位，肥育方法，飼料などによって差がある．

　(1) 牛肉　和牛の雌牛と去勢牛の肉は，赤褐色で光沢があり，肉質のきめは細かくしまっていて，その切り口は滑らかな感じがある．また，脂肪が肉内に細かく網目状になり，全面に霜のように白い斑点となって沈着している肉を霜降り肉とよぶ（図Ⅱ.34）．この霜降り肉は最上肉で和牛の銘柄牛（松阪牛，近江牛など）や鯨の尾肉にみられる．老牛や雄の成牛肉は色が濃く，暗赤色で，脂肪は

表Ⅱ.27　鶏肉の各部位の特徴と利用法

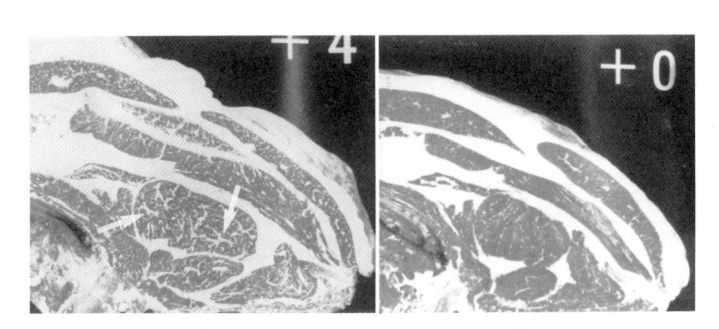

部位名	特徴	適した料理
手羽	「手羽もと」,「手羽なか」,「手羽さき」に分けられる.ゼラチン質,脂肪が多く色は白くて柔らかい肉質.「手羽もと」より「手羽さき」のほうがより濃厚な味	揚げ物,煮込み料理,焼物
むね肉	胸の部分の肉.骨なしと骨付きがある.柔らかく脂肪が少なく,たんぱく質が多い.淡泊な味が特徴.色が白っぽいので「ホワイトミート」,「白身」とも呼ばれている	から揚げ,フライ,照焼,つけ焼,焼きとり
もも肉	骨付きと骨なしがある.骨付きもも肉をレッグといい,ももの中央の関節で切り離した先の細いほうをドラムスティックという.むね肉に比べ味にコクがある.肉質は硬め	照焼,ローストチキン,フライ,から揚げ,カレー,シチュー
ささみ	鶏肉,鶏内臓類の中でたんぱく質が一番多く含まれ,アミノ酸バランスがよい部位.白身の肉.柔らかであっさりとした味	真ん中に1本硬いすじがあり,口当たりが悪いので,必ず取ってから調理する.新鮮なものは刺身,サラダ,和え物,すり身,わん種
皮	脂肪とたんぱく質に富み,特殊な歯ざわりもある.加熱によりコクをだす	だし,酢の物,和え物,煮込み,炒め物

肥育牛(霜降り肉)　　　　　　普通牛

図Ⅱ.34　牛肉(ロース)の脂肪交雑の比較
サシの最良状態を+5とする.(左)+4,(右)+0.矢印は交雑した脂肪を示す.

黄色を帯びている.肉質のきめは粗い.このような肉は一般に硬くてまずい.子牛肉や若齢肥育した乳牛の去勢牛の肉は,淡赤色で筋肉内への脂肪蓄積が少なく,肉質のきめは細かい.このような肉は水分が多く柔らかいが風味に乏しい.

(2) 豚　肉　　肉色は淡灰紅色で光沢があり，肉は柔軟で肉質のきめが細かく異臭がなく，脂肪は白色に近く，滑らかでしまりがあり，肉中に適度に交雑しているのが，良質の肉である．肉色が淡く（pale），肉質が柔らかく（soft），しまりのない，溶出液の多い（exudative）状態の豚肉はPSE豚肉（pale soft exudative meat，ふけ肉ともいう）とよばれ，加熱調理後，水分の保持力の低い肉で品質の悪い肉である．肉色が紅黒くなっているのは老齢のもので，肉質のきめが粗くて硬い．

(3) 羊　肉　　橙赤色で，肉質のきめは細かい．脂肪は白色で硬い．めん羊肉特有のにおいがある．ラムはマトンより肉質が柔軟で風味があり良質である．

(4) 鶏　肉　　鶏肉は肉質のきめが細かく緻密である．脂肪は皮下，内臓に多く蓄積されていて鮮黄色である．胸肉のささみは灰黄色でつやがあり，脂肪が少なく味は淡白である．腿部は灰紅色で特有の風味がある．若鶏の肉は柔らかいが，老廃鶏，雄の成鶏の肉は硬い．

d.　食肉（筋肉）の構造

家畜の筋肉は，横紋筋（顕微鏡下で縞模様を示す）と平滑筋（縞模様を示さない）に大別される．横紋筋は随意筋ともよばれ，骨格全体を覆う骨格筋と心筋がこれに属する．平滑筋は，不随意筋ともよばれ，内臓や血管などを構成する．食用とする筋肉は主に生体の30〜40%を占めている骨格筋であるが，心筋や舌，肝臓，腎臓，胃，腸，尾などの平滑筋も食する．骨格筋の構造を図Ⅱ.35に示す．

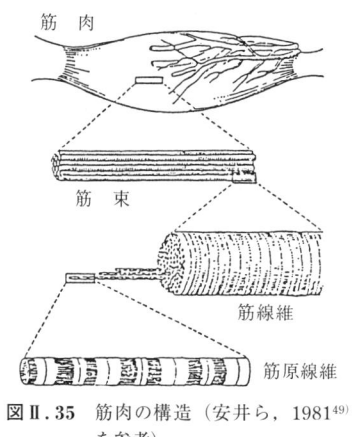

図Ⅱ.35　筋肉の構造（安井ら，1981[49]）を参考）

e.　食肉の成分

食肉の化学的組成は動物の種類，品種，性別，年齢，部位，栄養状態などによって違ってくる．

食肉の主成分はたんぱく質と脂質である．たんぱく質含量は，食肉の種類や部位にほとんど関係なく20%前後含まれている．脂質は成分中，最も変動が大きい．脂質含量と水分含量は逆比例して，脂質含量の多い肉は水分含量が少ない．一般に幼動物の肉は水分が多く脂肪が少ない．炭水化

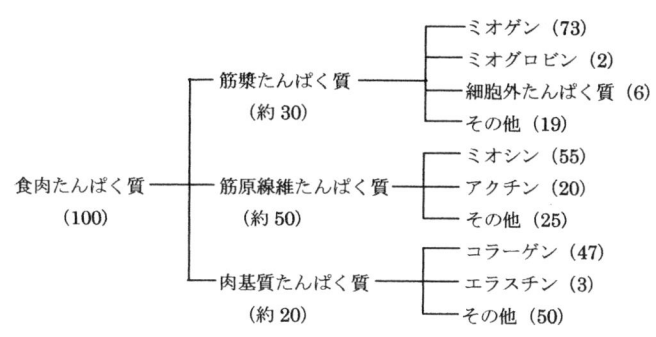

```
食肉たんぱく質 ─┬─ 筋漿たんぱく質 ─┬─ ミオゲン (73)
  (100)       │  (約 30)        ├─ ミオグロビン (2)
              │                 ├─ 細胞外たんぱく質 (6)
              │                 └─ その他 (19)
              │
              ├─ 筋原線維たんぱく質 ─┬─ ミオシン (55)
              │  (約 50)           ├─ アクチン (20)
              │                    └─ その他 (25)
              │
              └─ 肉基質たんぱく質 ─┬─ コラーゲン (47)
                 (約 20)          ├─ エラスチン (3)
                                  └─ その他 (50)
```

図Ⅱ.36 食肉たんぱく質の組成（谷口ら，1977[50]）を改変）
（ ）内の数値はそれぞれの割合を示す．

物は，生理学的には重要な役割をしているが，量的には非常に少ない．

(1) たんぱく質 食肉のたんぱく質は，塩溶液への溶解性に基づいて，筋漿たんぱく質，筋原線維たんぱく質，肉基質たんぱく質に大別される．前二者は栄養価の高いたんぱく質である．図Ⅱ.36に食肉中のたんぱく質組成を示す．

① 筋漿たんぱく質： 筋原線維間に存在し，水または希薄な塩溶液に可溶なたんぱく質で，その内，最も多いのはミオゲン（解糖系に関与する酵素）で，その他，グロブリンX，各種酵素，ミオグロビン，ヘモグロビンなど約50種のたんぱく質が含まれる．ミオグロビンは色素たんぱく質で，赤血球に含まれるヘモグロビンとともに，肉の色と密接な関係があり，同時に筋肉細胞内で酵素の貯蔵をつかさどる重要なたんぱく質である．

② 筋原線維たんぱく質： 全たんぱく質の約50％を占め，主成分はミオシンとアクチンである．両者が結合してアクトミオシンになり，筋収縮に関与する．その他筋収縮調節に関与するたんぱく質にはトロポミオシン，トロポニン，骨格たんぱく質のコネクチンおよびネブリンなどがある．

③ 肉基質たんぱく質： 腱，血管壁，筋膜などの結合組織を構成する硬たんぱく質で，コラーゲン，エラスチンなどがある．最も多いコラーゲンは水を加えて長時間加熱すると軟化してゼラチンに変化し，消化酵素の作用を受けやすくなる．しかしエラスチンは水とともに加熱しても可溶化しないし，酵素に対する抵抗性が強いので消化吸収されない．筋肉間の結合組織にエラスチンの含有量の多い食肉は硬い．

④ 食肉たんぱく質の栄養価： 常食される食肉のアミノ酸スコアは100であり，良質のたんぱく質源である．ただし，ゼラチンはトリプトファンおよび含硫

アミノ酸のシスチンを全く含まず，アミノ酸スコアは0である．

(2) 脂　質　　食肉の成分中で，脂質含量は変動が最も大きく，数%の赤肉から50%程度の霜降り肉まである．たとえば，和牛肉ではそとももの赤肉の8.7%からばら肉脂身付きの50.0%までの幅がある．

畜肉の脂質は，皮下，腎臓周囲，筋肉間などに存在する蓄積脂質と，筋肉組織内，臓器組織などに含有している組織脂質に分けられる．蓄積脂質の約90%は中性脂肪であるが，その含量や性質は動物の年齢，栄養状態や飼料などによって大きく変動する．家畜（特に牛）を肥育すると，筋肉中にある筋束の周囲の結合組織に脂肪が沈着し，筋肉内脂肪となる．このうち，前述したように，サシ（脂肪交雑）の入った肉を霜降り肉とよぶ（図II.34参照）．

肉類の旨味は，アミノ酸やその他の含窒素有機物が関与しているが，筋肉内脂肪の量も大きく影響する．これは，一般に乳用牛よりも脂肪含量の高い和牛が，もも肉よりも脂肪含量の高いリブロース，サーロインが，また筋肉内脂肪のサシの状態が細かいほど，美味な肉としてそれぞれ高価に取引きされていることからも理解できる．

肉の脂肪を構成する脂肪酸は表II.28に示すように，最も多く含まれるのは一価不飽和脂肪酸のオレイン酸，次いで飽和脂肪酸のパルミチン酸，ステアリン酸である．必須脂肪酸であるリノール酸が，牛肉，羊肉に比べて豚肉，鶏肉に多く含まれている．この表でわかるように脂肪酸組成は食肉の種類により異なっており，脂肪の融点にも影響する．融点は牛脂（ヘット）45～50℃，豚脂（ラード）28～48℃，羊脂44～55℃，鶏脂20～25℃とかなりの違いがある．舌ざわりには，脂肪の融点が影響し，豚肉と牛肉を比べると豚脂の融点の方が人の舌の温度に近いため，食したときの舌ざわりがよく，美味といわれている．

組織脂質は，中性脂肪は少なく主成分はリン脂質で，ほかにコレステロール，糖脂質よりなる．飼育状態などの外的因子による変動は少ない．肉組織中でリン脂質は全脂質の5～10%を占め，このリン脂質は高度不飽和脂肪酸を多く含むので，肉の貯蔵中に酸化されやすく肉の風味低下の一要因となっている．

食肉中のコレステロールは牛肉で53～110 mg%，豚肉で61～88 mg%，鶏肉で52～140 mg%含み，さらに牛，豚，鶏などの内臓類ではほとんどのものが200 mg%以上，特に鶏の肝臓には370 mg%と多く含まれ，生活習慣病予防の観点からも多食には注意を要する．

(3) 炭水化物　　食肉中の炭水化物は1%以下で少ない．グリコーゲンが最も

表 II.28 食肉の脂肪酸組成

| | 種類
脂肪酸 | | 牛(かた脂身つき) | | | 豚大型種
(かた脂身つき) | 羊(ロース) | | 鶏(むね皮付き)
若鶏 |
			和牛	乳用肥育牛	輸入牛		マトン	ラム	
脂肪酸[*1] (g)	脂肪酸総量		19.54	16.39	8.05	12.43	13.08	14.59	9.30
	飽和脂肪酸		7.26	6.77	3.77	4.65	6.55	7.62	3.15
	不飽和脂肪酸								
	一価		11.52	8.50	3.85	6.22	5.76	6.36	4.51
	多価		0.76	1.12	0.43	1.56	0.77	0.61	1.64
脂肪酸組成[*2] (g)	デカン酸	$C_{10:0}$	0	0	0	0.1	0.1	0.1	
	ラウリン酸	$C_{12:0}$	0.1	0.1	0.1	0.1	0.1	0.2	
	ミリスチン酸	$C_{14:0}$	3.2	3.6	3.6	1.6	2.7	3.4	1.0
	ミリストレイン酸	$C_{14:1}$	1.6	2.4	2.2	0.1	0.3	0.4	0.3
	ペンタデカン酸	$C_{15:0}$	0.3	0.4	0.4	0.1	0.6	0.5	0
	パルミチン酸	$C_{16:0}$	27.8	28.4	27.9	24.6	26.8	22.7	23.6
	パルミトレイン酸	$C_{16:1}$	6.6	8.2	7.7	3.4	2.2	2.3	7.0
	ヘプタデカン酸	$C_{17:0}$	0.6	0.6	0.7	0.3	1.1	1.1	
	ヘプタデセン酸	$C_{17:1}$	0.8	0.9	1.0	0.3	0.3	0.6	0.1
	ステアリン酸	$C_{18:0}$	10.3	9.3	9.8	11.9	18.4	19.7	6.2
	オレイン酸	$C_{18:1}$	46.2	43.0	43.3	45.0	41.2	42.5	43.3
	リノール酸	$C_{18:2}$	2.0	2.6	2.7	10.2	4.3	4.2	15.0
	リノレン酸	$C_{18:3}$	0	0.1	0.1	0.5	1.2	1.6	0.8
	オクタデカテトラエン酸	$C_{18:4}$							0.1
	アラキジン酸	$C_{20:0}$				0.2	0.2	0.3	0.2
	イコセン酸	$C_{20:1}$	0.3	0.3	0.3	0.7	0.1	0.1	0.8
	イコサジエン酸	$C_{20:2}$				0.4	0.1	0.1	0.1
	イコサトリエン酸	$C_{20:3}$	0.1	0.1	0.1	0			0.1
	アラキドン酸	$C_{20:4}$	0.1	0.1		0.4	0.3	0.4	0.5
	イコサペンタエン酸	$C_{20:5}$							0.3
	ドコサペンタエン酸	$C_{22:5}$							0.1
	ドコサヘキサエン酸	$C_{22:6}$							0.5

[*1] 五訂日本食品標準成分表,2000[1)] より (可食部 100 g 当たりの量),[*2] 日本食品脂溶性成分表,1998[46)] より (脂肪酸総量 100 g 当たりの量).

多く,グルコース,フルクトース,リボースなど遊離型で存在する糖は微量である.結合組織,皮下組織,軟骨,腱などにムコ多糖類(コンドロイチン硫酸,ヒアルロン酸など)や糖たんぱく質として含まれる.

動物を屠殺すると,グリコーゲンは嫌気的解糖作用により乳酸に分解されるので食肉中のグリコーゲンの含量は 0.1～0.2% 程度である.しかし,馬肉には約 1% 含まれているのが特徴である.

(4) ミネラル 食肉中の無機質含量は動物の種類に関係なく 1% 前後である.カリウム,リン,ナトリウムが多く,カルシウムが少ないことに特徴がある.副

生物の肝臓は普通肉に比べて，無機質含量が高く，特に鉄と銅が多い．無機質は屠殺後の肉質に影響を与え，カルシウム，マグネシウム，亜鉛などの二価の金属は肉の保水性と関係があるので，肉加工の面からも重要である．

(5) ビタミン　食肉中のビタミンは表II.29に示すようにビタミンB群に富み，特に豚肉のビタミンB_1含量は赤肉部に多く，大型種の赤肉（生）で0.72〜0.98 mg%，中型種の赤肉（生）で0.82〜1.22 mg%と，ほかの動物の数倍も含まれ，すぐれたビタミンB_1給源である．食肉中にはビタミンA，Cは少ないが，肝臓中にはこれらのビタミンも豊富に含まれている．ビタミンDは一部の肉類（猪豚，輸入牛肉の一部，豚肉のかた脂身，鯨のうねす）を除いて含まれていない．

ハム・ベーコン・ソーセージ類はビタミンC含量（ロースハム 50 mg%，ベーコン 35 mg%，ウィンナーソーセージ 10 mg%）が高い．これは製造過程で酸化防

表II.29　食肉のビタミン含量（可食部100 g当たり）（五訂日本食品標準成分表，2000）[1]

種類	レチノール当量	D	E	K	B_1	B_2	ナイアシン	B_6	B_{12}	葉酸	パントテン酸	C
	(……μg……)	mg	μg	(………………mg………………)					(……μg……)	(……mg……)	
牛（乳用肥育）皮下脂肪なし												
かたロース	4	0	0.4	6	0.09	0.21	4.3	0.34	2.3	7	1.15	1
かたロース	7	Tr	0.5	8	0.06	0.17	3.7	0.22	1.7	7	0.85	1
リブロース	13	Tr	0.4	9	0.05	0.13	4.2	0.23	1.1	6	0.67	1
サーロイン	7	0	0.4	6	0.06	0.11	5.9	0.43	0.8	7	0.72	1
もも	2	0	0.5	4	0.08	0.21	5.1	0.33	1.2	9	1.06	1
ランプ	5	0	0.6	6	0.09	0.20	3.9	0.31	1.7	6	0.98	1
牛肝臓	1,100	0	0.3	1	0.22	3.00	13.5	0.89	52.8	1,000	6.40	30
豚（大型種）皮下脂肪なし												
かた	4	Tr	0.3	1	0.71	0.25	5.3	0.34	0.4	2	1.23	2
かたロース	6	Tr	0.4	2	0.66	0.25	3.7	0.30	0.4	2	1.23	2
ロース	5	Tr	0.3	2	0.75	0.16	8.0	0.35	0.3	1	1.05	1
もも	3	Tr	0.3	2	0.94	0.22	6.5	0.32	0.3	2	0.87	1
豚肝臓	13,000	1	0.4	Tr	0.34	3.60	14.0	0.57	25.2	810	7.19	20
鶏（若どり）												
手羽(皮つき)	59	Tr	0.3	51	0.04	0.11	4.8	0.27	0.3	9	1.01	2
むね(皮つき)	32	Tr	0.2	35	0.07	0.09	10.6	0.45	0.2	7	1.96	2
むね(皮なし)	8	0	0.2	14	0.08	0.10	11.6	0.54	0.2	8	2.32	3
もも(皮つき)	39	Tr	0.2	53	0.07	0.18	5.0	0.18	0.4	11	1.68	3
もも(皮なし)	18	0	0.2	36	0.08	0.22	5.6	0.22	0.4	14	2.06	4
ささ身	5	0	0.2	14	0.09	0.11	11.8	0.60	0.1	10	3.08	2
鶏肝臓	14,000	Tr	0.4	14	0.38	1.80	4.5	0.65	44.4	1,300	10.10	20

止用としてアスコルビン酸ナトリウム(ビタミンC物質)を添加するためである.

(6) エキス分　食肉を加熱したときに溶出してくる成分をエキス分という.これを濃縮してペースト状や粉末状にした「肉エキス」は,いろいろな料理の風味づけに広く用いられる.エキス分量は肉の種類により異なり約2～4.5%ほど含まれる.エキス成分中のイノシン酸,遊離アミノ酸のグルタミン酸が旨味成分の主体をなしている.

f. 肉の化学変化

(1) 死後硬直と軟化・熟成　動物を屠殺すると,筋肉は時間の経過に伴い伸張性を失って硬い状態になる.この現象を死後硬直という.死後硬直は主に次の原因によって起こる.生きているときの筋肉はほぼ中性(pH 7.0～7.2)であるが,屠殺すると筋肉への酸素の供給が断たれるため,時間の経過につれて筋肉中のグリコーゲンの分解(解糖)作用により乳酸が生成し,pHが低下してくる.屠殺直後はpH 7付近であったが徐々に低下し,最終的にはpH 5.5近くまで変化する.筋肉が酸性になると酸性ホスファターゼが作用してアデノシン三リン酸(ATP)が分解し,これに伴い筋原線維たんぱく質のミオシンとアクチンが結合してアクトミオシンになるので筋肉は収縮して硬直が起こる.その際,pHは解糖に関する酵素系が不活性となる5.0付近まで低下する.pHの低下は肉の保水性に影響を与える.図II.37に示すように,筋肉中にある水分は収縮の程度に伴って液汁の形で出てくるので,硬直の最大期(死後12～24時間)には遊離液汁量が最も多くなり,保水力は最小となる.硬直時の肉は加熱調理しても硬くてまずいし,保水力が小さいため加熱損失が大きい.

硬直した肉を貯蔵しておくと,徐々に硬直が解けて,再び柔らかくなる.この間に,肉の保水性が高まり,pHは上昇し,味や香りもよくなってくる.この変化していくことを熟成(aging)という.熟成は肉自身に含まれるCa^{2+}や数種のプロテアーゼによる筋原線維構造の変化に起因する.アクチン-ミオシン間の結合の脆

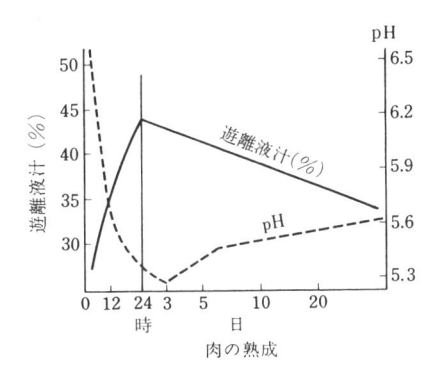

図II.37　肉の熟成とpH,保水力の変化
(E. Wierbickiら,1956)[51]

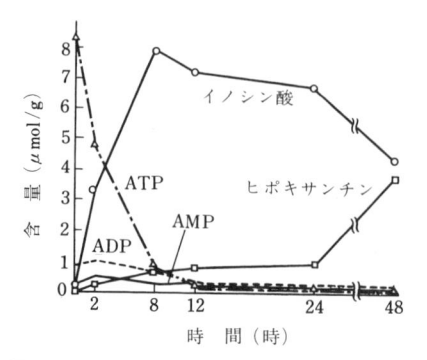

図Ⅱ.38 ニワトリ胸筋肉中のヌクレオチド含量の変化 (Terasaki ら, 1965)[52]

弱化および α-コネクチンの β-コネクチンへの変化が主要因となっている.

食肉の貯蔵中, 図Ⅱ.38 のように ATP の減少に伴ってイノシン酸 (IMP) が増加する. また, 遊離アミノ酸とペプチドも増加し, 前者は IMP とともに旨味と肉様の味の増強を, 後者はまろやかさの増大をもたらす.

肉の熟成に要する期間は, 動物の種類や大小, 貯蔵温度などの条件で異なるが, 2～4℃に貯蔵した場合, 牛で約 14 日, 豚や馬で約 7 日, 鶏で約 1 日間といわれている.

(2) 色の変化 食肉の色は主として筋肉中に含まれる色素たんぱく質のミオグロビンによる. ほかに一部血液中のヘモグロビンも関与する.

筋肉中のミオグロビン含量は, 動物の種類や年齢によってかなり異なる. 豚肉約 0.06%, 羊肉 (ラム) 約 0.25%, 牛肉約 0.50%, 馬肉約 0.80% で, ミオグロビン含量の高い馬肉や牛肉は豚肉や羊肉に比べて肉色は濃い. ミオグロビン含量は同じ動物の肉でも部位によっても異なる. 豚の赤肉部で約 0.15%, ももの白肉部では約 0.05% である.

ミオグロビンは, もともとヘモグロビン同様, 暗紫色を呈している. 新鮮な肉の切り口がいくぶん暗い赤色を呈しているのは, ミオグロビンが酸素と結合していないためで, しばらく放置すると酸素と結合して鮮紅色のオキシミオグロビンとなる. しかし, さらに放置しておくと褐色に変化してくる. これはヘム中の二価の鉄が三価の鉄に酸化されて褐色のメトミオグロビンに変化するからである.

肉や肉製品に細菌が繁殖すると, 肉は緑色を呈するようになる. これはミオグロビンが分解して緑色のスルホミオグロビンを生ずるようになるからであり, 食用不適となる.

肉ミオグロビンの加熱変化および肉製品の色の固定については, 第Ⅰ編 5.2 節参照.

(3) 香り 食肉の香りには生鮮香気と加熱香気がある. 生鮮香気は生肉の状態で感じられるものであり, 畜種に特異的なものが多い. 熟成前の生肉は酸臭や血液臭, 体液臭がある. しかし成熟するにつれてこれらの臭みは減少する. そ

れは熟成により生成したカルボニル化合物，アンモニアその他の生成物などが熟成前のにおいをマスキングすると考えられる．なお，牛肉を低温で 25 日間熟成するとミルク臭に似た甘い香気「生牛肉熟成香」が生ずる．この香りの生成には牛肉常在菌 *Brochothrix thermosphacta* が関与し，パルミトレイン酸やオレイン酸から生成される．

　加熱香気には，牛肉では水煮したときに生ずるボイル臭と直火や高温の鉄板上で焼いたときに生成するロースト臭がある．ボイル臭は主としてフラン化合物で，ロースト臭はピリジン，ピラジン，ピロールなどの複素環式化合物による．また加熱香気成分は，含硫化合物が主で，チオール，スルフィド，チオフェンなどは水煮した牛肉に多く，ローストではチアゾールが主である．加熱香気成分は主にアミノカルボニル反応，脂質酸化反応や遊離アミノ酸，ペプチド，糖の熱分解反応により生成される．

g. 肉 製 品

　食肉を主原料としてつくられる食肉製品（食肉加工品）の種類はきわめて多いが，わが国で生産量の多いものは，ハム類，ソーセージ類，ベーコン類，ハンバーグステーキ類，チルドミートボールおよびコンビーフである．これらの肉製品に対して日本農林規格（JAS）が設けられており，製造されたときのそれぞれの製品の品質を保証している．表Ⅱ.30 に JAS で定められている肉製品の種類，規格の一部を示す．

　ベーコン類とハム類はいずれも豚肉のみを原料としているが，両者の主な相違は次の点である．

　① ベーコン類はすべて塩漬し，燻煙したものであり，ケーシングに充てんしない．これに対してハム類は塩漬はすべて行うが，燻煙はしないものもある．また一部を除いて，ハム類はケーシングに充てんする．

　② 骨付きハム以外のハム類は水煮（クッキング）を行うが，ベーコン類は行わない．

　ソーセージ類は，食肉の利用に際して生ずるくず肉を活用した食品である．JAS には 12 種類あるが，これ以外にも多くの種類がある．コンビーフは，外国では牛肉を塊状のまま缶に詰めているが，わが国の製品の多くは牛肉，または牛肉および馬肉を合わせたものを塩漬し，煮熟した後ほぐして味付けして缶詰にしたものである．

表Ⅱ.30 JASおよび特定JAS*による食肉製品の種類と特徴（日本農林規格品質表示基準（食品編），1992）[47]

種類	品名	原料肉	特徴	備考
ベーコン類	ベーコン（上級，標準）*	豚ばら肉	製造工程で塩せきし，くん煙をする．保存料，殺菌料は使用してはいけない．熟成ベーコン類*は原料肉を0℃以上10℃以下の温度で5日間以上塩漬し，肉中の色素を固定し，特有の風味を十分醸成させたもの	赤肉中の水分が上級70%以下，標準70%以下
	ロースベーコン*	豚ロース		製品中の水分65%以下
	ショルダーベーコン*	豚肩肉		
	ミドルベーコン	豚胴肉		製品中の水分65%以下，両者とも業務用に適用
	サイドベーコン	豚半丸枝肉		
ハム類	骨付きハム	もも骨付肉	製造工程で塩せきする．骨付きハム以外はケーシング等で包装した後加熱する．骨付きハムとドラミスハムは湯煮又は蒸煮の必要はない．他はくん煙又は湯煮及び蒸煮が必要．熟成ハム類及び特級のハムは保存料，殺菌料は使用してはいけない．熟成ハム類は原料肉を0℃以上10℃以下で7日間以上塩漬	製品中の水分65%以下
	ボンレスハム*	ももも肉		赤肉中の水分が特・上級72%以下，標準75%以下．赤肉中の粗たんぱく質が特級18.0%以上，上級16.5%以上
	ロースハム*	豚ロース肉		
	ショルダーハム*	豚肩肉		熟成ハム類は赤肉中の水分72%以下，赤肉中の粗たんぱく質18.0%以上
	ベリーハム	豚ばら肉		
	ラックスハム	豚肩，ロース，もも肉	ボンレス，ロース，ショルダー，ベリーハムのうち，使用する原料肉を発色剤を用いず塩づけしたもの	製品中の水分65%以下
	無塩せきハム	豚肉	製造工程ですべてケーシングに充填した後，加熱が必要	水分60%以上72%以下
	プレスハム　特級	豚・牛・馬・メンヨウ・ヤギ肉（以下畜肉と表示）		水分60%以上75%以下，豚肉50%以上使用のこと
	上級			
	標準	畜肉・家きん肉，魚肉		水分上級と同じ
	混合プレスハム	畜肉，家兎，家きん肉	製造工程でケーシングに充填したものを塩漬けし，加熱が必要	水分60%以上75%以下．畜肉・家兎・家きん肉を使用のこと
	チョップドハム	畜肉，家きん肉	畜肉・家きん肉にはつなぎを加えたものをケーシングに充填し，くん煙又はくん煙しないで蒸煮	畜肉，家きん肉の占める割合が50%以上，つなぎの占める割合50%以下

（備考）無塩せきベーコンもある（発色剤を用いず塩づけしたもの）．

表 II.30 のつづき

種類			原料	製造基準	品質基準
ソーセージ類	ボロニアソーセージ フランクフルトソーセージ ウインナーソーセージ	特級 上級 標準	畜肉, 家兎・家きん肉, 魚肉	ソーセージの製造は, 原料肉を塩づけしないでひき肉とし, 又は塩づけした後, 調味してケーシングに充填した後, 加熱または乾燥したもの. ボロニアソーセージは牛腸使用. フランクフルトソーセージは豚腸使用. ウインナーソーセージは羊腸使用. リオナソーセージは原料肉の他に種ものとして豆類, 野菜類, ナッツ, 果実などを使用	水分65%以下. 上級は原料に魚肉類を使用しないこと. 特に標準は魚肉10%以下
	リオナソーセージ 上級, 標準				
	レバーソーセージ レバーペースト	上級, 標準	上記の肉以外に肝臓		上級には原料に魚肉を使用しないこと 原料に魚肉を加えない. 肝臓50%未満 原料に魚肉を加えない. 肝臓50%以上
	セミドライソーセージ ドライソーセージ	上級 標準	畜肉, 家兎・家きん肉, 豚の脂肪 (上級は豚・牛肉, 豚の脂肪のみ)	セミドライソーセージは製造工程で加熱し又は加熱しないで乾燥. ドライソーセージは加熱しないで乾燥	水分がセミドライソーセージ55%以下, ドライソーセージが35%以下
	加圧加熱ソーセージ		畜肉, 家兎・家きん肉, 魚肉	製造工程で120℃4分間加熱殺菌	水分65%以下. 原料魚肉10%以下
	無塩漬ソーセージ		畜肉, 家兎・家きん肉, 臓器類, 魚肉鯨肉	原料を塩せきしないで製造したソーセージ	「無塩漬〇〇ソーセージ」と表示
混合	混合ソーセージ 加圧・加熱ソーセージ		畜肉, 家兎・家きん肉, 臓器類, 魚肉鯨肉	魚肉及び鯨肉の占める割合が35%以上, 水分65%以下	
チルドハンバーグ類・ミートボール類	チルドハンバーグステーキ (上級・標準)		食肉 (畜肉, 家兎・家きん肉)	チルド温度帯で冷蔵してある	上級食肉が80%以上, かつ牛肉の食肉に占める割合が30%以上で魚肉を含まないこと. 標準は食肉50%以上, 魚肉20%以下
	チルドミートボール (上級・標準)		食肉, 肝臓, 魚肉	加熱した後, チルド温度帯で冷蔵してある	上級は食肉70%以上で魚肉を含まないこと. 肉様組織の植物性たんぱく10%以下. 標準は食肉50%以上で肉組織は20%以上. また肉様組織の植物性たんぱく20%以下

*特定JASベーコン類, ハム類.

h. 鯨

海産の哺乳動物で，食用になるのは普通ヒゲクジラ類（ナガスクジラ，ザトウクジラ，ミンククジラ，イワシクジラなど）で，これを食肉としたり，また，鯨油とし，硬化して食用油脂に利用する．鯨保護の目的で捕鯨は国際捕鯨委員会で規制している．わが国では現在ミンククジラが主に食用とされる．鯨肉は畜肉に比べ高たんぱく質，高ビタミン，低脂肪，低コレステロールである．図Ⅱ.39に食用部位を示し，その特徴を表Ⅱ.31にあげる．

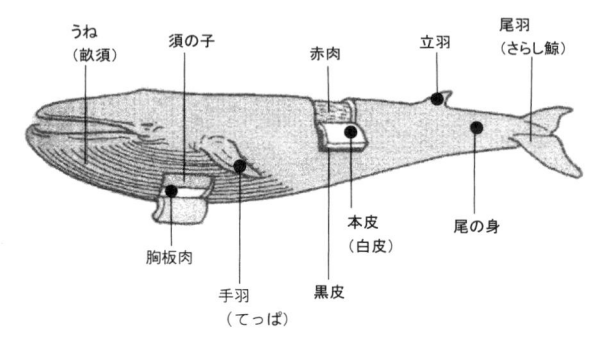

図Ⅱ.39 鯨の部位（全国調理師養成施設協会編，1998）[54]

表Ⅱ.31 鯨の部位の特徴

部 位	特 徴	
赤 肉	尾肉を除く赤身肉の総称	みそ漬け，カツレツ，しょうが焼
尾の身（尾 肉）	背すじから尾のつけ根の部分（霜降り肉）	刺身，すきやき
お ば（尾 羽）	尾の部分で白い脂肪やゼラチンを含む，さらして「さらし鯨」とする	酢みそ和え
本 皮	背の黒い皮の厚い脂肪層，脱脂して「いりかわ」とする	おでん，煮込み
うねす（畝 須）	下あごから腹側にかけてある縞状のひだの部分（うね）とすのこの部分	鯨ベーコン
すのこ（須の子）	うねの内側の硬い（結締組織）部分	缶詰
か ぶ ら 骨	上あごの軟骨	三杯酢，刺身のつま，松浦漬
鯨 油	硬化油の原料	マーガリン，ショートニング

2.2 乳 類

乳は哺乳類の乳腺から分泌した白色の液体で，幼動物に与える完全な栄養源を含む唯一の食品（母乳）である．われわれは乳幼児から成人を含めて，牛乳，山羊乳，羊乳などの乳類を有用な補助食品としても利用している．乳類の代表とし

て牛乳を中心に述べる．

a. 牛乳・乳製品の栄養的特徴

　三大栄養素の給源食品としてみると，牛乳・乳製品は乳特有のリンたんぱく質のカゼインに富み，牛乳は人乳とともにアミノ酸スコア100で，きわめて良質の食品といえる．ミネラルとして特徴的にカルシウム（Ca）を多く含み，そのほか，リン（P），鉄（Fe）も重要な構成素である．動物性食品の中で卵白とともに牛乳は貴重なアルカリ性食品であることなど多くの栄養学的特性をもっており，また栄養素密度（各栄養素含量/各栄養所要量）からみても，ほぼ完全栄養食品ということができる．

　近年，骨粗鬆症あるいは血中カルシウム濃度の低下による情緒不安定症などの対策から，諸外国に比べてCaの摂取量の不足しがちな日本人にとって牛乳・乳製品の重要性の認識が高まっている．

b. 乳類の性状

　哺乳類の乳汁はカゼイン2～3％で乳糖4～5％，灰分0.7％を含む牛乳，山羊乳など（カゼイン型乳汁）と，カゼイン1％で乳糖6～7％，灰分0.2～0.3％を含む人乳，馬乳など（アルブミン型乳汁）がある（表Ⅱ.32）．牛乳は，人乳に比べてカゼインとミネラルは多く，乳糖は少ない．一方，人乳に比べて，牛乳中のミネラルはCa 4倍，P 7倍，ナトリウム（Na）・カリウム（K）・マグネシウム（Mg）いずれも3倍と多いのに対して，銅（Cu）は逆にほぼ1/4倍である（表Ⅱ.33）．また牛乳は，人乳と比べ，飽和脂肪酸量が多く，逆に不飽和脂肪酸量が少ない．したがって，育児用食品として牛乳を用いるに当たってはこのような問題点に十分留意する必要がある．

表Ⅱ.32　各種哺乳動物の乳の組成（％）（中西ら，1972)[55]

		水　分	脂　肪	全たんぱく質	カゼイン	アルブミン	乳　糖	灰　分	備　考
牛乳	外国	87.20	3.80	3.35	2.78	0.60	4.95	0.70	
	日本	88.87	3.30	2.85	2.10	0.45	4.30	0.68	カゼイン型乳汁
山羊乳		85.71	4.78	4.29	3.20	1.09	4.46	0.76	
人　乳		87.41	3.78	2.29	1.03	1.26	6.21	0.31	アルブミン型乳汁
馬　乳		90.18	0.61	2.14	1.24	0.73	6.73	0.35	

表Ⅱ.33 乳および乳製品の成分（可食部100 g

食品名	エネルギー		水分	たんぱく質	脂質	炭水化物	灰分	無機質						
								ナトリウム	カリウム	カルシウム	マグネシウム	リン	鉄	亜鉛	銅
	kcal	kJ	(……………… g ……………)					(……………………… mg ………………………)							
生乳（ジャージー種）	80	335	85.9	3.6	5.1	4.7	0.7	55	140	130	13	110	0.1	0.4	0.01
普通牛乳	67	280	87.4	3.3	3.8	4.8	0.7	41	150	110	10	93	Tr	0.4	0.01
加工乳（低脂肪）	46	192	88.8	3.8	1.0	5.5	0.9	60	190	130	14	90	0.1	0.4	0.01
脱脂乳	33	138	91.1	3.4	0.1	4.7	0.7	50	150	100	10	95	0.1	0.4	0.01
全粉乳	500	2,092	3.0	25.5	26.2	39.3	6.0	430	1,800	890	92	730	0.4	2.5	0.04
脱脂粉乳	359	1,502	3.8	34.0	1.0	53.3	7.9	570	1,800	1,100	110	1,000	0.5	3.9	0.10
調製粉乳[*1]	514	2,151	2.6	12.4	26.8	55.9	2.3	140	500	370	40	220	6.5	2.8	0.34
無糖練乳	144	602	72.5	6.8	7.9	11.2	1.6	140	330	270	21	210	0.2	1.0	0.02
クリーム（乳脂肪）	433	1,812	49.5	2.0	45.0	3.1	0.4	27	80	60	4	50	0.1	0.2	0.02
〃 （植物性脂肪）	392	1,640	50.0	6.8	39.2	2.9	1.1	250	71	33	3	210	0.2	0.2	0.02
ヨーグルト（全脂無糖）	62	259	87.7	3.6	3.0	4.9	0.8	48	170	120	12	100	Tr	0.4	0.01
カテージチーズ	105	439	79.0	13.3	4.5	1.9	1.3	400	50	55	4	130	0.1	0.5	0.01
チェダーチーズ	423	1,770	35.3	25.7	33.8	1.4	3.8	800	85	740	24	500	0.3	4.0	0.07
プロセスチーズ	339	1,418	45.0	22.7	26.0	1.3	5.0	1,100	60	830	19	730	0.3	3.2	0.08
アイスクリーム（高脂肪）	212	887	61.3	3.5	12.0	22.4	0.8	80	160	130	14	110	0.1	0.5	0.01
〃 （普通脂肪）	180	753	63.9	3.9	8.0	23.2	1.0	110	190	140	13	120	0.1	0.5	0.01
無塩バター	763	3,192	15.8	0.5	83.0	0.2	0.5	11	22	14	2	18	0.4	0.1	0.01
人乳	65	272	88.0	1.1	3.5	7.2	0.2	15	48	27	3	14	Tr	0.3	0.03

[*1] 育児用栄養強化品，[*2] ビタミンD活性代謝物を含む量 Tr：0.3μg.

c．牛乳の特性

牛乳の外観は，乳中にカゼイン粒子（カゼインカルシウムとリン酸カルシウムの複合体）と脂肪球を含んだ乳白色の懸濁液（コロイド）である．また，牛乳は乳糖による甘味とミネラルによる苦味をもつ独特の風味を呈する．

（1）化学成分 牛乳の一般組成は水分が約87％で最も多く，固形分は約13％で，脂質3.8％と無脂乳固形分約9％（たんぱく質3.3％，炭水化物4.8％，灰分0.7％，ビタミンなど）からなる（表Ⅱ.33，図Ⅱ.40）．

① たんぱく質： 乳たんぱく質3.3％のうち，7～8割がカゼインで，残りが乳清（ホエー）たんぱく質である．カゼインは α，β，γ などのたんぱく質の混合物で，α-カゼイン55％，β-カゼイン25％を含むが，γ-カゼインは微量である．α-，β-カゼインはカルシウムイオン（Ca^{2+}）により凝固沈でんする．ほかに κ-カゼインがほぼ15％含まれ，Ca^{2+} による沈でんはみられず，逆に α-，β-

当たり)(五訂日本食品標準成分表, 2000)[1]

ビタミン														脂肪酸			コレステロール
A			D	E	K	B_1	B_2	ナイアシン	B_6	B_{12}	葉酸	パントテン酸	C	飽和	一価不飽和	多価不飽和	
レチノール	カロテン	レチノール当量															
(……… μg ………)			mg	mg	μg	(……… mg ………)					(‥ μg ‥)	(‥ mg ‥)		(…… g ……)			mg
50	6	51	Tr	0.1	1	0.02	0.21	0.1	0.03	0.4	3	0.24	1	3.32	1.14	0.20	17
38	6	39	Tr*2	0.1	2	0.04	0.15	0.1	0.03	0.3	5	0.55	1	2.33	0.87	0.12	12
13	Tr	13	Tr	Tr	Tr	0.04	0.18	0.1	0.04	0.4	Tr	0.52	Tr	0.67	0.24	0.03	6
Tr	Tr	Tr	Tr	Tr	Tr	0.04	0.15	0.1	0.04	0.6	Tr	0.59	2	0.06	0.03	0	3
170	70	180	Tr	0.6	8	0.25	1.10	0.8	0.13	1.6	2	3.59	5	16.30	7.15	0.71	93
6	Tr	6	Tr	Tr	Tr	0.30	1.60	1.1	0.27	1.8	1	4.17	5	0.44	0.18	0.03	25
560	85	570	9	5.5	24	0.41	0.72	5.4	0.35	1.6	82	2.20	53	11.26	8.44	5.04	63
48	18	51	Tr	0.2	3	0.06	0.35	0.2	0.01	0.1	1	1.10	Tr	4.87	2.10	0.13	27
380	80	390	1	0.8	14	0.02	0.09	Tr	Tr	0.2	Tr	0.13	Tr	28.85	11.48	1.17	120
1	39	7	0	0	2	0	0.05	0	0	0	3	0.05	0	9.09	27.61	0.41	5
33	3	33	0	0.1	0	0.04	0.14	0.1	0.04	0.1	11	0.49	1	1.83	0.71	0.10	12
35	20	38	0	0.1	0	0.02	0.15	0.1	0.03	1.0	21	0.48	(0)	2.73	1.00	0.13	20
310	210	350	0	1.6	12	0.04	0.45	0.1	0.07	1.9	32	0.43	(0)	20.52	9.09	0.78	100
240	230	280	Tr	1.1	2	0.03	0.38	0.1	0.01	3.2	27	0.14	0	16.02	6.84	0.55	78
100	45	110	Tr	0.2	1	0.06	0.18	0.1	0.03	0.4	Tr	0.72	Tr	7.01	3.75	0.58	32
55	30	60	Tr	0.2	1	0.06	0.20	0.1	0.02	Tr	Tr	0.50	Tr	4.67	2.50	0.39	53
780	140	800	1	1.4	24	0	0.03	Tr	Tr	0.1	1	0.08	0	52.55	21.60	2.45	220
45	12	47	Tr*2	0.4	1	0.01	0.03	0.2	Tr	Tr	Tr	0.50	5	1.25	1.30	0.60	15

カゼインの凝固沈でんを阻止する作用がある．この働きによりカゼイン複合体がCa, Pと結合して，安定なカゼインミセルをつくり，コロイド状に分散している．また古い牛乳では乳酸発酵により乳酸ができ，pHが低下すると牛乳が凝固するのは，pHがカゼインの等電点(pH 4.6)に近づくためである．表Ⅱ.32および表Ⅱ.33に示すように，カゼインは人乳1%に対し牛乳がほぼ2%で多く，Caも人乳の27 mgに比べ，牛乳では110 mgと多く，硬いカードとなる．

牛乳にレンネット(レンニン，キモシン)を作用させると，カゼインはパラカゼインとなり，Ca^{2+}があると不溶性のパラカゼインカルシウムになって凝固する．

乳清たんぱく質はラクトアルブミンとラクトグロブリンを含み，酸で凝固しないが，熱凝固しやすく70℃以上に加熱すると凝固する．

② 脂　質：　牛乳中の脂質は微細な脂肪球としてエマルションの形で含まれており，静置すると次第に浮上しクリーム層を生じる．脂肪の98%はトリグリ

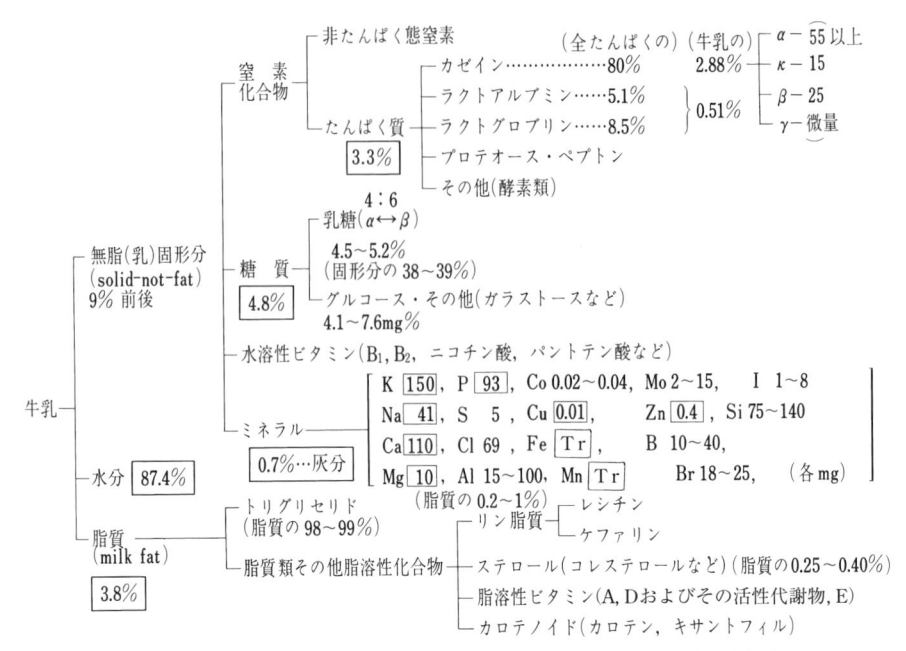

牛乳
- 無脂(乳)固形分 (solid-not-fat) 9% 前後
  - 窒素化合物
    - 非たんぱく態窒素
    - たんぱく質
      - カゼイン……………80% （全たんぱくの）（牛乳の）2.88%
        - α− 55 以上
        - κ− 15
        - β− 25
        - γ− 微量
      - ラクトアルブミン……5.1%
      - ラクトグロブリン……8.5% } 0.51%
      - プロテオース・ペプトン
      - その他(酵素類)
    - 3.3%
    - 4:6
  - 糖質
    - 乳糖(α↔β) 4.5〜5.2% (固形分の 38〜39%)
    - グルコース・その他(ガラストースなど) 4.1〜7.6mg%
    - 4.8%
  - 水溶性ビタミン(B_1, B_2, ニコチン酸, パントテン酸など)
  - ミネラル
    - K 150, P 93, Co 0.02〜0.04, Mo 2〜15, I 1〜8
    - Na 41, S 5, Cu 0.01, Zn 0.4, Si 75〜140
    - Ca 110, Cl 69, Fe Tr, B 10〜40,
    - Mg 10, Al 15〜100, Mn Tr, Br 18〜25, (各mg)
    - 0.7%…灰分
- 水分 87.4%
- 脂質 (milk fat) 3.8%
  - トリグリセリド (脂質の 98〜99%)
  - 脂質類その他脂溶性化合物
    - リン脂質 (脂質の 0.2〜1%)
      - レシチン
      - ケファリン
    - ステロール(コレステロールなど) (脂質の 0.25〜0.40%)
    - 脂溶性ビタミン(A, Dおよびその活性代謝物, E)
    - カロテノイド(カロテン, キサントフィル)

図 II.40　牛乳の成分（四角内の値は普通牛乳の五訂日本食品標準成分表値[1]）

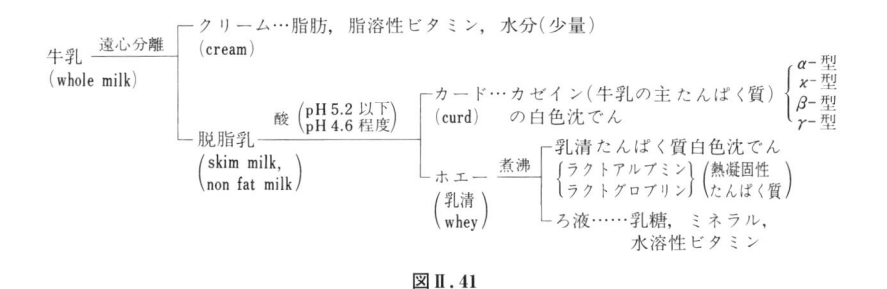

牛乳 (whole milk)
- 遠心分離
  - クリーム…脂肪, 脂溶性ビタミン, 水分(少量) (cream)
  - 脱脂乳 (skim milk, non fat milk)　酸 (pH 5.2 以下, pH 4.6 程度)
    - カード…カゼイン(牛乳の主たんぱく質)の白色沈でん (curd)
      - α− 型
      - κ− 型
      - β− 型
      - γ− 型
    - ホエー (乳清 whey)　煮沸
      - 乳清たんぱく質白色沈でん { ラクトアルブミン, ラクトグロブリン } (熱凝固性たんぱく質)
      - ろ液……乳糖, ミネラル, 水溶性ビタミン

図 II.41

牛乳　酸またはレンネット
- カード(curd)…カゼイン, 脂肪, 脂溶性ビタミン
- ホエー(乳清, whey)…ラクトアルブミン, ラクトグロブリン, 乳糖, ミネラル, 水溶性ビタミン

図 II.42

セリドよりなり，残りはリン脂質，ステロール，遊離脂肪酸などである．リン脂質は脂肪球の安定性を保つ役割をもつ．トリグリセリド中の脂肪酸は飽和脂肪酸のパルミチン酸（28.4%），一価不飽和脂肪酸のオレイン酸（24.9%）を主成分とし，次いでステアリン酸（11.4%）が多い．一方，酪酸（3.9%），ヘキサン酸（2.4%）などの低級脂肪酸もかなり含まれており，リパーゼにより分解され不快臭の原因となる（表Ⅱ.34）．

③ 糖　質： 牛乳中の糖質はほとんど乳糖であり，哺乳動物中の乳汁に特有なもので，αおよびβ型の乳糖がほぼ2：3であり，甘味はあるが，甘味度はしょ糖の約1/4なので，含有量の割に牛乳の甘さは弱く感ずる．人乳（乳糖約6%）に比べて，牛乳中の乳糖含量（約4%）は少ないが，人の食生活内容とも関連し二次的変化としてラクトース分解酵素の活性低下またはラクトース欠損による疾患である乳糖不耐症（乳糖分解酵素ラクターゼ欠損症）がみられる（表Ⅱ.32）．

④ ミネラル： ミネラルはほぼ0.7%で，栄養上必要とされる元素は含まれ，CaとPの比率は約1と理想的である．動物性食品のうち，数少ないアルカリ性食品でもある．人乳がCa 27 mg，P 14 mg，Fe Tr（0.04 mg），亜鉛（Zn）0.3 mg，Cu 0.03 mgであるのに対して，牛乳はCaが110 mg，Pが93 mgと多く，FeはTr（0.02 mg）またZn 0.4 mgとほぼ同量であるが，Cuは0.01 mgと少ない（表Ⅱ.33参照）．

⑤ ビタミン： ビタミンは脂溶性のビタミンAのレチノール，カロテンは多く，ビタミンD，E，Kおよび水溶性のビタミンB群なども含まれている．乳脂肪のバターの黄色はビタミンAおよびβ-カロテンによるものだが，これらの含量は季節変動が大きく，飼料の青草の豊富な夏季に特に多い．乳類は，ビタミンDのほかにビタミンD活性代謝産物の25-ヒドロキシビタミンD（25-OH-D），$24,25(OH)_2D$，$1,25(OH)_2D$を含有しており，特に普通牛乳および人乳はこのことが考慮されている．

⑥ 酵　素： 牛乳中の酵素は加水分解酵素（リパーゼ，ホスファターゼなど）と酸化還元酵素（カタラーゼ，ペルオキシダーゼなど）に大別される．

(2) 理化学的性質

① pHと酸度： 新鮮な牛乳の場合はpH 6.5～6.7，酸度は0.15～0.18%である．牛乳には緩衝作用があるので，酸やアルカリの添加による急激なpHの変化は生じない．「乳及び乳製品の成分規格等に関する省令」[56,57]（以下，乳等省令または省令という）で牛乳の酸度（乳酸として）は0.18%以下（ジャージー種の牛

表II.34 牛乳中の乳脂肪の脂肪酸および脂肪酸総量構成脂肪酸の他の食品類

食品	脂肪酸 (g)												脂肪酸総量 100 g
	飽和	一価不飽和	多価不飽和	4:0 酪酸	6:0 ヘキサン酸	8:0 オクタン酸	10:0 デカン酸	10:1 デセン酸	12:0 ラウリン酸	14:0 ミリスチン酸	14:1 ミリストレイン酸	15:0 ペンタデカン酸	15:0 ant
普通牛乳	2.33	0.87	0.12	3.9	2.4	1.4	2.9	0.3	3.4	10.8	1.1	1.1	0.7
人乳*1	1.25	1.30	0.60			0.2	1.2		4.6	5.5	0.3	0.3	
牛脂身・かた	7.26	11.52	0.76	—	—	—	ø	—	0.1	3.7	2.7	0.4	—
大豆(国産,全粒,乾)*2	2.57	3.61	10.49	—	—	—		—		0.1	—		—

*1 人乳は，このほかに $C_{20:4\ n-3}$ 0.1 g, $C_{20:5}$ 0.1 g, $C_{22:1}$ 0.1 g, $C_{22:5}$ 0.2 g, $C_{22:6}$ 0.5 g, $C_{24:1}$ 0.1 g
*2 大豆は，このほかに $C_{22:0}$ 0.2 g を含む．
− 記号は，成分表未記載成分であること，また成分値欄の空欄は成分値未記載であることをそれぞ

の乳のみを原料とするものでは0.20％以下）とされているが，古くなると乳酸菌の増殖に伴い乳酸が増加し，酸度が増しpHは低下するので，牛乳の新鮮度の判定として酸度の測定やアルコールテストが用いられる．

② 比重，沸点，氷点（結氷点）： 牛乳の比重はほぼ1.032で，乳脂肪含量が多いと低くなるが，牛乳の比重は省令により「15℃で1.028～1.034」（ジャージー種の牛の乳のみを原料とするものでは「15℃で1.028～1.036」）と定められている．牛乳の沸点は100.55℃前後，氷点はほぼ−0.525～−0.565℃である．そのほか，牛乳の表面張力は水に比べて低い．

③ クリーミングと均質化： 牛乳を静置しておくと，比重の脂肪球が浮上しクリーム層を生じ分離される．この現象をクリーミングという．このようなクリームの分離は飲用乳の場合は好ましくないため，高圧力で細孔から牛乳を噴出させる均質化処理が一般化している．この処理には乳たんぱく質の均質化とともにソフト化の効果もある．

④ 加熱による変化： 乳たんぱく質の熱変化は，カゼインが140℃以上で凝固がみられる程度で，カゼインの熱安定性が高いのに対して，乳清たんぱく質は90℃，30分または100℃，10分の加熱により凝固する．

⑤ 牛乳の殺菌： 牛乳は必要な栄養素を含んだほぼ完全栄養食品なので，食品衛生面から加熱殺菌（62～65℃，30分）するか，またはこれと同等以上の殺菌効果を有する方法で加熱殺菌するなど，牛乳中に存在する病原菌や腐敗菌を殺

との比較（五訂日本食品標準成分表，2000[1]；日本食品脂溶性成分表，1989[46]）
当たり脂肪酸（g）

16:0 パルミチン酸	16:0 iso	16:1 パルミトレイン酸	17:0 ヘプタデカン酸	17:0 ant	17:1 ヘプタデセン酸	18:0 ステアリン酸	18:1 オレイン酸	18:2 n-6 リノール酸	18:3 n-3 リノレン酸	18:4 n-3 オクタデカテトラエン酸	20:0 アラキジン酸	20:1 イコセン酸	20:2 n-6 イコサジエン酸	20:3 n-6 イコサトリエン酸	20:4 n-6 アラキドン酸
28.4	0.3	1.7	0.6	0.5	0.4	11.4	24.9	2.7	0.4		0.2	0.2		0.1	0.1
20.5		3.2	0.4		0.3	6.8	36.4	15.0	2.1	0.1	0.2	0.7	0.2	0.3	0.5
28.7	—	9.0	0.5	—	0.9	8.5	42.7	2.2	0.1		∅	0.3		0.1	
11.6	—	0.1	0.1	—	0.1	3.2	21.3	52.0	10.9		0.2	0.2		—	—

を含む．

れ示す．

し，衛生的に安定なものとする方法が省令により定められている．なお，加熱後は無菌充てんを行うロングライフミルク（LL 牛乳）を除いてはただちに10℃以下に冷却することになっている．一般的には，低温殺菌法（LTLT 法：約 63℃，30 分）が基本となっており，殺菌乳は病原菌は死滅しまったく存在しないが乳酸菌や無作用菌は一部生存し，この加熱処理の条件により栄養素の損失をできるだけ小さくするような配慮がなされている．ほかに高温短時間殺菌法（HTST 法：72〜85℃，15 秒〜15 分），超高温殺菌法（UHT 法：130〜150℃，0.5〜15 秒）がある．

d. 乳類の用途
1）液状乳類
　乳等省令では牛乳，加工乳，脱脂乳，乳飲料に分けられる．牛乳は生乳と普通牛乳に分けられ，さらに特別牛乳がある．加工乳は濃厚と低脂肪に分けられる（表 II.35）．

　（1）牛　乳　省令により，絞ったままの乳を「生乳」，日常利用するびんや包装入りの牛乳は生乳を原料とし，いっさい他物を添加せず，殺菌，処理，充てんしたものを「普通牛乳」とよぶ．「特別牛乳」は，加熱殺菌（62〜65℃，30分）したもの，または特別牛乳搾取処理の許可を受けた牧場で，加熱殺菌操作を省略できる衛生管理下で処理され生乳でも販売できるものである．

表 II.35　牛乳および乳製品の分類

五訂日本食品標準成分表[1] による分類		成分表の表示抜粋 (可食部100g当たり)	参　考　事　項	
			乳等省令[56][57]による定義および成分規格	その他 (成分表よりの数値は、可食部100g当たりの数値)
液状乳類	生乳	(ジャージー種) 水分85.9g, 脂質 5.1g (ホルスタイン種) 水分87.7g, 脂質 3.7g	生乳: さく取したままの牛の乳 生山羊乳: さく取したままの山羊の乳 生めん羊乳: さく取したままのめん羊の乳	未殺菌
	普通牛乳	水分87.4g, 脂質 3.8g	無脂乳固形分　8.0%以上 乳脂肪分　3.0%以上　比重 1.028～1.034 酸度 (乳酸として)　0.18%以下* の乳を含んで牛乳と定義* 無脂乳固形分　8.5%以上 乳脂肪分　3.3%以上　比重 1.028～1.034 酸度 (乳酸として)　0.17%以下* の乳を含んで特別牛乳と定義*	・ビタミンD活性代謝物を含む量 T: 0.3μg (成分表より) ・牛乳: 加熱殺菌 (62～65℃, 30分) または同等の殺菌効果を有する方法で加熱殺菌したもの。殺菌後ただちに10℃以下で冷却保存。 ・特別牛乳: 加熱殺菌 (62～65℃, 30分) または加熱殺菌の操作を省略できる衛生管理下で処理され生乳と同じに販売できる特別牛乳処理。殺菌する場合は加熱殺菌のみ。
	加工乳 濃厚	水分86.3g, 脂質 4.2g	加工乳: 無脂乳固形分　8.0%以上 酸度 (乳酸として)　0.18%以下 (乳脂肪分の規定なし)	
	加工乳 低脂肪	水分88.8g, 脂質 1.0g		
	乳飲料 コーヒー	水分91.1g, 脂質 0.1g	無脂乳固形分　8.0%以上, 乳脂肪分　0.5%未満, 酸度 (乳酸として)　0.18%以下: 部分脱脂乳もある	
	乳飲料 フルーツ	水分88.1g, 脂質 2.0g		
粉乳類	全粉乳	水分88.3g, 脂質 0.2g 水分3.0g, 脂質 26.2g	乳固形分　95.0%以上, うち脂肪分　25.0%以上	
	脱脂粉乳	水分3.8g, 脂質 1.0g	乳固形分　95.0%以上, うち脂肪分　5.0%以下 水分　5.0%以下	
	調製粉乳	水分2.6g, 脂質 26.8g	乳固形分　50.0%以上, 水分　5.0%以下	牛乳の母乳化を目的として、乳幼児に必要な栄養素を添加または母乳より多いカゼイン、ミネラルを減じて調製し、母乳に類似した栄養構成としている。
練乳類	無糖練乳	水分72.5g, 脂質 7.9g	乳固形分　25.0%以上, うち脂肪分　7.5%以上	
	加糖練乳	水分25.7g, 脂質 8.3g	乳固形分　28.0%以上, うち脂肪分　8.0%以上 水分　27.0%以下, 糖分 (含乳糖)　58.0%以下	
	加糖脱脂粉乳	(成分表未記載)	乳固形分　25.0%以上, 糖分 (含乳糖)　58.0%以下 水分　29.0%以下	
クリーム類	乳脂肪	水分49.5g, 脂質 45.0g	クリーム: 生乳、牛乳または特別牛乳の成分を除去したもの 乳脂肪分以外の成分を除去したもの 乳脂肪分　18.0%以上 酸度 (乳酸として)　0.20%以下	乳脂肪・植物性脂肪は、可食部100g当たり乳脂肪22.5gと植物性脂肪19.6gを含む。 クリーム類にはほかに、しょ糖を15g含むホイップクリーム液状または粉末状のコーヒー用ホワイトナーがある。
	乳脂肪・植物性脂肪	水分49.7g, 脂質 42.1g		
	植物性脂肪	水分50.0g, 脂質 39.2g		

2.2 乳類

分類		品名	成分	備考	備考2
発酵乳・乳酸菌飲料	ヨーグルト	全脂無糖	水分87.7g, 脂質 3.0g	発酵乳：無脂乳固形分 8.0%以上	別名：プレーンヨーグルト 炭水化物 16.4g（成分表より）
		脱脂加糖	水分82.6g, 脂質 0.2g		別名：普通ヨーグルト 炭水化物 52.6g, 希釈後飲用（成分表より）
		ドリンクタイプ	水分83.8g, 脂質 0.5g		炭水化物 14.0g（成分表より）
	乳酸菌飲料	乳製品	水分82.1g, 脂質 0.1g	無脂乳固形分 3.0%以上のものは「乳製品」, 無脂乳固形分 3.0%未満のものは「乳等を主要原料とする食品」, とそれぞれ類別される	炭水化物 16.4g（成分表より）
		殺菌乳製品	水分45.5g, 脂質 0.1g		炭水化物 52.6g, 希釈後飲用（成分表より）
		非乳製品	水分85.4g, 脂質 0g		炭水化物 14.0g（成分表より）
チーズ類	ナチュラルチーズ	エダムチーズ	水分41.0g, 脂質 25.0g	ナチュラルチーズ：乳を乳酸菌で発酵させ, または乳に酵素を加えてできた凝乳から乳清を除去し, 固形状にしたもの, またはこれらを熟成させたもの（乳固形分の規定なし）	たんぱく質 28.9g, 食塩 2.0g（成分表より）
		カテージチーズ	水分79.0g, 脂質 4.5g		たんぱく質 13.3g, 食塩 1.0g クリームス入り（成分表より）
		チェダーチーズ	水分35.3g, 脂質 33.8g		たんぱく質 25.7g, 食塩 2.0g（成分表より）
		パルメザンチーズ	水分15.4g, 脂質 30.8g		たんぱく質 44.0g, 食塩 3.8g 粉末状（成分表より）
		ブルーチーズ	水分45.6g, 脂質 29.0g		たんぱく質 18.8g, 食塩 3.8g（成分表より）
		プロセスチーズ	水分45.0g, 脂質 26.0g	プロセスチーズ：ナチュラルチーズを数種類混合し, 粉砕し, 加熱溶融し, 乳化したもの 乳固形分 40.0%	たんぱく質 22.7g, 食塩 2.8g（成分表より）
		チーズスプレッド	水分53.8g, 脂質 25.7g		たんぱく質 15.9g, 食塩 2.5g：プロセスチーズの一種で, ナチュラルチーズにバターなどが加えられた製品（成分表より）
アイスクリーム類	アイスクリーム	高脂肪	水分61.3g, 脂質 12.0g	アイスクリーム：乳固形分 15.0%以上, うち無脂乳固形分 8.0%以上	炭水化物 22.4g, †乳脂肪を示す（成分表より）
		普通脂肪	水分63.9g, 脂質 8.0g†		炭水化物 23.2g, †乳脂肪を示す（成分表より）
	アイスミルク		水分65.6g, 脂質 6.4g‡	アイスミルク：乳固形分 10.0%以上, うち乳脂肪分 3.0%以上	炭水化物 23.9g ‡植物性脂肪を含む（成分表より）
	ラクトアイス	普通脂肪	水分60.4g, 脂質 13.6g‡	ラクトアイス：乳固形分 3.0%以上（乳脂肪分の規定なし）	炭水化物 22.2g, ‡主な脂質：植物性脂肪（成分表より）
		低脂肪	水分75.2g, 脂質 2.0g‡		炭水化物 20.6g, ‡主な脂質：植物性脂肪（成分表より）
	ソフトクリーム		水分69.6g, 脂質 5.6g‡		炭水化物 20.1g, ‡主な脂質：乳脂肪（成分表より）
バター類		有塩バター	水分16.2g, 脂質 81.0g	バター：乳脂肪分 80.0%以上 水分 17.0%以下	食塩 1.9g, レチノール当量 520µg（成分表より） ・バターは食品成分表では油脂類で, 発酵バターと未発酵バターがある
		無塩バター	水分15.8g, 脂質 83.0g		食塩 0g, レチノール当量 800µg（成分表より）
		発酵バター	水分13.6g, 脂質 80.0g		食塩 1.3g, レチノール当量 790µg（成分表より）
その他		人乳	水分88.0g, 脂質 3.5g		
		やぎ乳	水分88.0g, 脂質 3.6g		ビタミンD活性代謝物を含む量Tr：0.3µg（成分表より）

*ジャージー種の牛の乳のみを原料とする牛乳の酸度は 0.20%以下, 特別牛乳の酸度は 0.19%以下, なお比重はどちらも 1.028～1.036 と省令で定められている。

ロングライフミルク（LL 牛乳）は UHT 法で無菌的に紙製容器に充てんされ，遠洋漁業船舶用，携帯用などに利用される．

(2) 加工乳　加工乳の成分規格は省令により，無脂乳固形分 8.0％以上，酸度（乳酸として）0.18％以下と定められている．乳脂肪分については規格が定められていないので，牛乳と同様の成分のものや部分脱脂乳と同様の低脂肪のものも加工乳として扱われる．

(3) 脱脂乳　省令により，部分脱脂乳と脱脂乳があり，生乳，牛乳または特別牛乳からほとんどすべての乳脂肪分を除去した脱脂乳（無脂乳固形分 8.0％以上，乳脂肪分 0.5％未満）は，低カロリー・高たんぱく質に特徴がある．

(4) 乳飲料　フレーバーミルクともよばれ，乳，乳製品などを主要原料とし，これにコーヒー，フルーツ，ココアなどのほかに甘味料，香料，安定剤などの乳成分以外のものを加え製品としたコーヒー乳飲料や果汁入り乳飲料などがある．そのほかビタミン，ミネラルなどを栄養強化の目的で加えた「ビタミン（C，E）・ミネラル（Ca，Fe）強化乳飲料」や特殊用のものとして，乳糖不耐症の人に利用する乳糖を加水分解した乳飲料「乳糖加水分解乳（酵素ラクターゼ分解乳）」などもある．

2) 粉乳類

粉乳には，生鮮な良質の生乳，牛乳または特別牛乳からほとんどのすべての水分を濃縮乾燥して除去し粉末にした「全粉乳」，生乳，牛乳または特別牛乳の乳脂肪分を除去したものからほとんどの水分を除去し粉末状にした「脱脂粉乳」（スキムミルク）および「調製粉乳」などがあり，これらは省令により水分 5％以下と定められている（表Ⅱ.35）．

(1) 調製粉乳　乳，乳製品に「母乳の組成に類似させるために必要な栄養素」を，厚生労働大臣に承認を受けた種類，混合比で混じ粉末としたもので（表Ⅱ.36），原料の質や衛生管理も強く要求される粉乳である．育児用粉乳として，乳児用と幼児用粉乳があり，母乳の摂取が困難な乳幼児に対して母乳の代わりに成長に必要な栄養を与えることを主要目的とした食品である．省令により，乳固

表Ⅱ.36　市販されている育児用粉乳の主な調製点（例）

たんぱく質	ソフトカード化，カゼインの除去・調製
脂　　肪	不飽和脂肪酸（リノール酸，パーム油，精製魚油など）の添加
糖　　質	乳糖不足を補うため，乳糖添加のほか，可溶性多糖類も添加（エネルギー補足）
ミネラル	鉄添加，過剰ミネラル（Ca，Na，P など）の除去・調製
ビタミン	ビタミン C，D などのほかに，β-カロテンや必要なビタミン添加

形分は 50％以上である．

3) 練乳類

一般に牛乳を濃縮して半流動状にしたものを濃縮乳・練乳とよんでいるが，省令では，生乳，牛乳または特別牛乳を濃縮したものを「濃縮乳」といい，この濃縮乳を直接飲用に供する目的で販売するものが「無糖練乳」（エバミルク）である．また生乳，牛乳または特別牛乳にしょ糖を加えて濃縮したものを「加糖練乳」（コンデンスミルク）といい，糖分（含乳糖）は 58.0％以下である（表Ⅱ.35 参照）．

4) クリーム類

生乳，牛乳または特別牛乳から乳脂肪分以外の成分を除去したものと定義され，これら乳類を静置しておくと上部に生ずる黄白色の脂肪層がクリームである．工業的には，生乳を遠心分離機を用いてクリームを分離する．クリームには，コーヒー用，調理用，製菓用などに販売されるものと，バター，アイスクリーム，クリームチーズなどの製造原料として使用されるものがあり，それぞれ使用目的により脂肪率が異なる．近年，栄養および経済的な面などから，乳脂肪の一部またはすべてをヤシ油，大豆油などの植物性脂肪で置換したり，無脂乳固形分として脱脂乳または脱脂粉乳を加えたり，大豆レシチンなどの乳化剤を使用した製品が多くなってきている．これらのクリーム類似食品は，乳製品のクリームではなく，乳等を主要原料とする食品または油脂加工食品に類別される（表Ⅱ.35）．

ホイップクリームは，乳脂肪，乳脂肪・植物性脂肪，植物性脂肪に分けられる．脂質はいずれも 36％前後，炭水化物は 17.7％前後であるが，すべてしょ糖を 15％含み，また乳脂肪・植物性脂肪の脂質 36.2 g は乳脂肪 19.1 g と植物性脂肪 17.1 g からなる．そのほかに，クリーム類としてコーヒーホワイトナーがあり，これも乳脂肪，乳脂肪・植物性脂肪，植物性脂肪に分けられ，さらに液状（脂質 18〜24％程度，炭水化物 2〜5％程度）と粉末状（脂質 27〜38％程度，炭水化物 53〜60％程度）のものがある．

5) 発酵乳・乳酸菌飲料

牛乳に乳酸菌のみ，または乳酸菌と酵母を併用して発酵し風味をよくしたものをいう．主に乳酸菌による乳酸発酵でつくられた酸発酵乳（ヨーグルト，乳酸菌飲料など）と酵母によるアルコール発酵も加えたアルコール発酵乳がある．アルコール発酵乳は乳酒ともよばれ，ケフィア，クミスなどがある．なお，乳酸菌飲料は乳等を発酵乳と同様に発酵させた後，加工したものである．

(1) ヨーグルト　　脱脂乳，全乳に乳酸菌を接種，発酵させ凝固したもので，果汁，香料，砂糖などを加え，風味や健康的なイメージなどもよく，賞用されている．特にプレーンヨーグルトはナチュラルヨーグルトともいわれ，牛乳を乳酸発酵しただけのもので，適当な酸味と固さおよび特有の風味をもつ．省令により無脂乳固形分8.0%以上をいう．

(2) 乳酸菌飲料　　省令により，希釈した発酵乳またはいわゆる乳酸菌飲料の原液などは乳酸菌飲料に該当し，さらに無脂乳固形分3.0%以上のものは「乳製品」，無脂乳固形分3.0%未満のものは「乳等を主要原料とする食品」とそれぞれ類別される（表Ⅱ.35）．乳酸菌としてブルガリア菌などを用いて発酵させ，砂糖や香料などを加える．加熱殺菌を行わず乳酸菌を生きたまま利用する乳製品乳酸菌飲料と脱脂乳を乳酸発酵させ，多量の砂糖や香料を加えて加熱殺菌しシロップ状にし薄めて利用される殺菌乳製品乳酸菌飲料（酸乳飲料）がある．

(3) 特殊用途ミルク　　アシドフィラスミルクは乳酸菌のもつ整腸効果を有するアシドフィラス菌（*Lactobacillus acidophilus*）を用いて発酵させた乳製品乳酸菌飲料である．また，ビフィズス飲料は腸内細菌のビフィズス菌（*Bifidobacterium bifidum*）と乳酸菌（アシドフィラス菌，ブルガリア菌など）を用いて発酵させた，独特な風味をもち整腸作用のよい健康医療効果の期待される生きた乳酸菌飲料である．

(4) 乳 酒　　ケフィア（kefir）は山羊乳，羊乳，牛乳などを原料としてケフィアの種またはスターター（酵母と乳酸菌の培養物）を加え発酵させてつくった東欧のコーカサス地方の乳酒で，酸度0.6〜1.0%，アルコール量0.6〜1.1%を含んでいる．クミス（kumiss, koumiss）は馬乳に乳酸菌と酵母を加え発酵させた中央アジア地方の乳酒で，馬乳中には乳糖（6.7%）が多いのでアルコール発酵しやすくアルコール量は2〜3%と多く，酸度は0.8%程度である．

6）チーズ類

生乳を殺菌し，スターターとして各種の乳酸菌などを添加して酸処理，さらに凝乳酵素（レンネット）処理により凝乳物（カード）をつくり食塩を加え，新鮮なまま，あるいは細菌，酵母，カビの作用で発酵熟成させたナチュラルチーズと，この数種のナチュラルチーズを粉砕，加熱溶融し，混合，乳化してつくられたプロセスチーズがある．ナチュラルチーズはカビまたは細菌を加えて熟成したチーズと熟成しないカテージチーズに分けられる．熟成により独特の風味と消化しやすいたんぱく質になり，カゼインを主とし，CaやPも多く含まれた栄養価の高

い乳製品となる（表Ⅱ.34，Ⅱ.35，図Ⅱ.43）．

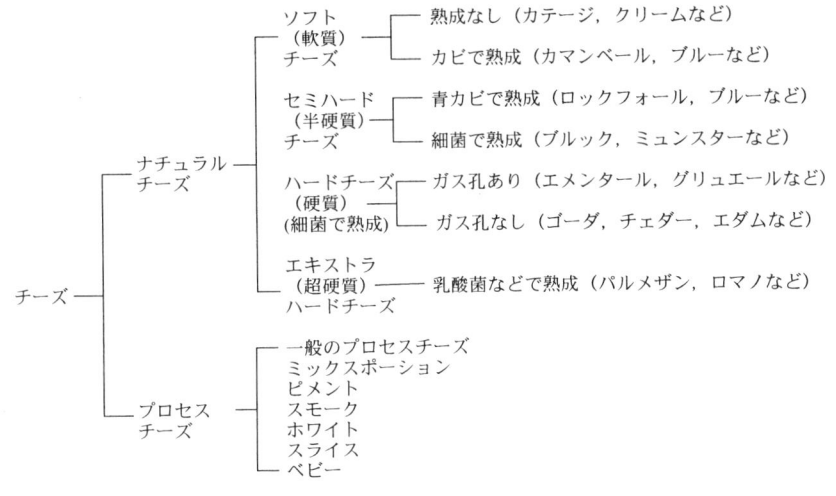

```
                    ┌ ソフト     ┌ 熟成なし（カテージ，クリームなど）
                    │ （軟質）  ─┤
                    │ チーズ     └ カビで熟成（カマンベール，ブルーなど）
                    │
                    │ セミハード ┌ 青カビで熟成（ロックフォール，ブルーなど）
                    │ （半硬質）─┤
         ┌ ナチュラル│ チーズ     └ 細菌で熟成（ブルック，ミュンスターなど）
         │ チーズ   ─┤
         │          │ ハードチーズ ┌ ガス孔あり（エメンタール，グリュエールなど）
         │          │ （硬質）    ─┤
チーズ ──┤          │ (細菌で熟成) └ ガス孔なし（ゴーダ，チェダー，エダムなど）
         │          │
         │          │ エキストラ
         │          └ （超硬質） ── 乳酸菌などで熟成（パルメザン，ロマノなど）
         │            ハードチーズ
         │
         │          ┌ 一般のプロセスチーズ
         │          │ ミックスポーション
         │ プロセス │ ピメント
         └ チーズ  ─┤ スモーク
                    │ ホワイト
                    │ スライス
                    └ ベビー
```

図Ⅱ.43 チーズの種類

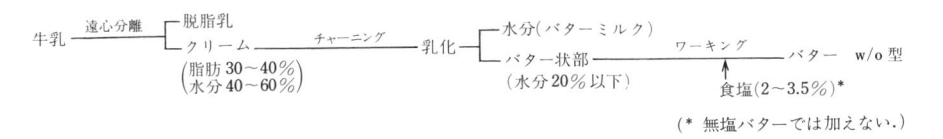

```
                        ┌ 脱脂乳                  ┌ 水分（バターミルク）
牛乳 ── 遠心分離 ──────┤                         │
                        │ クリーム ── チャーニング ── 乳化 ──┤ バター状部 ──── ワーキング ──── バター w/o 型
                          （脂肪 30〜40％）        └ （水分 20％以下）    食塩（2〜3.5％）*
                          （水分 40〜60％）
                                                                     (* 無塩バターでは加えない.)
```

7）アイスクリーム類

多種多様な製品があり，主に乳固形分および乳脂肪分などの含量によりアイスクリーム，アイスミルク，ラクトアイス，ソフトクリームに分けられる（表Ⅱ.35）．

8）バター類

生乳，牛乳または特別牛乳の脂肪粒あるいはクリームの脂肪をチャーニング（攪拌：バター粒の形成）することにより脂肪球を集めてバター粒をつくらせ，加塩，ワーキング（練圧）により，乳脂肪に水分が均質に分散したより安定な油中水滴型（W/O 型）のバターとなる．乳酸菌で発酵させた発酵バターと発酵させない未発酵バターに大別される．また食塩を添加した有塩バター，添加しない無塩バターがあり，加塩することにより，風味と保存性がよくなる（表Ⅱ.34 参照）．

2.3 卵　　　類

食用に供されている鳥卵には，ニワトリ，ウズラ，アヒルなどの卵のほかにガチョウ，シチメンチョウ（七面鳥），ダチョウなどの卵もある．日本では鶏卵が消費の大部分を占めており，古くから庶民の食卓に上がっていたようで，日本人になじみ深い動物性食品の一つである．卵はふ化後1個体を形成するために必要なすべての成分をもち，食品としても各種の栄養成分を含むすぐれたものである．

a. 卵の構造

卵の構造は図Ⅱ.44に模式的に示すように，卵殻，卵白，卵黄の3部分よりなる．鶏卵では卵殻は卵全体の約13%，卵白と卵黄の比率は69：31のものが一般的で，鶏卵1個の重量はほぼ50〜70gの範囲にある．

(1) 卵　殻　　卵殻の組成は，無機質の炭酸カルシウムを主成分（約95%）とし，炭酸マグネシウム，リン酸カルシウムなどを含む．そのほかに有機物も少量含まれているが，そのほとんどは糖たんぱく質である．卵殻の表面は多数の気孔を有し，空気の流通・水分の蒸散などを調節している．産卵直後の卵殻は粘物質に覆われているが，この粘物質はすぐに乾燥してクチクラとよばれる，はがれやすい膜様の物質に変化し，内部の保護に役立っている．しかし，産卵後の日数を経た卵ではこのクチクラがはがれて気孔が露出した状態になり，微生物が侵入しやすくなる．卵殻の内側には，ケラチンからなる2枚の卵殻膜が卵殻に密着して存在し，気孔より侵入する細菌の繁殖を抑え，卵内容物の保護作用をしている．

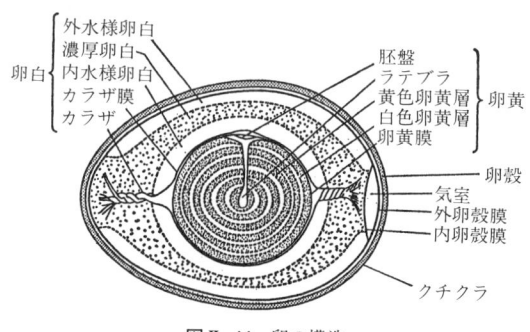

図Ⅱ.44　卵の構造

しかし，産卵後卵が冷えるに従って内部の容積が減少し，卵の鈍端部で2枚が離れて気室となり，産卵後の時間の経過とともにこの気室は大きくなる．

(2) 卵　白　卵白には粘性の高いゼリー状の濃厚卵白(50～60%)と粘性の低い水様卵白がある．水様卵白には卵黄を包む内水様卵白と，卵殻近くに存在する外水様卵白とがあり，その中間に濃厚卵白がある．濃厚卵白は卵黄に付着するカラザ膜とひも状のカラザによって卵黄に結ばれている．2本の反対方向にらせん状にねじれたカラザは，卵の長軸線上に当たる卵黄膜の両側に付着し，卵黄が常に卵の中心部に位置されるように，そして胚盤が常に上方に保持される役目をしている．このように，卵白は卵黄と卵殻の間にあって，外部からの微生物の侵入ならびに振動や温度変化などの外的環境変化から卵黄を守る役割をしている．

(3) 卵　黄　卵黄は薄い卵黄膜に包まれ，受精卵では長軸上の上部に発達してヒナになる胚盤がある．卵黄の内容は均質でなく，成分のやや異なる黄色卵黄と白色卵黄が交互に同心円状の層をなしている．卵黄の中心にはラテブラとよばれる乳白色の部分があり，その一部が管状に伸びて表面にある胚盤と結ばれ，卵黄からの栄養分の補給が行われている．かたゆで卵でも固まりにくい部分である．

b. 卵の成分

卵の成分を卵黄と卵白に分けて比較すると，卵黄が良質のたんぱく質および脂質に富むのに対し，卵白は良質のたんぱく質を含むが水分が多いなど，卵黄と卵白の組成は大幅に異なる．表Ⅱ.37に卵類のエネルギーと一般成分を示す．

以下に鶏卵を中心に，卵黄，卵白の各成分について比較して述べる．

(1) 炭水化物　卵黄で0.1%，卵白で0.4%と少ない．この炭水化物のほとんどは遊離のグルコースであるが，ほかに糖たんぱく質の構成成分としてマンノース，ガラクトース，グルコサミンなどがある．

(2) 脂　質　卵白の脂質含量は痕跡程度であるが，卵黄は約33.5%の脂質を含む．卵黄脂質の特徴はリン脂質を多量に含むことで，その組成はトリグリセリド65%，リン脂質30%，不ケン化物5%程度である．リン脂質の主成分はレシチン（ホスファチジルコリン）（約70%）で，ほかにホスファチジルエタノールアミンなどが少量含まれている．これらリン脂質の大部分はたんぱく質と結合し，リポたんぱく質として存在する．また不ケン化物の大部分はコレステロールで，その含有量は全卵で420 mg%，そして卵黄には1,400 mg%と多く含まれるが，卵白には1 mg%にすぎない．また，脂肪酸はオレイン酸（約44%）が主成分で

表II.37 卵類のエネルギーと一般成分（可食部 100 g 当たり）（五訂日本食品標準成分表, 2000）[1]

種類	廃棄率	エネルギー		水分	たんぱく質	脂質	炭水化物	灰分
	%	kcal	kJ	(……………………… g ………………………)				
ウズラ卵								
全卵, 生	15*	179	749	72.9	12.6	13.1	0.3	1.1
鶏卵								
全卵, 生	15*	151	632	76.1	12.3	10.3	0.3	1.0
卵黄, 生	0	387	1,619	48.2	16.5	33.5	0.1	1.7
卵白, 生	0	47	197	88.4	10.5	Tr	0.4	0.7

*付着卵白を含む卵殻.

あり，パルミチン酸（25%），リノール酸（13%）の順である．

(3) たんぱく質[58,59]　卵白および卵黄とも良質のたんぱく質を含み，いずれもアミノ酸スコアは 100 で，卵たんぱく質の栄養的価値は各種の食品の中で最もすぐれたものである（第I編 4.5 節参照）．

① 卵　白：　約 10% のたんぱく質と 90% 近くの水分からなり，炭水化物や脂質はきわめて少ない．卵白たんぱく質はアルブミンに属するオボアルブミン（約 60%），コンアルブミン（14%），グロブリンのオボグロブリン G_1（リゾチーム），G_2，G_3，糖たんぱく質のオボムコイド（14%），オボムシン，アビジンなどからなる．これらの卵白たんぱく質には次のような特徴的な性質がある．

オボアルブミンはコンアルブミンとともに加熱凝固に関与している．一方，オボムコイドは非熱凝固性であり，トリプシン阻害活性があるが，人のトリプシンには作用しないといわれている．リゾチームは特定のグラム陽性菌の細胞壁（多糖類）を分解するなど，溶菌作用がある．コンアルブミンはオボトランスフェリンともよばれ，鉄と強く結合しており，鉄要求の細菌の発育を阻止する．また熱に対して敏感で熱変性しやすい．オボムシンは卵白たんぱく質中約 2〜3% と量は少ないが赤血球凝集阻害作用がある．またアビジンも痕跡（約 0.05%）しか含まれていないが，腸内でビタミン B 複合体の一つであるビオチン（ビタミン H）と強く結合し，ビオチンの腸管吸収を阻害するので生卵白を大量摂取した際の卵白障害の一つであるビオチン欠乏症の原因物質となる．

卵白たんぱく質の特徴である起泡性はコンアルブミンとオボグロブリンに，そして泡の安定性はオボムシンによる．さらにオボムシンは濃厚卵白の組織の維持

に重要な役割をしている.卵白たんぱく質のもっているこれらの生物学的特性は,卵白の粘性とpHとともに,抗菌作用として外部から侵入する微生物より卵黄を守るために役立っており,また,加熱凝固性,起泡性などの物理的・化学的性質は調理,加工に広く利用されている.

② 卵　黄： 約16％のたんぱく質を含み,その大部分はリポたんぱく質である.卵黄を生理食塩水に分散し,超遠心分離すると沈でんの顆粒部分(グラニュールともよばれる)と上澄みの液状部分(プラズマ)とに分離できる.顆粒部分は高密度リポたんぱく質(HDL)のリポビテリン(脂質含量16〜22％,リン脂質60％)と脂質を含まないリンたんぱく質のホスビチンからなり,そのほかにこの画分にはカルシウム,鉄などが含まれる.一方,液状部分には低密度リポたんぱく質(LDL)が含まれ,その脂質含量は80〜90％と高く,脂質成分の約60％がトリグリセリドである.この液状部分には,そのほかに水溶性たんぱく質のリベチンも少量含まれるが,これは数種のたんぱく質の混合物である.これらたんぱく質のうち,最も多量に存在しているLDL(約60％)は卵黄のもつ乳化性および凍結の際のゲル化に関与している.なお,リポビテレニンと称される卵白たんぱく質は,たんぱく質の分画の際にLDLのエーテル変性により生成したと考えられている[60].

(4) ミネラル　鶏卵は各種のミネラルを含有するが,卵黄と卵白に分けて比べると,表Ⅱ.38に示すように卵黄にはカルシウム,リン,鉄,亜鉛および銅が著しく多く含まれる.一方,卵白にはナトリウムおよびカリウムが多い.卵黄はリン含有量が多いため酸性食品であるのに対し,卵白はアルカリ性食品であるが,全卵としては酸性食品である.

全熟卵の卵黄の表面が黒緑色を呈することがあるが,これは卵白がアルカリ性を呈するため,加熱中に卵白の含硫化合物が硫化水素(H_2S)を放出し,これと卵黄中の鉄(Fe)が反応して硫化第一鉄(FeS)を生ずるためである.

(5) ビタミン　全卵は各種のビタミンを含むが,ビタミンCは含まれない.卵黄は特にビタミンAのよい給源であり,さらにビタミンB_1, B_2, D, E, Kに加えて,葉酸およびパントテン酸を特徴的に含む.全卵および卵黄のビタミンDには,ビタミンD活性代謝産物として25-ヒドロキシビタミンD(25-OH-D)が含まれ,ゆでても失われない.卵白はナイアシンのほかにビタミンKおよびビタミンB_2,パントテン酸などを微量含むにすぎず,ビタミン類は卵黄に依存している.卵黄と卵白のビタミン含有量比較を表Ⅱ.39に示す.

表Ⅱ.38 卵類の無機質,脂肪酸,コレステロール含量(可食部100g当たり)(五訂日本食品標準成分表,2000)[1]

種類	無機質								脂肪酸			コレステロール
	ナトリウム	カリウム	カルシウム	マグネシウム	リン	鉄	亜鉛	銅	飽和	一価不飽和	多価不飽和	
	(……………………………… mg ………………………………)								(……… g ………)			mg
ウズラ卵												
全卵,生	130	150	60	11	220	3.1	1.8	0.11	3.88	4.73	1.60	470
鶏卵												
全卵,生	140	130	51	11	180	1.8	1.3	0.08	2.64	3.72	1.44	420
卵黄,生	48	87	150	12	570	6.0	4.2	0.20	9.22	11.99	5.39	1,400
卵白,生	180	140	6	11	11	0	Tr	0.02	Tr	Tr	Tr	1

表Ⅱ.39 卵類のビタミン含量(可食部100g当たり)(五訂日本食品標準成分表,2000)[1]

種類	A			D	E	K	B₁	B₂	ナイアシン	B₆	B₁₂	葉酸	パントテン酸	C
	レチノール	カロテン	レチノール当量											
	(………… μg …………)			mg	μg	(………………… mg …………………)				(… μg …)			(… mg …)	
ウズラ卵														
全卵,生	350	16	350	3	0.9	15	0.14	0.72	0.1	0.13	4.7	91	0.98	(0)
鶏卵														
全卵,生	140	17	150	3*	1.1	13	0.06	0.43	0.1	0.08	0.9	43	1.45	0
卵黄,生	470	55	480	6*	3.6	40	0.21	0.52	0	0.26	3.0	140	4.33	0
卵白,生	0	0	0	0	0	1	0	0.39	0.1	0	0	0	0.18	0

*ビタミンD活性代謝物を含む.

(6) 色 素 卵黄の色は,飼料から移行したものであり,色の濃淡は与える飼料の組成によって大きく影響される.卵黄の色は,ビタミンA効力(レチノール当量)の期待できるβ-カロテンやクリプトキサンチンのほかに,ルテイン,ゼアキサンチンなどのカロテノイド色素あるいはリボフラビンなどによる.

c. 卵の貯蔵による変化と鮮度の判定

卵は,その構造や卵白中のいろいろな抗菌成分の働きにより,割卵しなければかなり長期間の保存が可能である.温度0℃,湿度80〜85%程度に保存すれば,

次に貯蔵中に起こる主な変化を示す.

(1) 比重 新鮮卵の比重は1.08〜1.09程度であるが, そのまま貯蔵しておくと, 気孔を通じて水分を失うため内容物の容積が減少し, 気室は次第に大きくなり, 比重が減少する. 通常, 比重1.027の食塩溶液(食塩60gを水に溶解して1 lにする)に卵を入れ, 浮き沈みの様子により鮮度を判断することができる. この溶液に浮くものはかなり古い. 比重1.02程度となったものはきわめて古いか腐敗しているといわれる. また, 気室の大きさが変化することから, 卵を透視し気室の大小からも卵の鮮度判定をすることができる.

(2) pH 産卵後の卵を室温に放置すると, 卵白に溶け込んでいた二酸化炭素(CO_2)が放散しpHは上昇する. その様子は図II.45にみられるように, 産卵直後はpH 7.5程度のものが次第にpH 9.5程度まで上昇する. このようなpHの変化は, 卵の性質に変化を起こす重要な原因となる.

(3) 卵白の変化 産卵直後の濃厚卵白は卵白の約60%を占めているが, 貯蔵中に卵白中のCO_2が気孔を通して放散し, 卵白のpHが上昇し, その影響で濃厚卵白は次第に水様卵白に変化していく(図II.46). その結果, 卵黄を中央に維持することができなくなり, 微生物が栄養分に富んだ卵黄に侵入しやすくなり, 卵黄の汚染や腐敗を招く.

この濃厚卵白の水様化の状態から, 卵の品質を判断する基準となるものにハウ単位(Haugh unit)がある. 測定卵を平板上に割ったときの卵白の高さH(mm)と卵重W(g)の関係として次式で表される.

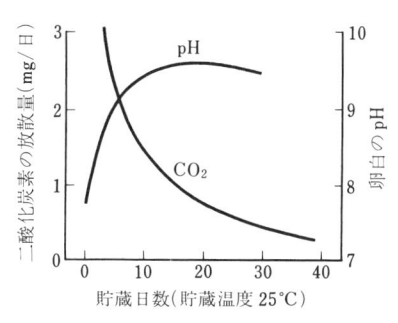

図II.45 貯蔵中における二酸化炭素(CO_2)の放散とpHの変化(中村, 1974)[61]を改変)

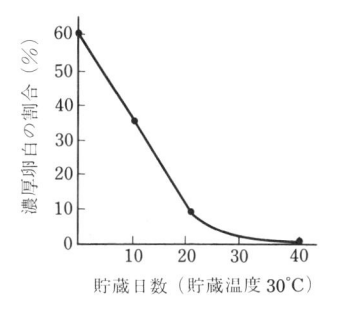

図II.46 貯蔵中における濃厚卵白の水様化(中村, 1974)[61]

$$\text{ハウ単位} = 100 \log(H - 1.7 W^{0.37} + 7.6)$$

新鮮卵ではハウ単位は 80 〜 90 の値をとり，古くなると値は低下する[60]．

さらに，濃厚卵白と水様卵白の広がりを図表化し，評点を決めた卵白採点図より鮮度判定をする卵白評点がある．ハウ単位はこの卵白評点と併用して，卵の品質総合評価によく用いられる．ハウ単位および卵白評点を算出するためにUSDA（アメリカ農務省）の卵内品質計算盤がつくられて便が図られており，日本でも類似のハウ単位および USDA 評点計算尺が利用されている[60]．そのほか，割卵した卵白の高さを卵白の平均直径で除した卵白係数なども鮮度判定に用いられる．

(4) 卵黄の変化 貯蔵中に卵黄膜の強度は次第に弱くなり，卵黄の球状を維持できなくなる．卵を平板上に割ったときの卵黄の高さと広がりを比較して，鮮度を判別する卵黄係数がある．新鮮卵の卵黄係数は 0.4 内外（0.44 〜 0.36）であり，卵黄係数が 0.30 以下のものは古い[62]．

$$\text{卵黄係数} = \frac{\text{卵黄の高さ（mm）}}{\text{卵黄の平均直径（mm）}}$$

d. 鶏卵の調理・加工特性

(1) 熱凝固性 卵白，卵黄とも加熱によりたんぱく質が変性し凝固する．この性質は調理や加工に広く利用されている．鶏卵を湯の中で加熱すると 70 〜 75℃・30 分，80 〜 85℃・15 分あるいは 95 〜 100℃・10 分で完全に凝固する．卵白は 60℃ 程度でも長時間の加熱によって流動性を失い，約 80℃ で凝固する．また，卵黄は 65 〜 75℃ で凝固する．鶏卵を 65 〜 70℃ に調節した湯の中に放置すると，30 分程度で卵白半熟，卵黄全熟のいわゆる温泉卵になる．

(2) 起泡性 卵白たんぱく質の起泡性は，調理や製菓に広く利用されている．卵白の起泡性はコンアルブミンとオボアルブミンに特に大きい．卵白が泡となり薄いフィルム状に引き伸ばされると，オボムシンが表面変性により凝固し安定な泡となる．卵白の起泡性は酸性側で高くなるが，卵白を希釈したり，泡の安定性に関与しているオボムシンを酸性（等電点）にして除くと，卵白の粘性および泡の安定性は低下する[61]．また，卵の鮮度が低下し濃厚卵白が水様化する際も，同様に起泡性ならびに泡の安定性は減少する．しかし，卵白の起泡性は pH によって変わり，オボアルブミンも関与するといわれている pH 4.5 〜 5.0 程度のとき最も高い．調理では泡の安定のためにしょ糖などを加える．

表Ⅱ.40 卵の特性を利用した調理食品および加工食品

特　性	調 理 食 品 ・ 加 工 食 品
熱 凝 固 性	ゆで卵，目玉焼，卵とじ，卵焼，オムレツ，プディング，茶碗蒸しなど
結 着 性	ミートローフ，ハンバーグステーキ，天ぷらの衣など
卵白の起泡性	メレンゲ，淡雪かん，マシュマロ，カステラ，スポンジケーキなど
卵黄の乳化性	マヨネーズ，サラダドレッシング，アイスクリームなど
卵 黄 の 色	アイスクリーム，カスタードクリームなど
保水性（調湿剤）	ケーキ類（乾燥防止）
そ の 他	うどん，中華麺，マカロニなど（麺質改良） 水産練り製品（あしの補強とつや出し） 天ぷら粉（食感の向上），菓子などの加工原料（乾燥卵，卵粉）

(3) 乳化性　卵黄の乳化性は主にリポたんぱく質によるもので，ホスファチジルコリンが単独で示す乳化性よりはるかに強く安定である．卵黄を用いて乳化すると，普通は安定な水中油滴型（O/W 型）のエマルションが得られる．マヨネーズは食酢（水相）の中に植物油を分散させた O/W 型エマルションであり，卵黄は乳化剤として重要な役割を果たしている（第Ⅰ編6章参照）．

e. 鶏卵を用いた調理・加工

鶏卵は多くの特徴的な性質をもつため，調理あるいは食品加工の素材として広く利用されている．その一部を表Ⅱ.40にまとめて示す．

　これらのほかに，アルカリの作用を利用してアヒルの生卵（殻付き）の内容物を凝固させたピータンや，食酢の酢酸の作用を利用し卵殻の石灰分（炭酸カルシウム）を溶解させて内容物をゲル化させた酢卵などもある．

2.4 魚　介　類

　魚介類は水産動物の総称で，魚類（脊椎動物）および貝類（軟体動物）のほか，クラゲ（腔腸動物），ウニ・ナマコ（棘皮動物），ホヤ（原索動物），タコ・イカなどの頭足類（軟体動物），エビ・カニなどの甲殻類（節足動物）など種類は多い．海水産魚類は生息場所により，遠洋回遊魚類，近海回遊魚類，沿岸魚類，底生魚類，溯・降河性回遊魚類に分類される．魚介類は，動物性たんぱく質，脂質，ビタミン類，無機質などの供給源として重要な役割を果たしている．

a. 魚介類の特徴
(1) 血合肉と普通肉　　食用となる魚類の筋肉は，普通肉（普通筋）と血合肉

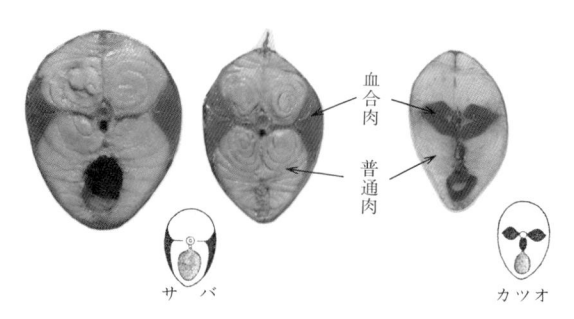

図Ⅱ.47 魚の血合肉と普通肉（胴体の横断面）

（血合筋）とからなる（図Ⅱ.47）．血合肉は魚類特有の部分で，イワシ，サンマ，サバ，マグロなどの回遊魚には両側の側線に沿って赤褐色の部分がみられ，これを血合肉とよぶ．回遊魚でもカツオの血合肉は図Ⅱ.47のように内側にある．血合肉はミオグロビン，チトクロームなどの色素が多い．また，各種の酵素活性も高く，普通肉に比べ脂質，鉄，ビタミン B_1，B_2 などを多く含んでいる．

（2）赤身魚と白身魚　魚類は筋肉色素の含量により赤身魚と白身魚に区別される．赤身魚は，カツオ，ブリ，カジキ，サンマ，サバ，イワシなどで，ミオグロビン（赤身魚の赤色）やチトクロームを多く含み，煮ると硬くなるので，節類（かつお節など）やつくだ煮（角煮）などに用いられる．サケ，マスの肉質の紅色はカロテノイド色素（アスタキサンチン）である．タイ，スズキ，カレイ，ヒラメ，グチ，エソ，タラ，メルルーサなどの白身魚は，筋肉の収縮が迅速であるため，冷水を注ぎ「あらい」にしたりする．また，ミオゲンが少ないので煮るとほぐれて「そぼろ」になりやすい．

（3）魚肉たんぱく質の加熱による変性　魚肉たんぱく質である線維状のミオシン，球状のミオゲンは加熱により凝固，収縮する．これに対して，結合組織や皮などを構成しているたんぱく質のコラーゲンは，加熱により分解され水溶性のゼラチンとなって溶出する．ゼラチンは冷えるとゲル化する．煮魚を放置したときに生じるゲルを「煮こごり」とよぶ．

筋原線維たんぱく質のアクチンとミオシンは，食塩とともにすりつぶすと溶出し，アクトミオシンを主成分とする粘稠な肉糊（すり身）をつくる．これを加熱すると，たんぱく質は水を抱えたまま凝固し弾力性に富むゲルを形成する．練り製品の弾力を「あし」（足）という．

(4) 魚介類の死後変化と鮮度

死後硬直と自己消化 魚類は,死後一定時間を経過すると魚体筋肉の硬直が起こる.これを死後硬直といい,その機構は食肉類と同様である(2.1節6)項参照).魚類の死後硬直は,食肉類に比べて早く始まり(1～7時間後),その持続時間も短い.ATP(アデノシン三リン酸)の分解によって生じる旨味成分のイノシン酸の量は,硬直中に最大となり,解硬して軟らかくなると急激に減少する.

死後硬直後,魚肉中の各種酵素により筋肉たんぱく質の分解(自己消化)が進み肉質は軟らかくなり,アミノ酸,ペプチドなどのたんぱく質分解物が蓄積する.また,魚体は軟弱で外皮も薄いため外傷を受けやすく,食肉と異なり内臓やえらをつけたまま取り扱うので微生物が繁殖しやすい.自己消化により生じたたんぱく質分解物は,微生物の働きによってアンモニアやトリメチルアミンなどに変化して腐敗へと進む.

鮮度の判定 魚類の鮮度の変化は,魚種,致死条件,漁獲後の貯蔵条件などにより異なる.魚介類の鮮度は食品価値を決定する重要な要因で,その判定には官能的方法,細菌学的方法,化学的方法,物理的方法などがある.

① 官能検査法: 魚の外観やにおいなどを五感によって総合的に判定する方法で,簡便さと迅速性をもち現場で多用されている(表Ⅱ.41).

② 細菌学的方法: 魚介類に付着している細菌数を測定し,腐敗の進行状況を判定する方法である.細菌数測定のための培養に2～3日間を要し迅速性に欠ける.魚肉1g中の細菌数が10^5以下であれば新鮮,10^5～10^7は初期腐敗,10^7以上は腐敗とみなす.

③ 化学的方法: 魚介類の鮮度低下に伴い増加するトリメチルアミンやアンモニアを主成分とする揮発性塩基窒素量(volatile basic nitrogen;VBN)を測定し,鮮度を判定することができる.VBNが25 mg%までは鮮度の良好なもの,30～40 mg%を初期腐敗とみなす.サメ類では新鮮時においてもアンモニアを

表Ⅱ.41 魚の一般的な官能検査法

	新鮮なもの	鮮度の悪いもの
皮 膚	つやがあり,生き生きしている	つやがなく,腹面から変色している
うろこ	きれいにそろい密している	落ちていたり,はがれやすい
眼	澄んでいて,張りだした感じ	白濁しており,落ちこんでいる
え ら	鮮やかで,淡赤色である	くもっていて,灰緑色である
におい	不快臭はなし	生臭さ,異常臭あり
腹 部	固くしまって弾力がある	軟化しふくれている

含んでいるため，この方法は適用できない．

④ K 値：　K 値は細菌が関与する腐敗以前の鮮度，すなわち「活きのよさ」の指標として用いられる．魚肉中の ATP は，死後酵素的に分解されて，ADP（アデノシン二リン酸）→ AMP（アデノシン一リン酸）→ IMP（イノシン酸）→ HxR（イノシン）→ Hx（ヒポキサンチン）に変化する．K 値は次式で表され，ATP の分解生成物の測定によって求めることができる．

$$K 値 = \frac{HxR + Hx}{ATP + ADP + AMP + IMP + HxR + Hx} \times 100$$

K 値が低いほど鮮度がよく，即殺魚の K 値は 10％ 以下，刺身用は 20％ 程度である．

b.　魚介類の成分

魚介類の一般成分組成は，種類によって大きく異なる．また同じ種類でも季節，漁場，年齢などにより変動する．魚介類の平均水分含量は 70 ～ 80％ で，食肉より 10％ 程度多い．炭水化物含量は少なく，そのほとんどがグリコーゲンである．

(1) たんぱく質　　魚介類の筋肉たんぱく質は，食肉と同様に，筋形質（筋漿）たんぱく質（ミオゲン，ミオグロビンなど），筋原線維たんぱく質（アクチン，ミオシン，トロポニンなど），筋基質（肉基質）たんぱく質（コラーゲン，エラスチンなど）に分けられる（2.1 節の 5)項参照）．魚肉のたんぱく質含量は 19％ 前後のものが多い．魚介類と食肉のたんぱく質組成を表Ⅱ.42 に示す．魚介類の筋基質たんぱく質は 2 ～ 3％ で，食肉の約 1/10 しか含まれず，また水分含量も多いため，肉質は食肉より軟らかい．

魚類のたんぱく質のアミノ酸スコアは，一部の例外を除いて 100 であり，栄養学的に食肉や牛乳たんぱく質と同等と評価されている．また，貝類のアミノ酸スコアは 68 ～ 95，甲殻類 84 ～ 96，頭足類 71 ～ 84 で，制限アミノ酸はバリンやイソロイシンなどである．

(2) 脂　質　　魚介類の脂質含量は魚種，魚体の大小，部位，季節などによっ

表Ⅱ.42　魚介類と食肉の筋肉たんぱく質組成（％）（瀬口・八田編，2000[4]）より抜粋）

種　　類	ブリ	マサバ	タイ	ハマグリ	子牛	豚
筋原線維たんぱく質	60	60	67	57	51	51
筋形質たんぱく質	32	38	31	41	24	20
筋基質たんぱく質	3	1	2	2	25	29

て大幅に変動する．脂質含量は，一般に普通肉より血合肉に，普通肉では白身魚より赤身魚に多い．また，養殖魚は天然魚よりも脂質含量が高い（表II.43）．魚介類の脂質は常温で液体である．これは，魚油の構成脂肪酸が二重結合の多い不飽和脂肪酸に富む（70～80％）ためである．脂肪酸組成は，食肉と同様に飽和脂肪酸のパルミチン酸（$C_{16:0}$），不飽和脂肪酸のオレイン酸（$C_{18:1}$）を多く含むが，リノール酸（$C_{18:2}$），リノレン酸（$C_{18:3}$）は少ない．特に，魚類では高度不飽和脂肪酸のイコサペンタエン酸（IPA，$C_{20:5}$）とドコサヘキサエン酸（DHA，$C_{22:6}$）の含量が高い（表II.44）．IPAやDHAは優れた機能性を有している（第I編8章参照）が，高度不飽和脂肪酸の多い魚類の干物や塩蔵品は長期保存の際，酸化により不快臭の発生や油焼けを起こしやすいので注意が必要である．

表II.43 養殖魚，天然魚の筋肉中の脂質含量（可食部100g当たりのg数）（五訂日本食品標準成分表，2000）[1]

魚種	養殖魚	天然魚
マダイ	10.8	5.8
アユ	7.9	2.4
ヒラメ	3.7	2.0

表II.44 魚肉の脂質（可食部100g当たり）（日本食品脂溶性成分表，1989）[46]

魚種	脂質 g	IPA*（$C_{20:5}$） mg	DHA（$C_{22:6}$） mg
ヤツメウナギ（干）	29.0	2,030	2,610
ホンマグロ（脂身，生）	24.6	1,290	2,880
キチジ（生）	21.7	1,470	1,470
ウナギ（生）	21.3	742	1,330
ブリ（天然，生）	17.6	899	1,780
ニシン（生）	17.0	989	862
サバ（生）	16.5	1,210	1,780
サンマ（生）	16.2	844	1,400
ハマチ（養殖，生）	16.1	1,540	1,730
マダイ（養殖，生）	14.8	1,090	1,830
マイワシ（生）	13.8	1,380	1,140
ハモ（生）	12.7	509	1,510
シシャモ（生）	11.0	515	744
イボダイ（生）	10.6	268	735
アユ（養殖，生）	10.4	232	573
アナゴ（生）	10.2	472	661
サワラ（生）	9.7	480	1,190
ムツ（生）	8.6	260	793
サケ（生）	8.4	492	820
コノシロ（生）	8.0	694	396

*エイコサペンタエン酸（EPA）ともいう．

コレステロールは，表Ⅱ.45に示すように魚肉より魚卵中に多く含まれる．また，深海産のサメ（アイザメ，ウバザメなど）の肝油中には不飽和炭化水素のスクアレン（$C_{30}H_{50}$）も含まれている．

(3) ミネラル　魚介類のミネラルは灰分量として1～3%で，カルシウム，リン，イオウ，カリウム，マグネシウム，ヨウ素，亜鉛などを含む．そのうちカルシウムは，食肉（3～6 mg%）に比べ多く含まれており，重要な供給源になっている．表Ⅱ.46にカルシウム含量の多い魚介類を示す．

(4) ビタミン　魚介類のビタミン含量は，筋肉より皮や内臓に多く，普通肉より血合肉に多い．また，脂溶性ビタミンに富んでおり，水溶性ビタミンは少ない．ビタミンA含量の高いものは，ヤツメウナギ，ウナギ，アユ，アンコウなどで，一般に食肉類より多く含まれる．ビタミンDは，エビ，カニ類には含まれず，魚類ではマイワシ，サケ，マカジキ，ニシン，サンマなどに多い（表Ⅱ.47）．ビタミン B_1，B_2 は普通肉より血合肉に多く含まれる．淡水魚や貝類にはビタミン B_1 を分解する酵素チアミナーゼが存在する．

表Ⅱ.45　魚肉および魚卵のコレステロール含量（可食部100g当たりのmg数）（五訂日本食品標準成分表，2000）[1]

種類		コレステロール量
タラ	たらこ	350
	魚肉	74
ニシン	かずのこ	370
	魚肉	68
シロサケ	すじこ	510
	魚肉	59

表Ⅱ.46　カルシウム含量の多い魚介類（可食部100g当たりのmg数）（五訂日本食品標準成分表，2000）[1]

カタクチイワシ（煮干し）	2,200	ワカサギ（つくだ煮）	970
サクラエビ（素干し）	2,000	アジ（くさや）	890
エビ（つくだ煮）	1,800	カジカ（つくだ煮）	880
サクラエビ（煮干し）	1,500	サクラエビ（ゆで）	690
タニシ（生）	1,300	カジカ（水煮）	630
ハゼ（つくだ煮）	1,200	ウルメイワシ（丸干し）	570
フナ（甘露煮）	1,200	イカナゴ（あめ煮）	550
ドジョウ（水煮）	1,200	アミ（つくだ煮）	490
ハゼ（甘露煮）	980	ワカサギ（生）	450
タタミイワシ	970	マイワシ（丸干し）	440

(5) エキス成分　魚介類の熱水抽出物のうち，遊離アミノ酸，低分子ペプチド，ヌクレオチド，有機酸，低分子糖質などを一括してエキス成分といい，魚類では

表II.47 ビタミンA, Dの多い魚介類（可食部100g当たりのμg数）（五訂日本食品標準成分表, 2000）[1]

種類	ビタミンA (レチノール当量)	種類	ビタミンD
アンコウ（肝，生）	8,300	シロサケ（生）	32
ヤツメウナギ（生）	8,200	ニシン（生）	22
アユ（養殖，内臓，焼き）	6,000	サンマ（生）	19
ウナギ（肝，生）	4,400	ウグイ（生）	19
ウナギ（養殖，生）	2,400	ウナギ（蒲焼）	19
アユ（天然，内臓，焼き）	2,000	ウナギ（養殖，生）	18
ホタルイカ（生，ゆで）	1,900	クロマグロ（脂身，生）	18
ヤツメウナギ（干）	1,900	スズキ（生）	12
ウナギ（蒲焼）	1,500	マカジキ（生）	12
ギンダラ（生）	1,100	メジマグロ（生）	12
アナゴ（蒸し）	890	ニジマス（淡水養殖，生）	12
ホタルイカ（つくだ煮）	690	マサバ（生）	11
コイ（養殖，内臓，生）	500	オイカワ（生）	10
アナゴ（生）	500	ボラ（生）	10
タタミイワシ	410	マイワシ（生）	10
ウニ（粒うに）	170	サクラマス（生）	10
アユ（天然，焼き）	120	カツオ（秋，生）	9

2～5%含まれる．エキス成分の主体は，遊離アミノ酸など低分子窒素化合物であり，呈味性を有している．魚類ではグルタミン酸やタウリン，貝類はコハク酸やグリシン，アラニン，イカはベタイン，タウリン，タコやエビではグリシン，ベタインなどの呈味性物質が含まれる．

c. 魚介類の種類

魚介類の種類はきわめて多く，わが国で食用とされる市販の魚介類は約500種類にのぼる．その代表的なものについて特徴を述べる[64,65]．

1) 沿岸性の魚

日本の陸近くに生息する魚で白身魚が多い（図II.48）．

(1) イカナゴ（イカナゴ科） 体長15 cm，褐色で，特に新鮮さを必要．刺身，天ぷら，酢の物．幼魚は煮干し，つくだ煮用の原料．

(2) イサキ（イサキ科） 体長36 cm，青黒色．刺身，煮物，塩焼．

(3) キス（キス科） 体長20 cm，淡白な味の高級魚．すし種，塩焼，天ぷら，酢の物，吸い物．

(4) コノシロ（コノシロ科） 体長15 cm以上の大型のものをコノシロ，10

cm 程度の中型をコハダとよぶ．すし種，刺身，酢の物，塩焼．

(5) **シラウオ**（シラウオ科）　体長 10 cm，淡白な味で，おどり食い，ちり鍋，吸い物．

(6) **シロウオ**（ハゼ科）　体長 5 cm，円筒形の魚である．おどり食い．

(7) **スズキ**（ハタ科）　出世魚でセイゴ（一年魚），フッコ（二〜三年魚），四年魚で 60 cm 以上のものをスズキとよぶ．刺身，塩焼，姿蒸し．

(8) **ハタハタ**（ハタハタ科）　体長 25 cm，淡褐色の斑紋．塩焼，煮物，すし．しょっつる（魚しょうゆの一種）の原料．秋田地方ではハタハタの卵を「ぶりこ」とよぶ．

(9) **トラフグ**（マフグ科）　体長 70 cm，胸びれの後方と背びれのつけ根に黒色の斑点．内臓（卵巣や肝臓）に有毒物質のテトロドトキシンを含む．刺身，ちり鍋．

(10) **イボダイ**（イボダイ科）　体長 20 cm，扁平で銀白色の光沢．煮付け，塩焼，から揚げ，酒蒸し．

ほかに，カワハギ，キンメダイ，サヨリ，ハゼ，ベラ，ボラなどがいる．

2）近海性の回遊魚

日本近海を回遊し，青い皮をもつ赤身魚が多い．たんぱく質含量は 20% 前後で，IPA や DHA などの高度不飽和脂肪酸を含む（図Ⅱ.49）．

(1) **イワシ**（ニシン科など）　ニシン科のマイワシ，キビナゴ，ウルメイワシ科のウルメイワシ，カタクチイワシ科のカタクチイワシの総称，代表的な多獲

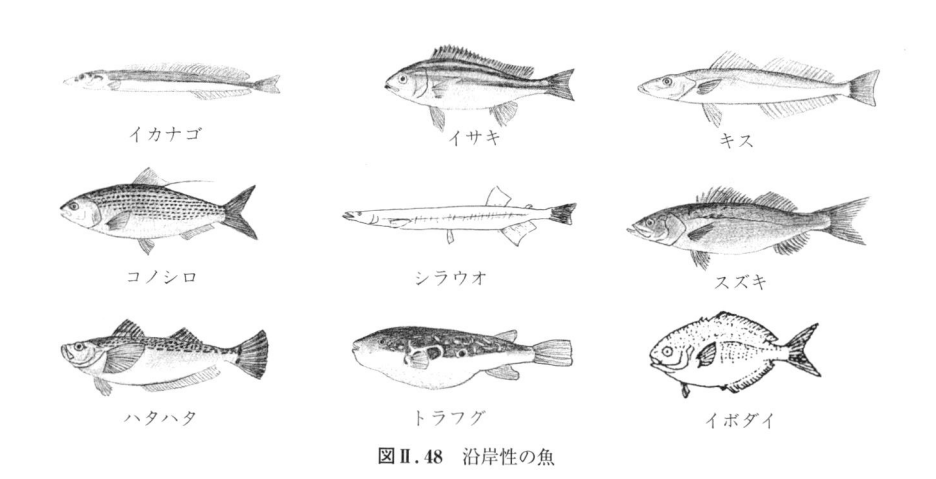

イカナゴ	イサキ	キス
コノシロ	シラウオ	スズキ
ハタハタ	トラフグ	イボダイ

図Ⅱ.48　沿岸性の魚

魚．マイワシは体表に数個の黒点．ウルメイワシは薄い青黒色．カタクチイワシは背部は黒色．刺身，酢の物，塩焼，揚げ物，つみれなど．加工品として，丸干し，煮干し，みりん干しなどの干物や塩蔵品（アンチョビー）など．

  (2) サ バ（サバ科）　体長50 cm，波状の模様をもつマサバ（ホンサバ）と黒色の小斑点が散在するゴマサバがいる．「サバの生き腐れ」といわれるように，夏季には特に傷みやすく，ヒスタミンの生成によるアレルギー様食中毒になりやすいので注意を要する．刺身，しめさば，さばずし，みそ煮，塩焼，揚げ物．

  (3) マアジ（アジ科）　体長10〜40 cm，紡錘形でやや側扁し，アジ類独特のぜいご（とげ状の変形うろこ）が側線近くにある．アジ類にはほかに，シマアジ，ムロアジ，オニアジなどがいる．刺身，酢の物，塩しめ，塩焼，揚げ物，南蛮漬，干物など．

  (4) カンパチ（アジ科）　体長1 m，背部が青みを帯びた紅色で中央に黄色の帯状の縞模様．刺身，照焼，塩焼．

  (5) サワラ（サバ科）　出世魚でサゴチ（体長40 cm程度），ナギ（50 cm），サワラ（1 m前後）とよぶ．刺身，照焼，塩焼，バター焼など．

  (6) サンマ（サンマ科）　体長30 cm，秋（10月頃）が旬．刺身，酢の物，塩焼，バター焼，みそ煮，から揚げ，つみれのほか，干物，塩蔵，燻製などに加工．

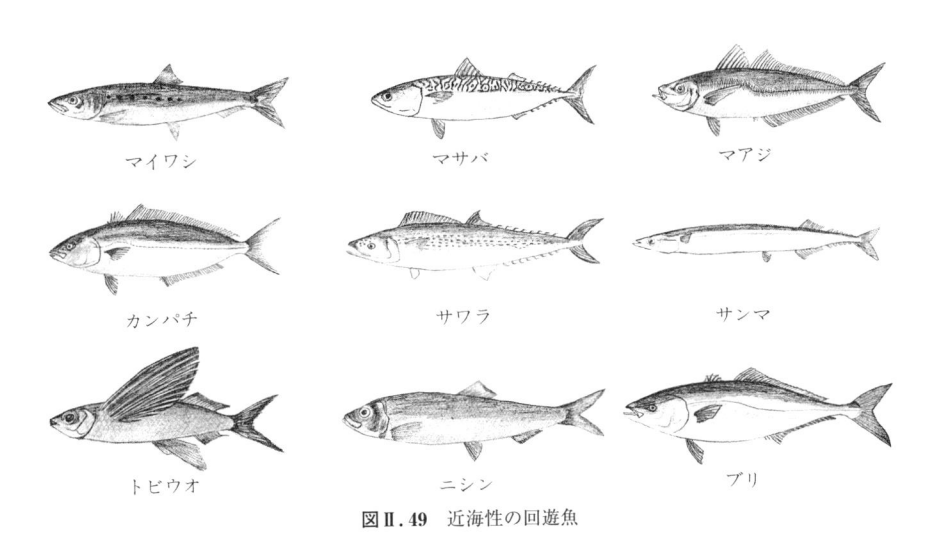

図 II.49　近海性の回遊魚

(7) トビウオ（トビウオ科） 胸びれが長く体長は 30 cm 程度, 淡白な味. 塩焼, 刺身, たたき, フライ, 干物. かまぼこの原料.

(8) ニシン（イワシ科） 体長 35 cm, 背中側は暗青色で腹側は銀白色. 塩焼, バター焼, 煮付け, マリネなど. 干したものを身欠きニシン, 卵巣を塩漬したものを「かずのこ」.

(9) ブ リ（アジ科） 出世魚で, ワカシ（体長 15 cm まで), ハマチまたはイナダ（40 cm 程度), ワラサ（60 cm 程度), ブリ（90 cm 以上）とよぶ. 養殖魚は市場ではハマチの名称で取り扱う. 刺身, 塩焼, 照焼, あら煮, みそ煮など.

3) 遠洋性の回遊魚

北洋からインド洋まで, さらに大西洋などの海を回遊する魚で, マグロ, カジキ, カツオ類の赤身魚とサメ, エイなどの白身魚がある（図Ⅱ.50).

(1) マグロ（サバ科） ホンマグロ（クロマグロ）は体長 3 m, 黒色を帯び, 冬が旬で脂がのった腹肉をトロとよび, すし種に用いる. 赤身肉中のたんぱく質含量は 25% 前後と高い. 刺身, 照焼, 煮物など. 眼と頭の大きいメバチマグロ, 黄色を帯びた横縞をもつキハダマグロもホンマグロと同様に用いられる. 胸びれが長いビンナガマグロは, シーチキンとして缶詰に加工.

(2) カジキ（カジキ科） 大型種は体長 3 m 以上, マカジキ（カジキマグロ）の肉は淡赤色を帯び脂質を多く含む. 肉質がよく, 刺身, すし種, 照焼に用いられる. メカジキは胸びれがなくメカジキ科に属する. クロカワカジキ, バショウカジキは味はマカジキよりやや劣り, 主として魚肉ソーセージや練り製品の原料となる.

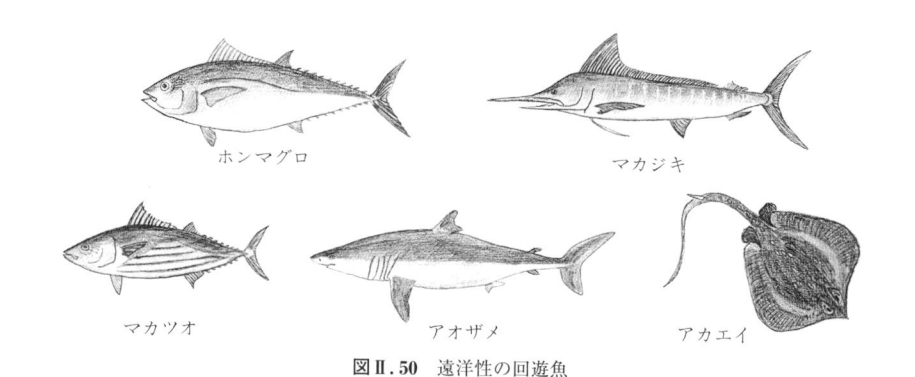

ホンマグロ　　　マカジキ

マカツオ　　アオザメ　　アカエイ

図Ⅱ.50　遠洋性の回遊魚

(3) カツオ（サバ科）　魚体は紡錘形で濃青色の縞がある．良質のたんぱく質を多く含み，脂質中にはIPAやDHA含量が高い．また，鉄やタウリンにも富む．たたき，刺身，煮付け，缶詰，塩辛など．漁獲量の半分近くはかつお節に加工．

(4) サメ，エイ（軟骨魚類）　サメは山陰などではワニとよばれ，煮付け，ふかひれにされる．また，脂質含量が少なく肉色が白いため，練り製品の原料となる．エイは扁平で菱形をしており，煮付け，酢みそ和え，フライなどにする．

4) 底生性の魚

海底ないしは比較的底の方に常時生息するものを底生魚という（図Ⅱ.51）．

(1) マダイ（タイ科）　体長50 cm～1 mに達し，色（アスタキサンチンによる），味，姿（体型）ともすぐれ，百魚の王として珍重されている．死後のK値の上昇が緩やかで，イノシン酸の分解が遅いため，保存による鮮度の低下が緩慢で味も落ちにくい．刺身（姿づくり），塩焼，吸い物，かぶと煮など．また，浜焼，たい飯，たい茶漬，たいみそなどに加工．マダイのほかにクロダイ（チヌ），キダイ，チダイなどがいる．アマダイ（アマダイ科）や眼が大きく金色で，体表が朱赤色のキンメダイ（キンメダイ科）は，焼物，蒸し物，煮付け，みそ漬など．

(2) マダラ（タラ科）　体長1 mにも達し，脂質が少なく淡白な味．フライ，ムニエル，鍋物など．マダラやスケトウダラは，冷凍すり身にされ，練り製品の

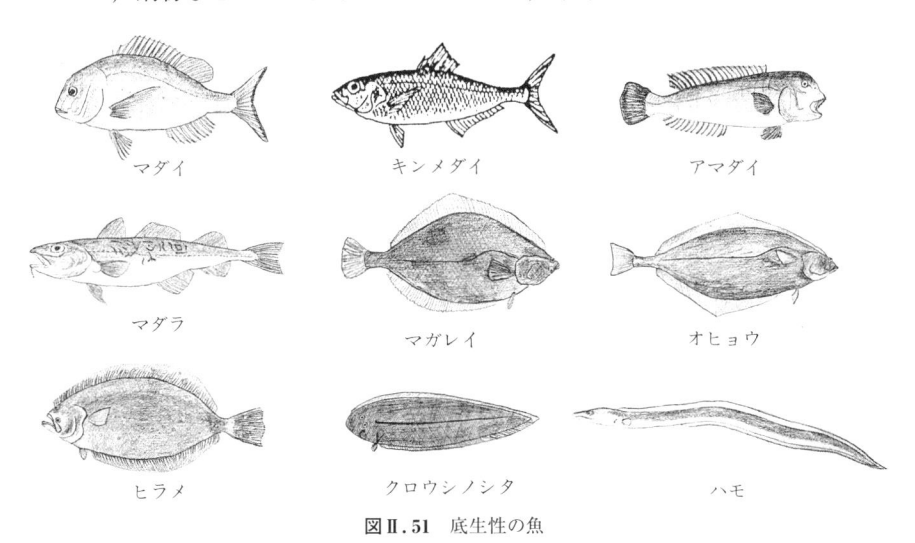

図Ⅱ.51　底生性の魚

原料.たらこ(めんたいこ)は,スケトウダラの卵巣を塩蔵してつくる.

(3) カレイ(カレイ科)　左右に扁平で両眼が側面についており,俗に「左ヒラメに右カレイ」といわれる.マガレイ,イシガレイ,マコガレイ,ムシガレイは体長30〜50 cm程度で美味である.煮付け,ムニエル,から揚げ,干物など.オヒョウは大型で体長2 mにもなる.

(4) ヒラメ(ヒラメ科)　体長40〜80 cm,冬が旬(寒びらめ)で,脂質含量が高く上品な味をもつ.ムニエル,フライ,刺身,蒸し物,煮付けなど.

(5) ウシノシタ(ウシノシタ科)　体長30 cmに達し,クロウシノシタ(クロシタヒラメ),アカシタヒラメ,セトウシノシタなどがいる.夏から秋にかけて美味となる.ムニエル,フライ,煮付け,煮こごりなど.

(6) ハ　モ(ハモ科)　体長2 m,ウナギの体型に似た魚で,口が大きく鋭い歯をもち小骨が多い.淡白で上品な味.蒲焼,照焼,すし種,吸い物,酢の物など.

ほかに,アナゴ,タチウオ,ホッケなどがいる.

5) 遡河性の回遊魚

産卵のために海から河川に上る魚(サケ,マス,シシャモ,アユ)と逆に河川から海に下る魚(ウナギ)がある(図Ⅱ.52).

(1) サ　ケ(サケ科)　サケのサーモンピンクの肉色は,カロテノイド系色素(アスタキサンチン)の色である.塩焼,照焼,ムニエル,フライ,新巻,塩鮭,燻製,缶詰など.卵巣はすじこ(卵巣の塩蔵品)やいくら(成熟卵の塩蔵品)などに加工.

(2) マ　ス(サケ科)　日本特産のサクラマス(ホンマス)や,ニジマス,ベニマス,カワマスなどがいる.塩焼,フライなど.

(3) シシャモ(ワカサギ科)　大型のものは体長20 cm,秋に産卵のために海から河川に上ってくる.刺身,塩焼,フライ,干物.

サケ　　　　　マス　　　　シシャモ

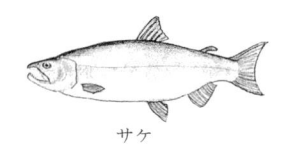

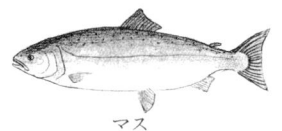

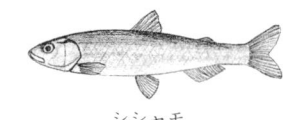

図Ⅱ.52　遡河性の回遊魚

6) 淡水魚

淡水に住む魚の総称である．川魚特有の臭気をもつものが多い（図Ⅱ.53）．

(1) コイ（コイ科）　体長 40～50 cm，大型のものは 1 m に達する．養殖が盛んで，あらい，甘露煮，鯉こく，から揚げなど．

(2) ドジョウ（ドジョウ科）　体長 10～20 cm，夏が旬で柳川鍋，蒲焼，どじょう汁，天ぷらなど．

(3) テラピア（カワスズメダイ科）　輸入し養殖した魚で，イズミダイ，チカダイの名称で出荷される．淡白な味の白身魚で，あらい，塩焼，煮付け，フライ，バター焼．

ほかに，フナ，ウグイなどがいる．

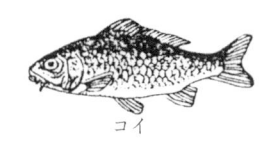

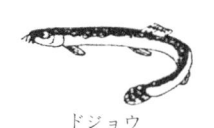

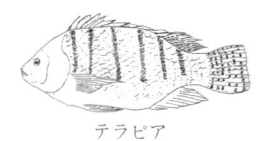

コイ　　　ドジョウ　　　テラピア

図Ⅱ.53　淡水魚

7) 貝類

軟体動物に属し，斧足類（二枚貝：アサリ，アカガイ，カキ，アゲマキなど）と腹足類（巻貝：サザエ，タニシ，アワビ，トコブシなど）に大別される．たんぱく質は 6～19%，脂質は多くのものが 1% 以下と少なく，グリコーゲン，タウリン含量が高い（図Ⅱ.54）．

(1) アサリ（マルスダレガイ科またはハマグリ科）　秋～春が旬で，鉄，マグネシウム，リンを豊富に含む．汁物，ワイン蒸し，ぬた，つくだ煮など．

(2) カキ（イタボガキ科）　冬～春にグリコーゲンが増加し独特の旨味をもつ．酢ガキ，焼ガキ，鍋物，フライなど．

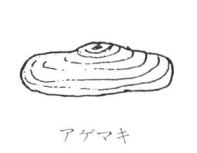

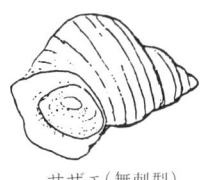

アゲマキ　　サザエ（無刺型）　　トコブシ（水孔6～7個）

図Ⅱ.54　貝類

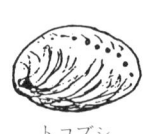

(3) **サザエ**（リュウテン科）　春〜初夏が旬で，肉質は硬く，内臓は苦みをもつ．刺身，つぼ焼，酢の物など．

(4) **アワビ**（ミミガイ科）　夏が旬で，肉質は軟らかい．殻は丸みを帯び，クロアワビ，マダカアワビ，メガイアワビ，トコブシなどがいる．刺身，蒸し物，わん種，煮物．

(5) **シジミ**（シジミ科）　殻長は 3 〜 4 cm で，殻の表面は黒褐色を帯びる．コハク酸含量が高く，ビタミン B_2，B_{12} やメチオニンを多く含む．みそ汁の実，つくだ煮など．

8）イカ，タコ類

軟体動物の頭足類に属し，たんぱく質は 15％程度（アミノ酸スコア 70 程度，第一制限アミノ酸はバリン），脂質は 1％前後と少ない．ベタインとタウリンによる特有の旨味をもつ．

(1) **イカ類**　10 本の腕をもち，このうち 2 本は触腕とよばれ長い．種類は多く，コウイカ科（マイカ），ヤリイカ科，スルメイカ科に大別される．それぞれの特徴を生かして，刺身，フライ，煮物，干物，塩辛など（図Ⅱ.55）．

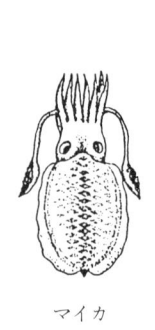

(2) **タコ類**　8 本（4 対）の腕をもち，腕，頭，胴の 3 部からなる．旬はマダコ：春〜夏，ミズダコ：初夏，イイダコ：冬〜春であり，酢ダコ，すし種，刺身，煮付けなど．

9）エビ，カニ類など

節足動物の甲殻類に属し，体はキチンの殻で覆われている．甘味のある独特の旨味は，ベタインやグルタミン酸，グリシン，アルギニンなどによる．

マイカ　　ヤリイカ　　スルメイカ

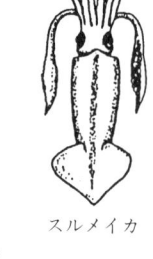

図Ⅱ.55　イカ類

(1) **エビ類**　生の状態では茶褐色・赤褐色をしているが，加熱調理によりアスタキサンチンが遊離して赤色を呈する．種類が多く，クルマエビ科，イセエビ科，タラバエビ科，サクラエビ科などに分けられる．刺身，すし種，天ぷら，塩焼，フライ，つくだ煮，干物など．

(2) **カニ類**　食用として主要なものは海産で，ワタリガニ，ケガニ，タラバガニ，ズワイガニなどがいる．刺身，酢の物，蒸し物，焼き物，天ぷら，コロッ

ケ，缶詰などに利用．

10) その他

ビゼンクラゲ（腔腸動物）は中華料理，ウニ（棘皮動物）の卵巣はすし種，粒うに，練りうに．ナマコ（棘皮動物）は酢の物，いりこ（煮て乾燥したもの：中華料理用）．ホヤ（原索動物）は酢の物，吸い物，煮物など．

d. 魚介類の加工品

魚介類の加工品には，練り製品，乾燥品，塩蔵品，調味品，缶詰などがある（表Ⅱ.48）．冷凍品としては，調理済み冷凍品（エビや魚のフライ，フィッシュ

表Ⅱ.48 魚介類の主要な加工品（國崎ら編，2001[66]より抜粋）

種類	主な製品
練り製品	かまぼこ，ちくわ，揚げかまぼこ，魚肉ハム，魚肉ソーセージ
乾燥品	
素干し品	棒タラ，干しカレイ，サメヒレ，かずのこ，身欠きニシン，するめ
塩干し品	イワシ（丸干し，目刺し），塩干しサバ，塩干しサンマ，くさや，塩干しタイ，塩干しフグ，からすみ
煮干し品	煮干しイワシ，イカナゴ，シラス干し，干しエビ，干しアワビ，干し貝柱，いりこ，ひじき
焼き干し品	焼きタイ（浜焼），焼きアユ
節類	かつお節，そうだ節，さば節
燻製品	サケ類，マス類，ニシン，イカ，タコ，ホタテの貝柱
塩蔵品	イワシ，サンマ，サバ，サケ，マス 塩蔵魚卵（かずのこ，たらこ，すじこ，いくら，からすみ，キャビア） 塩辛（イカ，カツオ，アユ，ウニ，ナマコ）
魚しょうゆ	しょっつる（ハタハタ，マイワシ，アジ，サバ，アミ，カタクチイワシ） カキしょうゆ，貝しょうゆ
調味品	つくだ煮（小魚，エビ，貝類） 調味乾燥品（みりん干し，さきいか，のしいか） 漬物：すし（フナ，タイ，アユ，ハタハタ），ぬか漬け（サンマ，イワシ，ニシン，フグ），酢漬け（タイ，アジ，キス，ニシン）
缶詰	水煮（サケ，マス，マグロ，カツオ，サバ，サンマ，イワシ，イカ，カニ，アサリ，カキ，ホタテガイ） 味付け（マグロ，カツオ，サバ，サンマ，イワシ，ウナギ，アジ，クジラ，イカ，タコ，アサリ，サザエ） 油漬け（マグロ，カツオ，ニシン，サバ，イワシ，サンマ） トマト漬け（イワシ，サンマ，サバ） 蒲焼（ウナギ，サンマ，ハモ）

ボールなど）がある．また，新鮮な魚体は，表Ⅱ.49に示すような種々の形態で冷凍貯蔵される．

表Ⅱ.49 冷凍魚介類の処理形態と名称（國崎ら編，2001[66]より抜粋）

名称	形状	処理方法
ラウンド		頭部，内臓もつけた全体魚
セミドレス		えら，内臓を除去したもの
ドレス		頭部と内臓を除去したもの
パンドレス		ドレスにしてから，ひれを除去したもの
フィレー		ドレスにし，三枚におろしたもの
チャンク		大型魚を厚く輪切りにしたもの
ブロック		フィレーを積み重ねて，レンガ状に整形したもの
ステーキ		ドレス，またはフィレーにしたものを厚さ2cm程度に切った切身

3. 甘味料・調味料・香辛料・嗜好品

3.1 甘　味　料

　甘味料としては自然の風味とその特性から，食品材料として砂糖がよく用いられるが，最近では，各種低カロリー甘味料も用途に合わせて開発されている．

a. 種　類
　(1) 砂　糖　砂糖には，かんしょ（サトウキビ）からとれるかんしょ糖とてんさい（ビート，サトウダイコン）からとれるてんさい糖があり，その主成分はしょ糖である．砂糖はその糖溶液からしょ糖の結晶を分離しないで精製した含蜜糖と結晶のみを分離・精製した分蜜糖に分けられる．サトウキビを原料とする含蜜糖の黒砂糖（しょ糖含量 80%[1]）は，黒糖ともよばれる．分蜜糖である水分がやや多く結晶の小さい車糖（ソフトシュガー）には，上白糖（97.8%）と三温糖（96.4%）がある．わが国でよく利用される上白糖には固結防止のために転化糖溶液がかけてある．車糖に比べ水分含量が少なく結晶のやや大きいざらめ糖（ハードシュガー）には，ほぼ純粋なグラニュー糖（99.9%）と白ざら糖（上ざら糖 99.9%）および上白糖とほぼ同程度の精製度の中ざら糖（黄ざら糖 99.9%）がある．加工糖には結晶粒の小さいグラニュー糖を立方体に固結させた角砂糖（99.9%）と大きな結晶を成長させた氷砂糖（99.9%）があり，グラニュー糖や氷砂糖は純度の高い製品である．ほかにカラメルで着色したグラニュー糖から結晶を成長させたコーヒーシュガー（99.5%）とグラニュー糖を微粉砕した粉糖（98.3%）があり，粉糖を顆粒状に成形した製品が顆粒糖である．和三盆糖（97.4%）は，含蜜糖と分蜜糖の中間にあり，粒度が細かく独特の風味と芳香をもち，高級和菓子用として珍重されている．
　(2) 液　糖　液糖には，精製しょ糖液であるしょ糖型液糖（しょ糖 67.7%）としょ糖の一部を加水分解した転化型液糖（37.0%）がある．
　(3) 氷糖蜜　氷砂糖を製造した後に残る糖蜜（63.3%）で，加工食品の原材料として用いられる．

(4) でん粉糖類　でん粉糖類は，でん粉を加水分解（糖化）して製造される糖類で，糖化の程度によって，ぶどう糖，粉あめ，水あめに分類される．糖化程度の指標 DE（dextrose equivalent，ぶどう糖値）は，試料中の還元糖をぶどう糖とし，固形分に対する百分率で表す．DE 100 は固形分のすべてがぶどう糖であることを意味する．DE 値が小さくなるほど少糖類や多糖類が多いことを表す．粉あめは DE 20〜40 程度のものを粉末化したものであり，水あめは DE 40〜60 程度の粘稠なものである．

(5) ぶどう糖（D-グルコース）　甘味料などに使用される市販のぶどう糖は，でん粉を酸または糖化酵素のアミラーゼにより分解して得られた糖液を精製・濃縮し，粉末化または結晶化させたものである．ぶどう糖には，その製法により，粉末の全糖，ぶどう糖 1 分子と結晶水 1 分子で結晶させた含水結晶および結晶水を含まない無水結晶のぶどう糖がある．粉末ジュース，医薬用，化学工業用などに使用されている．ぶどう糖には α 型と β 型があり，その水溶液は，ほぼ $\alpha : \beta = 34 : 66$（20℃）の平衡混合溶液である．甘味度は α 型がしょ糖の約 75%，β 型は 50% である．

(6) 果　糖（D-フルクトース）　果物などに多く含まれている果糖は，天然の糖類の中で最も甘味が強く，しょ糖の 1.3〜1.7 倍である．α 型と β 型があり，水溶液中での平衡は低温で甘い β 型に偏っている．製品としては，でん粉を加水分解後に異性化した糖液またはしょ糖やイヌリンを加水分解した糖液から分離した果糖を結晶化して得られる．飲料などのヘルシー嗜好品の増大につれて，そのさわやかな甘味とともにダイエット甘味料として需要が急増している．

(7) 異性化液糖　でん粉をアミラーゼなどの酵素または酸で加水分解して得たぶどう糖を，異性化酵素（グルコースイソメラーゼ）またはアルカリにより異性化して得られた果糖とぶどう糖を主成分とする混合液糖であり，日本農林規格により，ぶどう糖果糖液糖（果糖含有率 50% 未満），果糖ぶどう糖液糖（果糖含有率 50% 以上 90% 未満），高果糖液糖（果糖含有率 90% 以上）に類別される．異性化液糖はぶどう糖溶液が時間の経過とともに甘味度が低下する弱点を補い，安価なでん粉から砂糖より甘い甘味料をつくるところが特徴である．製菓，冷菓，ソフトドリンクなどに使用されている．

(8) カップリングシュガー（グルコシルスクロース）　でん粉と砂糖の混合液に土壌細菌の一種 *Bacillus megaterium* の酵素を作用させると，しょ糖のグルコース部にでん粉から生成したグルコースが 1〜4 個結合（カップリング）した

一連のグルコオリゴ糖を生成する．甘味はしょ糖の約 1/2 で味がよい．親水性なので口腔内細菌 *Streptococcus mutans* の不溶性グルカン（デキストラン）合成を阻害し，低う蝕性である．キャンデー，クッキーなどに使用されている．

(9) パラチノース　α-グルコシル転移酵素によって，しょ糖のグルコシル基が分子内転移し，フルクトースの 6 位に再結合したものである．甘味度はしょ糖の約 40% である．虫歯の原因になりにくい低う蝕性と，共存するしょ糖のう蝕誘発能を阻害する抗う蝕性を合わせもち，低甘味料としての用途が広い．

(10) フルクトオリゴ糖　フルクトオリゴ糖は，しょ糖にフルクトース転移酵素を作用させ，しょ糖のフルクトース部に 1～数個のフルクトースを結合させたオリゴ糖である．甘味度はしょ糖の約 60% であるが，甘味の質はしょ糖に類似している．低う蝕性である．また，難消化性で，腸内細菌のビフィズス菌を増殖させ，便秘改善，さらには脂質改善など水溶性食物繊維のような働きがある．

そのほかに甘味料として有効なオリゴ糖には，大豆オリゴ糖，イソマルトオリゴ糖，マルトオリゴ糖などがある．

(11) 糖アルコール（ソルビトール，マルチトール）　天然糖を接触還元して得られる．ソルビトール（ソルビット）はグルコースから得られ，甘味度はしょ糖の約 60% である．そう快感のある甘味と低う蝕性からチューインガムなどに利用される．マルチトール（マルチット）はマルトースから得られる還元麦芽糖水あめの主成分である．甘味度はしょ糖の約 60% であり，消化吸収されにくく，肥満症や糖尿病患者に適した低カロリー甘味料で，特定保健用食品としてキャンデー，ジャムなどに利用されている．

(12) その他　はちみつやメープルシロップなどがある．なお，配糖体甘味料，糖類および糖誘導体以外の甘味料については，第 I 編 5.1 節の甘味の項参照．

3.2　調　味　料

調味料とは，食品の味を嗜好に合うように香りや色付けする目的で用いられるもので，食品の持ち味を生かし，食欲増進につながるものである．

a. 種　類

(1) 食　塩　塩の主成分は塩化ナトリウム（NaCl）で，わが国では，海水からイオン交換膜法で製造しているが，自給率は約 15% で，輸入量が多い．精

製前の粗精製塩には塩化マグネシウムや硫酸カルシウムなどの多くの不純物が含まれ，吸湿性が強く，潮解しやすい．

精製塩は家庭用，業務用とも純度は99.1％，乾燥減量は0％で，きわめて流動性が高い．家庭用食塩には固結防止用に炭酸マグネシウムが0.3％添加されている．また，食卓塩の純度は99％以上で炭酸マグネシウムが0.4％添加され，サラサラとしている．純度の低い並塩（粗塩96.5％）は漬物や加工用に使われる．また食塩は，褐変防止，クロロフィルの退色防止，小麦粉のグルテン形成促進，粘物質（ぬめり）の除去などにも使用される．海塩の製塩後に残ったものが，にがりとよばれ，塩化カリウム，塩化マグネシウム，硫酸マグネシウムなどを含んだ苦味物質で，豆腐の凝固剤として用いられている．

(2) ソース 一般にソースとはイギリス発祥のウスターソースのことであるが，現在ではいろいろな味と香りをもった日本独特のものとなっている．トマト，タマネギ，ニンジンなどの果実・野菜類の煮出汁，搾汁，ピューレーなどに香辛料，アミノ酸液，しょうゆ，カラメル，食塩，食酢，砂糖，化学調味料などを加えて熟成させた茶色または茶黒色の液体調味料である．さらにトマトピューレーやりんごボイルなどを加えた甘味の強い，フルーツパルプを含む濃厚なとんかつソースとよばれるものもある．ソースはその粘度などによって，不溶性固形分を含まない「ウスター」(0.2 Pa·s 未満)，15％以上含む「中濃」(0.2 Pa·s 以上 1.5 Pa·s 未満)，25％以上含む「濃厚」(1.5 Pa·s 以上) の3種類に区分される[63]．

(3) 化学調味料 かつお節，コンブ，鶏・牛・豚の骨，干しシイタケ，煮干しなどの天然のだし材を天然調味料とよび，食品に旨味と風味を与える．これらを粉末状や濃縮エキス状にしたものが風味原料である．天然調味料の旨味成分を，抽出法や発酵法などを用いて製品としたものが化学調味料である．現在使用されているものは，アミノ酸系調味料のグルタミン酸ナトリウム（MSG：コンブの旨味成分）と核酸系調味料のイノシン酸ナトリウム（$5'$-IMP·Na_2：かつお節，煮干し，肉類の旨味成分）およびグアニル酸ナトリウム（$5'$-GMP·Na_2：シイタケの旨味成分）などがある．これらのアミノ酸系，核酸系調味料を混合すると旨味が増すので複合調味料として市販されている（第Ⅰ編5.1節の味の相乗効果の項参照）．

(4) その他 食酢，みそ，しょうゆ（4章参照）．

3.3 香　辛　料

　植物の中には，強い芳香や辛味，特殊な色素をもつものが多くある．これらの芳香，辛味，色成分を活用して食品の持ち味を生かすものが香辛料（スパイス）である．わが国の伝統的な香辛料には，わさび，さんしょう，しょうがなどがあるが，肉食の嗜好が高まるにつれて，ペパー（こしょう），ローレル（ローリエ，月桂葉），ガーリック（にんにく），セージなどの強烈で個性的な風味をもつスパイスの需要が増加しつつある．

a. 香辛料の作用
　スパイスには，調理効果とともに多くの化学的作用がある．古くから防腐効果，抗酸化効果などが，肉類，魚介類，油脂食品などの品質保持に広く利用されている．また，消化器官の刺激による食欲増進作用や殺菌消毒などの薬理作用もある．

　調理効果を上げるスパイスの役割は，次の四つの作用に分類できる．
　(1) 矯臭作用（肉・魚のなまぐささを消す）　ジンジャー，グローブ，ガーリック，ローレル，セージ，タイムなど．
　(2) 賦香作用（食欲をそそる香りをつける）　シナモン，オールスパイス，ディル，ナツメグ，コリアンダーなど．
　(3) 食欲増進作用（辛味と香りにより食欲を増進させる）　ペパー，マスタード，レッドペパー，カレー粉など．
　(4) 着色作用（色素を利用し食欲を増進させる）　パプリカの赤橙色，レッドペパーの赤色，ターメリックの黄色など．

b. 種　　類
　スパイスは植物の果実，種子，樹皮，花，根茎などを乾燥してつくるが，パセリ，バジル，セージ，タイムなど生草のまま用いられるものも多く，これらを特に香草（ハーブ）とよぶ．以下よく使われるスパイス（香辛料）について述べる．
　(1) ジンジャー（しょうが）　熱帯アジア原産のショウガ科の多年草植物で，特有の芳香と辛味のある地下茎を乾燥し香辛料として使用する．芳香成分はシネオール，シトロネラール，辛味成分はショウガオール，ジンゲロンなどである．

ショウガオール　　　　　　　　　　　　　　ジンゲロン

(2) クローブ（丁字）　熱帯原産フトモモ科植物の開花前の花蕾を採集，乾燥したもので，芳香があり，強い刺激がある．主成分はオイゲノールである．抗酸化，防腐作用があり，スープ，ソース，肉料理のにおい消しの香辛料として，また芳香性健胃剤としても用いられる．

(3) ペパー（こしょう）　コショウ科に属する熱帯植物の種子を乾燥して得られる．未熟種子を乾燥した芳香と辛味の強い種皮付きの黒コショウと，完熟種子の種皮を除いて乾燥した芳香性にすぐれた白コショウがある．辛味成分はチャビシン，ピペリンである．におい消し，防腐，抗酸化，食欲増進作用などがある．

チャビシン；$2Z, 4Z (Z=シス)$
ピペリン　；$2E, 4E (E=トランス)$

カプサイシン

アリルイソチオシアネート

p-オキシベンジル
イソチオシアネート

カプサンチン

カプソルビン

(4) マスタード（辛子）　マスタードには，アブラナ科のカラシナやクロカラシの種子からつくられる強い刺激臭と辛味のある黒ガラシ（和ガラシ）と，特にヨーロッパ産のシロカラシの種子からつくられる辛味の強い白ガラシ（洋ガラシ）の2種類がある．辛味はカラシ油配糖体であるクロカラシのシニグリンとシロカラシのシナルビンが，それぞれ酵素ミロシナーゼの作用により加水分解されて生じたアリルイソチオシアネートとp-オキシベンジルイソチオシアネートによる．

(5) レッドペパー（唐辛子）　熱帯アメリカ原産のナス科植物で辛味種と甘味種がある．辛味香辛料としては辛味種の完熟実を乾燥して用いる．辛味成分はカプサイシンで，食欲増進作用がある．色はβ-カロテン（黄色），カプサンチン（深赤色），カプソルビン（赤紫色）による．唐辛子の仲間で甘味と香気を有するパプリカ（赤橙色）の乾燥粉末は，着色香辛料として利用されている．

(6) 調合香辛料

七味唐辛子　日本の代表的な調合香辛料で，唐辛子，さんしょうの実，ゴマ，青海苔，アサの実，チンピ（乾燥ミカン果皮），ケシの実からなる．

チリパウダー　洋風唐辛子のチリにオレガノ，ディルシーズを混ぜた洋風七味唐辛子で，メキシコ，スペイン風の肉豆料理の香辛・調味料に用いられる．

カレー粉　種々の色，辛味，香りの香辛料粉末を混ぜ合わせた複合香辛料といえる．色成分としてウコン，チンピ，サフランなどがある．ウコンの粉末はターメリックともよばれ，そのジケトン系黄色色素クルクミンはカレー粉の主要な色素であり，抗酸化作用もある．サフランはカロテノイド系の黄赤色色素クロシンを含んでいる．辛味成分としては，ペパー，レッドペパー，ジンジャー，マスタードなどがあり，いわゆるペパーソース成分である．香りの成分としては，コリアンダー，クミン，カルダモン，クローブ，シナモン，ナツメグなどのほかに非常に多種の成分が含まれている．シナモンはニッケイのことで防腐作用があり，その芳香成分はシンナムアルデヒド（ケイ皮アルデヒド）である．

(7) その他　①ナツメグ（にくずく）はその甘い香りを挽き肉料理に，②セージはサルビアと同種の葉を乾燥して得られるヨモギに似た香りと苦味をもちソーセージなどの肉料理に，③タイムはシソ科のジャコウソウの葉を乾燥したもので芳香と辛味を生かして肉料理に，④粉わさびはホースラディッシュ（わさび大根）を主原料とした香辛料で刺身，すしなどに，⑤ラー油は唐辛子油のことで，ゴマ油で唐辛子を煮て油に辛味を抽出させたもので，餃子や中国の麺料理の香味付けに，それぞれ用いられる．また，⑥食品の天然着色色素として，サボテンに寄生するエンジムシの雌虫体から得られるアントラキノン系赤色色素のカルミン酸[59]や赤ビートの根から得られるベタシアニジン系赤紫色色素のベタニン（ビートレッド）[67]などがある．

3.4 嗜好品類

嗜好品類は，栄養面よりも精神面における役割の多い食品で，飲料が主とな

る.

1) 茶類

茶はツバキ科の植物で，その葉には緑茶（タンニンが少なく窒素量が多い：日本，中国産）と紅茶に適するもの（タンニンが多く窒素量が少ない：インド，セイロン，インドネシア産など）がある．緑茶にはビタミンCが多く含まれているが，ウーロン茶ではごく微量であり，紅茶では酸化されていてまったくない．また，緑茶にはビタミンAも多量に含まれているが，ビタミンCと同様に浸出液中にはほとんど出てこない．茶の苦味はカフェイン類，苦渋味は茶カテキンのタンニン（ポリフェノール），旨味はL-テアニン，色はタンニン，クロロフィル，フラボノイド，カロテノイドなどである．茶樹の栽培には柔らかい若芽を原料とする玉露や抹茶の場合の覆下園法とそのほかの茶類の場合の露天園法がある．

(1) 緑茶　　生葉（摘葉直後）→蒸熱→揉捻（じゅうねん）→乾燥→製品（不発酵茶）．

蒸熱によりポリフェノールオキシダーゼなどの酸化酵素を失活させて発酵を止め，緑茶特有の鮮緑色を保持させ，青臭さを除き独特の香味を生成させる．蒸熱処理の代わりに加熱釜で酵素を不活性化したものが中国式釜炒り茶である．最初の柔らかい若芽を用いた一番茶には旨味のL-テアニンや苦味のカフェインが多い．二，三番茶には渋味のタンニン（カテキンおよびそのエステル類）が多い．

(2) ウーロン茶（烏龍茶）　　生茶→萎凋（いちょう）→発酵→釜炒り→揉捻→乾燥→製品（半発酵茶）．

特有の芳香が発生するまで発酵させた後，釜炒り加熱して酵素を失活させて発酵を止めるので，色調は紅茶に近いが，香りは紅茶と異なり独特である．ウーロン茶の一種に包種茶（パオチャンチャ）がある．また，ジャスミンの花を混ぜ着香したジャスミン茶などもある．

(3) 紅茶　　生茶（摘葉）→萎凋→揉捻→発酵→乾燥→製品（発酵茶）．

酸化酵素の働きによる酵素的褐変で渋味のタンニン（カテキン類）の重合物のテアフラビン（橙赤色）とテアルビジン（赤褐色）をつくり，紅茶独特の色調と香味をもたせている．しかし，テアルビジンが多くなると品質の低下となる．

2) コーヒー

コーヒー樹（アカネ科）の完熟果実（コーヒー豆）の外皮と内皮を除いて種子（コーヒー生豆）を250℃前後で焙煎したものが，いわゆるコーヒーで，成分が浸出しやすいように挽いて用いる．焙煎で芳香成分が生成し，カラメル化や味覚成分の増加，易溶化が起こる．苦味はカフェイン，苦渋味はタンニン，酸味には

クエン酸, リンゴ酸, 色彩にはタンニン重合物のクロロゲン酸, カラメル, メラノイジン, 香りにはカフェオール, ピラジン類などの成分が関与している.

3) ココア

ココア（ココアパウダー）はカカオ樹（アオギリ科）の種子（カカオ豆）を焙煎し, 胚乳部を磨砕したものから, カカオバターの一部を除いたものである. ココアは脂肪含量が多く, ステアリン酸などの脂肪酸に特徴がある. また, 利尿作用のあるテオブロミンを含んでいる. 一方, 分離されたカカオバターはチョコレートの原料となる.

4) 清涼飲料, 粉末清涼飲料

ジュースは, 果実を搾汁し製品化したストレートジュース, 濃縮果汁を貯蔵, 輸送し, 製品化の際に希釈する濃縮還元ジュース, さらには, 果粒入り果実ジュース, 果実・野菜ミックスジュースなどに分けられ, ほかに果汁入り飲料がある. また, 炭酸飲料として, 果実色飲料, コーラ, サイダーなどがある.

5) アルコール飲料

4章の1) 項参照.

4. 微生物利用食品：発酵食品

　微生物の働きによって，人間に役立つものがつくられる場合を発酵といい，有害となる場合を腐敗という．私たち人間は，古くから微生物の力を借りて農水産物や畜産物を保存に耐えられるような食品に変換し，原料になかった香りや味が付与された多くの発酵食品をつくり出してきた．

1）アルコール飲料

　酒類とは，「アルコール分を1度（容量比で1%）以上含有する飲料」と酒税法（平成13年11月28日，法律129号）で規定されている．アルコール飲料の発酵過程には，果実類に含まれるグルコースなどの糖類を直接原料として，これを酵母によりアルコール発酵させる単発酵式と，穀類やいも類などのでん粉質原料を麦芽またはカビのアミラーゼによって糖化を行い，次いで酵母によりアルコール発酵させる複発酵式がある．さらに製造方法により，醸造酒，蒸留酒，混成酒に分けられる．

(1) 醸造酒

　清　酒　米を原料とし，こうじ（麹）菌による米でん粉の糖化と酵母によるアルコール発酵とを同時に進行させて製造する並行複発酵式の醸造酒で，アルコール度は15～16%である．呈味成分はグルコースなどの糖，乳酸，コハク酸などの有機酸，グルタミン酸などのアミノ酸であり，香気成分にはイソアミルアルコール，酢酸イソアミルなどがある．原料と製法の特徴から，吟醸酒，純米酒，本醸造酒および普通酒に分けられる．

　ビール　麦芽，ホップおよび水を原料として酵母で発酵させた二酸化炭素を含む発泡性酒である．大麦麦芽や副原料（米，トウモロコシなど）に含まれるでん粉を麦芽中のアミラーゼによって完全に糖化した後，酵母によるアルコール発酵を行う単行複発酵式である．ホップに含まれるフムロンは煮沸によってイソフムロンに変化し，ビールに苦みと芳香を付与する．アルコール度は4～8%で，糖類や有機酸およびエステル類は酸味と香りに重要な役割を果たしている．ビールは，麦芽比率が67%以上のものをいう．麦芽比率を50%未満（多くの場合25%未満）に抑え，副原料の割合を多くしたものが「発泡酒」として市販されて

いる．

果実酒　ワイン（ぶどう酒）は，ブドウ果汁中の糖分がワイン酵母によって直接アルコールに転換される反応を利用した単発酵式の醸造酒である．ワインの製造では，雑菌の繁殖抑制，酸化防止，色素の安定化のため一般に亜硫酸塩を添加する．熟成中のワインは酒石（酸性酒石酸カリウム）やタンニンなどを析出するため，ろ過した後びん詰する．ワインのアルコール度は10～12％のものが多く，白ワインは，赤ワインに比べて糖分が多く甘味が強い．赤ワインの色は果皮のアントシアン色素による．そのほかのワインの特徴成分として，酒石酸，乳酸などの有機酸，アミノ酸およびポリフェノール化合物などがある．果実酒としては，ワインのほかにりんご酒，チェリー酒などがある．

(2) 蒸留酒

ウイスキー　麦芽に水を加え糖化させた後に発酵させ，この発酵液を蒸留し，樽貯蔵して熟成させたものである．大麦の麦芽のみを用いたモルトウイスキーと大麦以外の穀類（ライ麦，トウモロコシなど）を麦芽で糖化させ，発酵，蒸留したグレンウイスキーがある．アルコール度は37～45％である．

ブランデー　ワインを蒸留したもので，白色蒸留酒を樽詰し熟成させるとブランデー特有の風味が付与され琥珀色になる．熟成には少なくとも3～5年間以上を要する．アルコール度はウイスキーとほぼ同程度である．フランスのコニャックとアルマニャックは，ブランデーの代表的な産地である．そのほかに，アップルブランデー，チェリーブランデーなどがある．

しょうちゅう（焼酎）　もろみを連続蒸留機で蒸留して得られる高純度のアルコールに水を加え調整した甲類（新式）と，穀類，いも類などの糖質原料を黒こうじ菌で糖化し発酵させたもろみを単式蒸留機で蒸留した乙類（本格）がある．甲類しょうちゅうは淡白な風味であり，乙類しょうちゅうは原料由来の独特の香味を有している．アルコール度は20～35％である．

(3) 混成酒

醸造酒や蒸留酒または原料用のアルコールに糖類，香料，色素などを加えた酒類で，再製酒ともいう．

みりん（味醂）　蒸したもち米と米こうじを混合し，しょうちゅうまたはアルコールを加えてもち米を糖化させた後，ろ過したものがアルコール度約14％の本みりんである．本みりんのもろみが熟成する前に，しょうちゅうやアルコールを加えてアルコール度を22％以上にしたもの（本直し）が飲用される．糖濃度が高いので貯蔵条件により大量のぶどう糖が析出することがある．白酒は，み

りんのもろみをすりつぶしたもので，アルコール度は約7%である．

リキュール 醸造酒や蒸留酒に植物の花，葉，茎，根，果実あるいは動物を浸漬し，その香味や有効成分を抽出し，必要に応じてさらに糖や色素などを加えて調整した酒類である．リキュールには，ベルモット，キュラソー，ペパーミント，日本の梅酒やまむし酒など多種ある．アルコール度は 13〜35%である．

2) 大豆発酵食品

(1) み そ（味噌） 蒸煮した大豆にこうじ菌を繁殖させた米，大麦または大豆を加え，食塩と水を混合し，発酵，熟成させた半固体状のものをいう．発酵には酵母や細菌（乳酸菌など）も関与する．使用されるこうじ原料により，米みそ，麦みそ，豆みそに分類される．米みその白みそや江戸甘みそは，白く光沢のある甘みそ（食塩相当量 6.1%[1]）で，信州みそは淡黄色で香味のある辛口みそ（12.4%）である．また仙台みそは代表的な赤色辛口みそ（13.0%）である．麦みそ（10.7%）は田舎みそともよばれる．豆みそ（10.9%）は辛口赤色みそで名古屋みそ，八丁みそなど独特の風味をもっている．

みそは熟成過程において，香気成分のエチルアルコール，アミルアルコール，4-エチルグアヤコールに，糖の甘味，食塩の塩味，有機酸の酸味，アミノ酸の旨味が調和し，さらにアミノカルボニル反応によりみそ特有の色調を生じる．

(2) しょうゆ（醤油） 日本農林規格（JAS）（平成9年9月3日，法律1381号）により，しょうゆの製造は，本醸造方式，新式醸造方式および酵素処理液・アミノ酸液混合方式の3方式に分類される．

本醸造方式しょうゆは，蒸煮した大豆または脱脂大豆にこうじ菌を繁殖させた小麦を加え，濃厚な食塩の存在下で細菌と酵母による発酵，熟成により製造される清澄な液体調味料である．新式醸造方式は，生揚げ（生しょうゆ）またはしょうゆもろみに，大豆などの植物性たんぱく質に塩酸またはたんぱく質分解酵素を作用させて得られたアミノ酸または酵素処理液を加え，発酵，熟成させる方法である．酵素処理液・アミノ酸液混合方式は，本醸造方式または新式醸造方式のしょうゆに酵素処理液またはアミノ酸液を混ぜたもので，発酵過程は省いてある．

製品には，こいくち（食塩相当量 14.5%），うすくち（16.0%），たまり（13.0%），さいしこみ（12.4%），しろしょうゆ（14.2%）の5種類のほかに減塩しょうゆ（食塩相当量：こいくちしょうゆの約50%）などがある．

しょうゆの特徴成分としては，芳香成分の4-エチルグアヤコール，旨味のグルタミン酸，エステル類があり，色はアミノカルボニル反応によるものである．

(3) 納　豆　　糸引納豆は，蒸煮大豆に納豆菌（*Bacillus subtilis natto*）を接種し発酵させ，納豆菌のプロテアーゼとアミラーゼの作用で大豆の組織を軟化し，消化しやすくしたもので，独特の風味がある．その粘質物は，グルタミン酸のポリペプチドとフルクタン（フルクトースのポリマー：レバン）の混合物である．この糸引納豆に米こうじと食塩を加えて発酵，熟成させたものが五斗納豆（食塩相当量 5.8％）である．一方，糸引納豆とは製法も発酵菌も異なり，蒸煮大豆からこうじをつくり塩水中に仕込み熟成させ，乾燥したものに寺納豆がある．食塩含量が高く（14.2％），貯蔵性がある．大徳寺納豆，浜納豆，塩辛納豆ともよばれる．

日本独特のこれらの納豆に類似した食品に，インドネシアの伝統食品のテンペがある．

3）食　酢

食酢は 4～5％の酢酸を主成分とする酸性調味料で，醸造酢と合成酢がある．

醸造酢は穀類や果実を原料とし，アルコール発酵により得られるアルコールを酢酸菌で酸化発酵させてつくる．穀物酢（米酢，粕酢，麦芽酢など）や果実酢（ワインビネガー，りんご酢など）がある．有機酸，糖，アミノ酸，エステル類を含むので旨味と芳香がある．

合成酢は，氷酢酸または酢酸の希釈液に糖類，化学調味料および食塩などを加えたものと，醸造酢を加えたものがある．

4）その他

漬物は貯蔵性を高め，発酵により香味が付与された野菜の加工食品である．乳酸菌や酵母の働きを利用したぬか漬（ぬか床のビタミン B_1, B_2 が漬物に移行），食塩と乳酸菌を利用した塩漬などがある．

水産発酵食品には，カビ付けを利用したかつお節，原料の自己消化と細菌（あるいは酵母）による発酵，熟成を利用した塩辛などがある．

発酵乳・チーズについては，2.2 節の 4）項を参照．

5. 最新技術にみられる食品

a. 新しい加工技術の応用

科学・技術の発達に伴い，食品製造における自動化，効率化，省力化，省資源化および省エネルギー化が進むとともに，新しい食品加工技術が開発されている．

(1) 高圧処理技術　2000～6000気圧の超高圧処理を行うことによって，たんぱく質の変性，多糖類のゲル化，糊化を引き起こすことができる．この方法は，加熱処理を必要とせず，成分変化や香り，ビタミンなどの消失が少なく，食品素材の生の風味が保持される．ジャムやジュースなどの製造，冷凍食品の解凍，酵素の失活や殺菌操作などに利用されている．

(2) 高温高圧処理技術　エクストルーダーとよばれる装置を用いる．原料は装置の中で，加熱・加圧されながら移動し，細い出口から外部に押し出される．スナック菓子（膨化食品），ペットフード，大豆たんぱく質の組織化食品などの製造や食品素材の前処理のために利用される．

(3) 膜処理技術　限外ろ過法，精密ろ過法，逆浸透膜法がある．膜処理は，相変化がないためエネルギー消費が少なく，また，加熱を伴わないため加熱臭の発生や変色，香気や栄養価の損失が抑制される．牛乳ホエーや大豆ホエーなどからの有価物の回収，果汁や糖液の清澄化，卵白や魚の煮汁の濃縮操作などに利用される．

このほか，超臨界ガス抽出技術，マイクロ波処理技術，バイオテクノロジーの利用など，多くの新しい技術が研究・開発されている．

b. バイオテクノロジー応用食品

バイオテクノロジーとは，生物（微生物，動物，植物）のもつ機能を利用して生物を改良したり，有用物質を生産する技術をいう．バイオテクノロジーの基本技術として，遺伝子組換え（組換えDNA）技術，細胞融合技術，細胞培養・組織培養技術，バイオリアクター技術の四つがあげられる．バイオテクノロジーは，食品産業や農業分野へ応用されることによって人類にさまざまな貢献をするもの

と考えられる．

　バイオテクノロジー応用食品の健全な発展のためには，消費者に対して，遺伝子組換えなどの基本技術や安全性などに関する情報を正しく伝え，理解を得るための努力が不可欠である．

(1) 遺伝子組換え食品　遺伝子組換えとは，生物の性質を特徴づける遺伝子の中の有用な部分を取り出し，利用（改良）しようとする生物に導入し，新しい性質をもたせる技術である．遺伝子組換えによって品種改良された農作物には，すでに商品化されたものもある（表Ⅱ.50）．大豆，ナタネなどでは除草剤耐性遺伝子を導入し，ジャガイモ，トウモロコシなどは，特定の昆虫に作用する殺虫毒素たんぱく質を生成する遺伝子を導入することにより，害虫に強い性質が付与される．したがって，これらの作物の生産においては，害虫による被害を抑制でき収量が増すとともに，除草剤や殺虫剤の使用量を軽減することが可能となる．日本ではこれらの作物の生産は実用化されていないが，遺伝子組換えされた大豆，トウモロコシなどが輸入され，種々の加工食品の製造に用いられている．

　遺伝子組換え食品の問題点は安全性と環境に与える影響である．安全性の評価は，旧厚生省食品衛生調査会の「遺伝子組換え食品安全性評価指針」（平成12年5月1日，法律825号）に基づいて行われ，29種の遺伝子組換え食品（農作物）の安全性を確認している（2000年12月現在）．また，2001年4月より，遺伝子組換え食品のうち，豆腐，みそ，コーンスナック菓子，ジャガイモなどは，遺伝子組換え表示が法的に義務化されている．この分野の動きは速い．最新の情報は，厚生労働省，農林水産省，社団法人 農林水産先端技術産業振興センターをはじめ，海外の関連機関のインターネットサイトから入手することができる[68]．

表Ⅱ.50　商品化されている遺伝子組換え食品（農作物）の例

農作物	特性	開発国
トマト	日持ち性の向上	アメリカ（1995年）
ダイズ	除草剤耐性	アメリカ（1995年）
ナタネ	除草剤耐性	カナダ（1995年）
ジャガイモ	害虫抵抗性	アメリカ（1995年）
トウモロコシ	害虫抵抗性	アメリカ（1996年）
トウモロコシ	除草剤抵抗性	アメリカ（1996年）
ワタ	害虫抵抗性	アメリカ（1996年）
ワタ	除草剤抵抗性	アメリカ（1996年）

(2) 細胞融合技術による食品　植物細胞の融合による食品には，ポマト（ポテトとトマト），オレタチ（オレンジとカラタチ），ハクラン（キャベツとハクサイ）などがある．微生物では，冷凍耐性とマルトース発酵能を合わせもつ製パン用の酵母が開発され実用化されている．また，清酒用の酵母やワイン酵母などが開発されている．

(3) 細胞培養・組織培養技術による食品　植物の細胞培養により，色素成分の生成，ベニバナや朝鮮ニンジンなどに含まれる有効成分の生産が行われている．また，成長点培養によりウイルスや病原菌に感染していないアスパラガス，イチゴ，ブドウ，リンゴなどの苗の生産が実用化されている．

(4) バイオリアクターを利用した食品　バイオリアクターとは，固定化酵素や固定化微生物などを触媒として，目的とする物質を連続的に効率よく生産する反応装置をいう．固定化法には，酵素や微生物を不溶性の担体に固定する担体結合法，ある種のポリマーの中に閉じ込める包括法などがある．食品製造へのバイオリアクターの導入の利点は，① 生体触媒を用いるため，食品原料の変換・加工のための反応条件（温度，pH，圧力）が温和である．したがって，食品原料の品質劣化が起こりにくい，② 生産物が一定条件で連続生産できるので，品質の均一性が確保される，③ 酵素を繰り返して利用できる，反応生成物の収率と純度が高い，自動制御が容易である，省力化・省エネルギー化が図れることなどから，製造コストを下げることができる，といったことがあげられる．バイオリアクターを利用して，異性化糖，アミノ酸，オリゴ糖などの生産が実用化されている（表Ⅱ.51）．

表Ⅱ.51　バイオリアクターの実用化例

生産物	原料
異性化糖	ぶどう糖
パラチノース	しょ糖
フラクトオリゴ糖	しょ糖
ガラクトオリゴ糖	乳糖
L-アスパラギン酸	フマル酸アンモニウム
L-アラニン	L-アスパラギン酸

参　考　書

第Ⅰ編　食品学総論

1) 栄養調理関係法令研究会編集：栄養調理六法, 新日本法規, 2000.
2) 科学技術庁資源調査会編：四訂日本食品標準成分表, 大蔵省印刷局, 1982.
3) 科学技術庁資源調査会・資源調査所編：改訂日本食品アミノ酸組成表, 大蔵省印刷局, 1986.
4) 科学技術庁資源調査会編：日本食品脂溶性成分表, 大蔵省印刷局, 1989.
5) 科学技術庁資源調査会編：日本食品無機質成分表, 大蔵省印刷局, 1991.
6) 科学技術庁資源調査会編：日本食品食物繊維成分表, 大蔵省印刷局, 1992.
7) 科学技術庁資源調査会編：日本食品ビタミンD成分表, 大蔵省印刷局, 1993.
8) 科学技術庁資源調査会編：日本食品ビタミンK, B_6, B_{12}成分表, 大蔵省印刷局, 1995.
9) 科学技術庁資源調査会編：五訂日本食品標準成分表（新規食品編）, 大蔵省印刷局, 1997.
10) 科学技術庁資源調査会編：五訂日本食品標準成分表, 大蔵省印刷局, 2000.
11) H. Salwin : *Food Technology*, **13**, 594, 1959.
12) 吉岡政七・遠藤克己：新生化学ガイドブック, 南江堂, 1980.
13) 豊沢　功・能岡　浄・安部史子：身近な食品学, 化学同人, 1998.
14) 辻　啓介・森　文平編：食品成分シリーズ　食物繊維の科学, 朝倉書店, 2000.
15) 日本油化学協会編：改訂二版油脂化学便覧, 丸善, 1971.
16) 日本油化学協会編：改訂三版油脂化学便覧, 丸善, 1990.
17) 食の科学特集号, 食用油脂, No. 44, 1978.
18) 食の科学特別企画, 健康と不飽和脂肪酸, No. 138, 1989.
19) 奥山治美：化学と生物, **28**, 3, 175, 1990.
20) 菊川清見・小杉弘子：衛生化学, **39**, 1, 1993.
21) 原　一郎監修, 島崎弘幸・町田芳章編：油脂の栄養と疾病, 幸書房, 1990.
22) 財団法人　厚生統計協会：国民衛生の動向, **47**, 9, 2000.
23) 太田静行：油脂食品の劣化とその防止, 幸書房, 1979.
24) 原田一郎：改訂増補　油脂化学の知識, 幸書房, 1980.
25) 日本油化学会編：第四版油化学便覧―脂質・界面活性剤―, 丸善, 2001.
26) 鈴木　旺ら訳（ホワイト著）：ホワイト生化学, 廣川書店, 1979.
27) W. Wood ら : Biochemistry, W. A. Benjamin, 1974.
28) 井村伸正ら編：生化学ハンドブック, 丸善, 1984.
29) 佐竹一夫：タンパク質, 朝倉書店, 1975.
30) 大澤俊彦：日本食品科学工学会編, 食品工業における科学・技術の進歩Ⅶ, 光琳書院, 1997.
31) 中久喜輝夫：日本応用糖質科学会東日本支部監修/日高秀昌・坂野好幸編, 健康の科学シリーズ8　糖と健康, 学会出版センター関西, 1998.

32) 並木満夫ら編：現代の食品化学第2版, 三共出版, 1992.
33) 味の素編：甘味料の科学, 1984.
34) 渡辺篤二訳（G. G. Birch ら著）：食物の科学, 建帛社, 1980.
35) 桜井芳人編：総合食品事典, 同文書院, 1981.
36) 加藤保子編：食品学総論, 南江堂, 1990.
37) 小川 正・的場輝佳編：食品加工学, 南江堂, 1991.
38) 日本ビタミン学会編：ビタミンの事典, 朝倉書店, 1996.
39) 栄養機能化学研究会編：栄養機能化学, 朝倉書店, 1996.
40) 健康・栄養情報研究会編集：第六次改定日本人の栄養所要量「食事摂取基準」, 第一出版, 1999.
41) 食品表示研究会編集：食品表示マニュアル「食品添加物の表示基準一覧表」, 中央法規出版, 2001.
42) 食品化学新聞社：月刊フードケミカル「食品毒学入門」, **1**, 37, 1993.
43) 古賀克也ら：第2版食品学, 三共出版, 1991.
44) 坂村貞雄ら編：最新食品学総論, 三共出版, 1991.
45) H. Niwa ら：*Tetrahedron Lett.*, **24**, 4117, 5371, 1983.
46) I. Hirono ら：*Gann*, **75**, 833, 1984.
47) 河村洋二郎編著：うま味—味覚と食行動—, 共立出版, 1993.
48) S. Nagahama and K. Kurihara：*J. Gen. Physiol.*, **85**, 431, 1985.
49) 太田静行：食品調味論, 幸書房, 1976.
50) 岩田久敬編著：新選食品学構本, 養賢堂, 1979.
51) 鎌田栄基・片山 脩：食品の色, 光琳書院, 1977.
52) 谷村顕雄ら：天然着色料ハンドブック, 光琳書院, 1979.
53) 川村信一郎訳（N. A. M. Eskin ら著）：食品の生化学, 医歯薬出版, 1979.
54) 並木満夫・松下雪郎編：食品の品質と成分間反応, 講談社サイエンティフィク, 1990.
55) 芥田三郎：食品工業, **11**, 76, 1969.
56) 中村敏郎ら：食品の変色とその化学, 光琳書院, 1967.
57) 並木満夫・松下雪郎編：食品成分の相互作用, 講談社サイエンティフィク, 1980.
58) 木村 進・中村敏郎・加藤博通編著：食品の変色の化学, 光琳書院, 1995.
59) D. G. Guadagni ら：*Food Technol.*, **20**, 518, 1966.
60) 片山 脩：食品の色・味・匂, 食品技術研究会セミナー講演集, 三琇書房, 1980.
61) 川崎通昭・司 英隆：日本化学会編, 季刊化学総説, No. 40, 学会出版センター, 1999.
62) 藤巻正生・倉田忠男：化学と生物, **9**, 85, 1971.
63) A. S. Szczesniak：*J. Food Science*, **28**, 385, 1963.
64) 近藤 保ら：コロイドと界面の科学, 三共出版, 1986.
65) 島田淳子：臨床栄養, **77**, 367, 1990.
66) 川端晶子監修：フローチャートによる調理学実験, 地人書館, 1989.
67) 吉川誠次・佐藤 信：食品工学シリーズ 15 食品の品質測定, 光琳書院, 1961.
68) A. Kuninaka ら：*Agr. Biol. Chem.*, **25**, 693, 1961.

第II編　食品学各論

1) 科学技術庁資源調査会編：五訂日本食品標準成分表，大蔵省印刷局，2000.
2) 加藤保子編：食品学各論 改訂第2版，南光堂，1996.
3) 健康・栄養情報研究会編：第六次改定日本人の栄養所要量「食事摂取基準」，第一出版，1999.
4) 瀬口正晴・八田　一編：食品学各論，化学同人，2000.
5) FAO/WHO アミノ酸評定パタン，1973.
6) 科学技術庁資源調査会編：改訂日本食品アミノ酸組成表，大蔵省印刷局，1986.
7) 山内文男・大久保一良編：大豆の科学，朝倉書店，1992.
8) 農林水産省統計情報部：平成13年版農林水産統計，2001.
9) 高宮和彦編：野菜の科学，朝倉書店，1996.
10) 沢野　勉編：標準食品学各論，医歯薬出版，1999.
11) 菅原龍幸ら：食品学各論，建帛社，1997.
12) 橋詰直孝：臨床栄養，**95**，1999.
13) 辻　啓介・森　文平編：食物繊維の科学，朝倉書店，1997.
14) 高橋リエら：栄養学雑誌，**51**，131，1993.
15) 吉田企世子編：野菜，女子栄養大学出版部，1991.
16) 足立恭一郎：食の科学，No.230，5，1997.
17) 酒向史代ら：日本調理科学会誌，**31**，46，1998.
18) 畑　明美：日本食品工業会誌，**26**，403，1979.
19) 相馬　暁：野菜学入門，三一書房，1997.
20) 辻村　卓ら：ビタミン，**71**，67，1997.
21) 辻村　卓ら：ビタミン，**72**，13，1998.
22) 青果物予冷貯蔵施設協議会編：園芸産物の鮮度保持，農林統計協会，1991.
23) 食材図典，小学館，1995.
24) 野菜供給安全基金：グラフィック100万人の野菜図鑑，講談社サイエンティフィク，1997.
25) 大久保増太郎：日本の野菜，中公新書，1996.
26) 河野友美編：野菜・藻類，真珠書院，1992.
27) 最新園芸大辞典編集委員会編：最新園芸大辞典，誠文堂新光社，1983.
28) 苫名　孝ら編：園芸ハンドブック，講談社，1987.
29) 栄養学ハンドブック編集委員会編：栄養学ハンドブック，技報堂出版，1976.
30) 実教出版出版部：カラーグラフ食品成分表，実教出版，1994.
31) 農林水産大臣官房調査課編：食料需給表，2002.
32) 高宮和彦：食品材料ハンドブック，培風館，1988.
33) 伊藤三郎編：果実の科学，朝倉書店，1991.
34) 緒方邦安編：成果保蔵汎論，建帛社，1980.
35) 大石圭一編：海藻の科学，朝倉書店，1996.
36) 吉中禮二：魚・貝・海藻の栄養機能，恒星社厚生閣，1993.
37) 辻　啓介・土井邦紘編：食物繊維—基礎と臨床，朝倉書店，1997.
38) 西澤一俊・村杉幸子：海藻の本，研成社，1985.

39) 幹　渉：藻類, **48**, 9, 2000.
40) 加藤郁之進・佐川裕章：藻類, **48**, 13, 2000.
41) 沢野　勉編：標準食品学各論, 1999.
42) 須山三千三・鴻巣章二編：水産食品学, 恒星社厚生閣, 1987.
43) 女子栄養大学出版部：食用植物図説, 1970.
44) 食の科学特別企画, キノコ, No. 110, 1987.
45) 大鶴　勝：わかさ, 10, 142, 1993.
46) 科学技術庁資源調査会編：日本食品脂溶性成分表, 大蔵省印刷局, 1989.
47) 日本農林規格品質表示基準（食品編）, 1992.
48) 日本食肉協議会編：食肉関係資料, 2001.
49) 安井　勉ら：化学と生物, **19**, 337, 1981.
50) 谷口宏吉ら：食品材料学, 朝倉書店, 1977.
51) E. Wierbicki ら：*Food Technol.*, **10**, 80, 1956.
52) M. Terasaki ら：*Agr. Biol. Chem.*, **29**, 208, 1965.
53) 日本学校給食会：物質選定の知識, 1975.
54) 全国調理師養成施設協会編：改訂　調理用語辞典, 全国調理師養成施設協会（調理栄養教育公社）, 1998.
55) 中西武雄ら：畜産物利用学, 朝倉書店, 1972.
56) 食品衛生研究会編集：食品衛生関係法規集「乳及び乳製品の成分規格等に関する省令（最終改正, 2001年10月1日）」, 中央法規出版, 2001.
57) 食品保健研究会編集：わかりやすい食品衛生の手引「第3　乳および乳製品」, 新日本法規出版, 2001.
58) 今堀和友・山川民夫監修：生化学辞典第2版, 東京化学同人, 1990.
59) 化学大辞典編集委員会編：化学大辞典, 共立出版, 1960.
60) 佐藤　泰ら：卵の調理と健康の科学, 弘学出版, 1989.
61) 中村　良：食の科学, **16**, 43, 1974.
62) 古賀　脩：食の科学, **55**, 35, 1980.
63) 社団法人　日本農林規格協会（JAS協会）：食-28 ウスターソース類の日本農林規格, 1998.
64) 河野友美編：新・食品事典3, 魚Ⅰ, 真珠書院, 1991.
65) 河野友美編：新・食品事典4, 魚Ⅱ, 真珠書院, 1991.
66) 國崎直道ら編：新食品・加工概論, 同文書院, 2001.
67) 有機合成化学協会編：有機化合物辞典, 講談社, 1985.
68) 一色賢司：日本食品科学工学会誌, **48**, 221, 2001.
69) 農林水産省統計情報部：野菜生産出荷統計　平成13年版, 2001.
70) 桂　英輔・中道律子：栄養と食糧, **12**, 342, 1959.

索　引

α-アミノ酸　59
α-1,4 結合　37
α-L-アミノ酸　59
α 化　37
α-カロテン　19
α-ケラチン構造　65
α-D-グルコース　30
α-D-フルクトース　30
α でん粉　37
α-トコフェロール　20
α-トコフェロール当量　20
α-ヘリックス構造　64
α-マルトース　35
α-ラクトース　35
α-リノレン酸　43, 44
β-カロテン　19, 118, 153, 182, 273
β-カロテン当量　20
β-ケラチン構造　65
β-シート構造　64
β-D-グルコース　30
β-D-フルクトース　30
β でん粉　37
β-トコフェロール　20
γ-オリザノール　159
γ-トコフェロール　20
δ-トコフェロール　20
ω 命名法　42

ABS　103
ATP　225
Atwater の係数　17
BP　101
C 末端アミノ酸　63
CA 貯蔵　185, 199
CMC　38
D-グルコース　268
D-フルクトース　268
DE　268
DHA　43, 255
DNA　76
EPA　255
FAO　5, 17

HDL　247
HLB　137
HTST 法　237
IgE 抗体　150
IMP　226
IPA　43, 255
JAS　227
K 値　254
L-アスコルビン酸　21, 85
L-アミノ酸の製造　75
L-テアニン　274
L-デヒドロアスコルビン酸　21, 85
LDL　247
LL 牛乳　237
N-アセチル-D-グルコサミン　40
n-3 系列　149
N 末端アミノ酸　63
n-6 系列　149
25-OH-D　235, 247
O/W 型エマルション　136
p-オキシベンジルイソシアネート　272
PCB　102
PSE 豚肉　220
RNA　76
S-メチルメチオニン　187
SD 法　140, 142
TBA 値　54
UHT 法　237
USDA　250
VBN　253
WHO　17
W/O 型エマルション　136

ア　行

アイスクリーム類　243
亜鉛　94
青葉アルコール　126
青葉アルデヒド　126
赤身魚　252
アガロース　40, 206

アガロペクチン　40, 206
アサの実　175
あし　252
味の相乗効果　113
味の対比効果　114
味の抑制効果　114
アズキ　179
アスコルビナーゼ　193
アスタキサンチン　118
アスタシン　118
アスパラギン　193
新しい加工技術　280
アデノシン三リン酸　225
アビジン　246
アフラトキシン　99
アボカド　203
アミグダリン　96
アミノアシラーゼ　75
アミノカルボニル反応　72, 122, 130
アミノ基　58
アミノ酸　23, 58, 107, 111, 113
──の配列順序　64
──の補足効果　61
アミノ酸スコア　61, 159, 175, 254
アミノ糖　32
アミラーゼ　73, 163, 164
アミロース　36, 37, 159
アミロペクチン　36, 37, 159
アーモンド　172
あらい　252, 263
アリイナーゼ　129
アリシン　129, 194
アリチアミン　194
アリルイソチオシアネート　193, 272
アルカリ性食品　88
アルカリ生成元素　88
アルギン酸　40, 204, 206
アルコール飲料　276
アルドン酸　32
アルブミン　246

アルブミン型乳汁　231
アロマ　126
アンズ　201
アントシアナーゼ　75
アントシアニン　191
アントシアン　120

イオウ　94
イオウ糖　32
イオン結合　66
イカ類　264
いくら　262
イコサペンタエン酸　149, 255
異性化液糖　268
異性化酵素　74
イソチオシアネート　129
イソフラボン　119
イソフラボン類　178
イタイイタイ病　102
イチゴ　202
一次機能　1
イチジク　201
一次構造　64
一次予防　152
1：2点比較法　140, 141
一般成分　2
遺伝子組換え食品　281
イヌリン　40, 192
イノシン酸　76, 77, 226, 253
イノシン酸ナトリウム　270
イポメアマロン　96
いりこ　265
インゲンマメ　180
インスタント食品　5
インディカ　156

ヴィシン　97
ウイスキー　277
ウインタリング　56
ウェルシュ菌　100
ウコン　273
ウスターソース　270
旨味　104, 111, 113
ウメ　201
うるち米　156, 159
ウロビリン　117
ウロン酸　32
ウーロン茶　274
温州ミカン　200

栄養機能　1
栄養機能食品　8
栄養計算　23
液状乳類　237
エキス成分　256
液糖　267
エクストルーダー　280
えぐ味　105, 112
エステル交換　56, 57
4-エチルグアヤコール　278
エチレン　199
エネルギー換算係数　17
エノキタケ　210
エビ類　264
エマルション　136
エラスチン　221
エルゴカルシフェロール　20, 80
エルゴステロール　47, 80, 210
塩基性アミノ酸　59
塩析　70
塩素　88
円卓法　139, 140
エンテロトキシン　100
エンドウ　180
エンドペプチダーゼ　163
塩味　104, 110

オイゲノール　272
応力緩和　134
オカダ酸　99
オキシアミノ酸　59
オクラトキシン　99
オープンパネル法　139
オボアルブミン　246
オボグロブリン　246
オボムコイド　246
オボムシン　246
オリゴ糖　27, 106, 146
オレイン酸　177
オレガノ　273
温泉卵　250

カ 行

塊茎　167
壊血病　86
塊根　167
改訂日本食品アミノ酸組成表　12, 23
貝毒　99

回遊魚　258, 260
貝類　263
かいわれ大根　192
カカオバター　275
化学調味料　270
カキ　200
核酸　76
核酸系物質　111
加工乳　240
過酸化物価　54
果実酒　277
果実の構造　202
カシューナッツ　174
可食部　13
加水分解酵素　74
かずのこ　260
カゼイン　67, 232
カゼイン型乳汁　231
かたくり粉　170
カタラーゼ　235
活性酸素　150, 186
カップリングシュガー　268
カテキン　122, 274
カテージチーズ　242
果糖　27, 268
果糖ぶどう糖液糖　268
加糖練乳　241
カドミウム　102
カニ類　264
カネミ油症　102
カプサイシン　273
カプサンチン　273
カプソルビン　273
カラギーナン　204, 206
ガラクトース　27
カラザ　245
辛子　272
辛味　105, 112
カリウム　90, 182
顆粒糖　267
カルシウム　90
カルシフェロール　20, 80
カルダモン　273
カルボニル価　54
カルミン酸　273
カレー粉　273
ガロカテキン　122
カロテノイド色素　79, 182
カロテン　19
感覚機能　1

索引

還元糖　32
かんしょ糖　267
感染型食中毒　100
乾燥食品　5
寒天　40, 204, 206
官能検査　138
甘味　104, 106
含蜜糖　267
甘味料　267
がん予防　145
含硫アミノ酸　59

キウイフルーツ　203
キクイモ　171
キクラゲ　211
黄ざら糖　267
キサントフィル類　118
生地　162
基質特異性　74
キチン　40
機能性食品　8
揮発性塩基窒素量　253
起泡性　250
基本味　104
キモシン　233
キャッサバ　171
嗅覚閾値　125
救荒作物　167
牛脂　222
牛乳　235, 237
　――の特性　232
牛乳・乳製品の栄養的特徴
　　　231
キュウリアルコール　190
共役二重結合　114
鏡像異性体　29
強力粉　162
魚介類の加工品　265
魚介類の冷凍品　265
去勢肥育牛　214
魚卵　256
筋基質たんぱく質　254
筋形質　154
筋原線維たんぱく質　221, 254
菌傘　209
菌褶　209
筋漿たんぱく質　221, 254
ぎんなん　173
菌柄　209
キンヨウアルデヒド　190

グアニル酸　76, 78
グァバ　203
ククルビタシン　190
鯨　230
クチクラ　244
クミス　242
クミン　273
グラニュー糖　267
グランドオーツ　166
クリ　174
グリアジン　162
グリコーゲン　36, 38, 254
グリコシド結合　33
クリープ　134
クリプトキサンチン　19, 118
クリーミング　236
クリーミング性　57
クリーム類　241
クルクミン　273
グルコオリゴ糖　269
グルコシルスクロース　268
グルコース　27, 106
グルコマンナン　40, 171
グルタミン酸　207
グルタミン酸ナトリウム　270
グルテニン　162
グルテリン　162
グルテン　161, 162
くる病　80
車糖　267
クルミ　174
グレープフルーツ　200
黒ガラシ　272
黒コショウ　272
黒砂糖　267
クロシン　273
クローズドパネル法　139
黒パン　166
クローブ　272
グロブリン　246
クロロゲン酸　191
クロロフィル　115
　――の固定　115

ケイ皮アルデヒド　273
ケイ皮酸メチル　211
血圧降下ペプチド　148
結合水　25
ケトース　27
ケファリン　45

ケフィア　242
ゲル　137
ケール　187
ケルセチン　193
ケン化　46
ケン化価　54
堅果類　172
玄米　158

ゴイトリン　98
高温高圧処理　280
高温短時間殺菌法　237
公害物質　102
光学異性体　29, 59
高果糖液糖　268
抗酸化性物質　186
抗酸化物質　150, 151
高次構造　64
コウシン　210
香辛料　271
　――の作用　271
　――の種類　271
合成酵素　74
酵素　73
　――の利用　75
香草　271
紅茶　274
高度不飽和脂肪酸　43
降伏値　134
鉱物性食品　3
高密度リポたんぱく質　247
高メトキシルペクチン　39
高齢者用食品　7
氷砂糖　267
糊化　37
黒糖　267
国民栄養調査食品群別表　5
ココア　275
五穀　155
ココナッツ　175
個室法　139, 140
こしょう　272
五訂日本食品標準成分表　12
　――（新規食品編）　12
粉あめ　268
粉わさび　273
コバミド　84
コバルト　95
コーヒー　274
コーヒーシュガー　267

コーヒーホワイトナー 241
ゴマ 174
古米臭 159
コラーゲン 67, 221, 252
コリアンダー 273
コールラビ 87
コレカルシフェロール 20, 80
コレステロール 21, 256
コロイド 136
コンアルブミン 246
コンヴィシン 97
混成酒 276, 277
コンデンスミルク 241
コンニャク 171
コンビニエンス・フード 3
コンビーフ 227

サ 行

サイカシン 97
細菌による食中毒 100
サイクロピアゾン酸 99
再製酒 277
最適温度 74
最適pH 74
細胞培養 282
細胞融合技術 282
魚の官能検査法 253
サキシトキシン 99
サシ 222
差し引きによる炭水化物 18
サスペンション 136
雑穀 155
サツマイモ 168
サトイモ 170
砂糖 267
サブユニット 66
サフラン 273
サポニン 178
サラダ菜 189
ざらめ糖 267
サルモネラ菌 100
三温糖 267
酸価 54
酸化還元酵素 73
酸化防止剤 55
三元交雑種 214
三次機能 1, 143
三次構造 64
三重らせん構造 66

酸性アミノ酸 59
酸性食品 88
酸生成元素 88
3点比較法 140, 141
酸度 235
酸味 104, 108

ジアシルグリセロール 149
ジアスターゼ 73
ジアセチル 129
シアニジン系 120
シイタケ 210
シガテラ 98
シガトキシン 98, 99
嗜好品類 273
死後硬直 225, 253
脂質 18, 40, 177, 220, 222
脂質食品 3
ジスルフィド 129
ジスルフィド結合 66
シーチキン 260
七味唐辛子 273
指定野菜 181
自動酸化 49
地鶏 215
シトリニン 99
シトロネラール 271
シナモン 273
シナルビン 272
シニグリン 192, 272
シネオール 271
ジノフィシストキシン 99
ジヒドロイソクマリン誘導体 106
ジヒドロカルコン類 107
渋味 105, 112
ジペプチド 63
脂肪酸 21, 41
脂肪酸量 23
シメジ 211
ジメチルジスルフィド 208
ジメチルスルフィド 187
霜降り肉 218, 222
ジャガイモ 169
ジャポニカ 156
シュウ酸 184, 188
自由水 25
周年供給化 195
重量変化率 23
熟成チーズ 242

出世魚 258-260
授乳婦用粉乳 7
順位法 141
準結合水 25
しょうが 271
ショウガオール 271
消化性多糖類 36
上ざら糖 267
硝酸 188
硝酸塩 184
脂溶性ビタミン 78
醸造酒 276
しょうちゅう 277
少糖類 27
上白糖 267
しょうゆ 278
蒸留酒 276, 277
ショウロ 212
食塩 269
食塩相当量 22
食酢 279
食肉 213
食品群 12
食品コロイド 136
食品成分表 11
食品のおいしさ 131
食品の機能性 143
食品の分類 3
食品番号 13
植物性脂肪 241
植物性食品 3
——の有毒成分 96
食物アレルギー 150
食物繊維 21, 27, 38, 148, 182, 184
食用油脂 57
助色団 114
しょっつる 258
しょ糖 35, 267
ショートニング性 57
白ガラシ 272
白コショウ 272
白ざら糖 267
白身魚 252
ジンゲロン 271
ジンジャー 271
シンナムアルデヒド 273
人乳 235

スイカ 202

──の種　174
水酸基価　54
水産食品　3
水素結合　24, 66, 67
水素添加　56, 57
水分　17, 24
水分活性　26
水分含量　25
水溶性食物繊維　148
水溶性ビタミン　82
水様卵白　245
スキムミルク　240
スコロドース　194
すじこ　262
酢卵　251
ズッキーニ　189
ステアリン酸　41, 42
ステリグマトシスチン　99
ステロール　47
ストレッカー分解　124
スパイス　271
スフィンゴミエリン　45
スプリング模型　135
スモモ　201

ゼアキサンチン　248
生牛肉熟成香　227
制限アミノ酸　61
青酸配糖体　96, 97
清酒　276
生体調節機能　1, 143
成長点培養　282
生乳　237
清涼飲料　275
セマンティック・ディファレンシャル法　140, 142
ゼラチン　67, 252
セルロース　38
セレウス菌　100
セレン　95
鮮度　253
全粉乳　240

相乗剤　56
遡河性　162
そしゃく・えん下困難者用食品　7
そしゃく困難者用食品　7
ソース　270
疎水結合　66, 67

塑性　133
ソーセージ　214, 227
粗たんぱく質換算用窒素係数　58
ソフトシュガー　267
そぼろ　252
ソラニン　96
ゾル　137
ソルビトール　269

タ 行

ダイオキシン　102
大豆　176
耐熱性毒素　100
タイ米　156
タイム　273
ダイラタンシー　134
タウリン　208
多環式芳香族炭化水素　101
タコ類　264
脱脂乳　240
脱脂粉乳　240
ダッシュポット模型　135
脱離酵素　74
卵　244
　──の構造　244
　──の成分　245
　──の鮮度判定　248
ターメリック　273
男爵　169
単純脂質　45
単純たんぱく質　67
炭水化物　18, 27, 177, 179, 180, 222
　差し引きによる──　18
炭水化物食品　3
淡水魚　263
弾性　132
弾性率　132
単糖類　27, 106
タンニン　274
たんぱく質　17, 58, 61, 107, 148, 175, 176, 179, 180, 220, 221
　──の呈色反応　70
　──の変性　71
たんぱく質食品　3
単発酵式　276, 277
単分子層水分量　25

血合肉　251
チアミナーゼ　256
チアミン　20, 82
チオプロパナル S-オキシド　194
チキソトロピー　134
畜産食品　3
チーズ類　242
窒素-たんぱく質換算係数　17
チャビシン　272
茶　274
中間水分食品　27
中ざら糖　267
中性アミノ酸　59
中力粉　162
腸炎ビブリオ　100
超高圧処理　280
超高温殺菌法　237
調合香辛料　273
丁字　272
調整粉乳　240
調味料　269
チョコレート　275
チリ　273
チリパウダー　273
チンピ　273

追熟　199
追熟調節　199
ツエイン　165
つなぎ　165

テアフラビン　122, 274
テアルビジン　274
低カロリー甘味料　35
呈味性物質　257
低密度リポたんぱく質　247
低メトキシルペクチン　39
ディルシーズ　273
デオキシリボ核酸　76
テオブロミン　275
テクスチャー　76, 131
デザイナーフーズ計画　145
鉄　93
鉄クロロフィル　115
テトロドトキシン　98, 258
7-デヒドロコレステロール　80
デルフィニジン系　120
テルペン系アルコール　129

テルペン系アルデヒド 129
テルペン配糖体 106
転移酵素 73
転化 35
転化糖 35
てんさい糖 267
天然調味料 270
でん粉 36
でん粉質食品 3

銅 94
ドウ 162
糖アルコール 32, 35, 106, 147, 269
唐辛子 273
銅クロロフィル 115
糖酸 32
糖酸比 197
糖脂質 45
糖質 27
糖質食品 3
搗精 158
糖たんぱく質 246
等電点 60, 70
動物性食品 3
　　——の有毒成分 98
動物性タンパク質 215
糖誘導体 32
ドゥーリン 97
糖類 106
特殊用途ミルク 242
毒素型食中毒 100
毒素・感染両型 101
特定保健用食品 7, 8, 145
特別牛乳 237
特別用途食品 6
ドコサヘキサエン酸 149, 255
トコフェロール 80
トコロテン 208
トチの実 175
ドーパクローム 122
ドーモイ酸 99
トリプシン 73
トリプシンインヒビター 178
トリペプチド 63
トリメチルアミン 129, 253
トレハロース 210
ドンコ 210
豚脂 222

ナ 行

ナイアシン 21, 85
ナスニン 191
ナチュラルチーズ 242
納豆 279
納豆菌 279
ナツメグ 273
ナトリウム 88
生麩 164
ナメコ 212

苦味 104, 110
肉色の固定 117
肉エキス 225
肉基質たんぱく質 221, 254
にくずく 273
肉用家畜 214
煮こごり 252
ニコチン酸 85
ニコチン酸アミド 85
二次機能 1
二次構造 64
ニッケイ 273
2点識別試験法 140
2点嗜好試験法 140
2点比較法 140
二糖類 33, 106
ニトロソアミン 101
ニトロソミオグロビン 117
ニトロソミオクロモーゲン 117
日本食品脂溶性成分表 12, 23
日本食品食物繊維成分表 12
日本食品ビタミンD成分表 12
日本食品ビタミンK, B_6, B_{12}成分表 12
日本食品標準成分表 5, 11
日本食品無機質成分表 12
日本農林規格 227
日本ナシ 200
乳飲料 240
乳価 61
乳化剤 136
乳化性 251
乳酸 235
乳酸菌飲料 241, 242
乳脂肪 241
乳脂肪・植物性脂肪 241
乳酒 242

乳児用調製粉乳 7
乳清 232
乳糖 35, 235
乳糖不耐症 235
乳廃牛 214
乳用牛 214
乳類 230
　　——の性状 231
　　——の用途 237
ニュートン流体 133
ニュートン流動 133
妊産婦用粉乳 7

ヌクレオチド 76

熱凝固性 250
熱酸化重合 49
根深ネギ 187
粘性 133
粘弾性 134
粘度 133

濃厚卵白 245
農産食品 3
濃縮乳 241

ハ 行

バイオテクノロジー 280
バイオテクノロジー応用食品 280
バイオリアクター 282
胚芽米 158
廃棄率 13
ハイドロパーオキサイド 49
灰分 19, 87
パインアップル 203
ハウ単位 249
麦芽糖 35
薄力粉 162
バター類 243
発酵食品 276
発酵茶 274
発酵乳 241
発色団 114
パッションフルーツ 203
ハツタケ 212
パツリン 99
ハードシュガー 267
ハトムギ茶 166

索引

バナナ 203
葉ネギ 187
パパイア 203
ハーブ 271
ハム 214, 227
パラカゼイン 233
パラカゼインカルシウム 233
パラチノース 269
パン小麦 161
パントテン酸 21, 85
半発酵茶 274

ヒアシン 191
ビオチン 85, 246
非還元糖 35
ヒスタミン 73, 259
微生物による有毒成分 99
微生物利用食品 276
ヒ素 102
ビタミン 19, 78, 178, 224
ビタミンA 19, 78, 256, 257
ビタミンA効力 248
ビタミンB_1 20, 82
ビタミンB_2 20, 82
ビタミンB_6 21, 84
ビタミンB_{12} 21, 84
ビタミンC 21, 85, 182, 185
ビタミンD 20, 80, 256, 257
ビタミンD_2 20, 80
ビタミンD_3 20, 80
ビタミンD活性代謝物 235, 247
ビタミンE 20, 80, 182
ビタミンH 246
ビタミンK 20, 82
ピータン 251
必須アミノ酸 61
必須脂肪酸 43
ビートレッド 273
4-ヒドロキシノネナール 101
25-ヒドロキシビタミンD 235, 247
非ニュートン流体 133
ピペリジン 129
ピペリン 272
ヒポキサンチン 77
ヒマワリの種 174
病原性大腸菌 101
病者用食品 6
評点法 141

氷糖蜜 267
ヒラタケ 211
ピラノース型 30
ピリドキサール 84
ピリミジン塩基 77
ビール 276
ビルベルジン 117
ビール麦 164
ビワ 200

ファゼオルナチン 96
フィコエリスリン 204, 208
フィコシアニン 204
フィチン 160
フィチン酸 160
フィロキノン 20, 82
風味原料 270
フェオフィチン 115
フェオフォルビド 115
フェノールヒドロキシラーゼ 122
フォークト模型 135
複合脂質 45
複合たんぱく質 67
複発酵式 276
ふけ肉 220
フコイダン 206
フコキサンチン 204
フザリウム・トキシン 100
ふすま 162
不斉炭素原子 29, 59
ブタキロサイド 97
普通牛乳 237
普通肉 251
フックの法則 132
物性 131
物理的特性 131
プテロイルグルタミン酸 85
ブドウ 201
ブドウ球菌 100
ぶどう糖 27, 268
ぶどう糖果糖液糖 268
歩留り 158
不発酵茶 274
不飽和脂肪酸 41
不溶性食物繊維 148
フラノース型 30
フラバノン 119
フラボノイド 151
フラボノール 119

フラボン 119
ブランチング 185
ブランデー 277
ぶりこ 258
フリーラジカル 49, 150
プリン塩基 77
フルクトオリゴ糖 269
フルクトース 27, 106
フレーバー 125
フレーバーミルク 240
ブロイラー 215
プロセスチーズ 242
プロテアーゼ 73
プロビタミンD 80
プロピルメルカプタン 194
分極 24
粉糖 267
粉乳類 240
粉末清涼飲料 275
分蜜糖 267

平行ヒダ型構造 65
並行複発酵式 276
ペオニジン系 120
ヘキサナール 178
ペクチン 39, 197
ヘスペリジン 193
ベタニン 273
ヘット 222
ペツニジン系 120
ヘテロサイクリックアミン 101
ペパー 272
ペパーソース 273
ペプシン 73
ペプチド 63, 107, 148
ペプチド結合 63
ペプトン 67
ヘマグルチニン 97
ヘミアセタール結合 29
ヘモグロビン 116
ペラルゴニジン系 120
ペルオキシダーゼ 235
変異原性アルデヒド 101
変異原性物質 101
変旋光 32, 35
ベンゾ[a]ピレン 101
便利食品 3

ホイップクリーム 241
芳香族アミノ酸 59

索引

ホウレンソウ 188
飽和脂肪酸 41
ホエー 232
保健機能食品 8
保健機能食品制度 8
ホスファチジルコリン 245
ホースラディッシュ 273
ボツリヌス菌 100
ポリヌクレオチド 76
ポリフェノラーゼ 185
ポリフェノール 151, 274
ポリフェノールオキシダーゼ 121, 274
ポリフェノール類 186
ポリペプチド 63
ポルフィリン環 115
ポレンスケ価 54

マ 行

マイコトキシン 99
マイタケ 212
膜処理 280
マグネシウム 91
マスタード 272
マックスウェル模型 135
マッシュルーム 211
マツタケ 211
マツタケオール 211
マツの実 174
マヨネーズ 251
マルターゼ 73
マルチトール 35, 269
マルピジン系 120
マロンジアルデヒド 101
マンガン 95
マンゴー 203
マンニット 210
マンニトール 207
マンノース 27

ミオグロビン 116, 226
見かけ粘度 133
水あめ 268
水分子 24
ミセル構造 37
みそ 278
ミネラル 87, 223
ミネラル所要量 87
味蕾 104

みりん 277
ミロシナーゼ 192

無機質 19, 178
六つの基礎食品 5
無糖練乳 241

メイクイーン 169
メイラード反応 122
メチル水銀 102
メチルメルカプタン 126, 187
メトヘモグロビン血症 184
メトミオグロビン 117, 226
メトミオクロモーゲン 117
メナキノン 82
メナキノン-4 20
メナキノン類 20
メラノイジン 123, 129
メロン 202
免疫グロブリンE抗体 150

もち米 156, 159
モモ 201

ヤ 行

ヤマノイモ 170

有害化学物質 102
有害物質 95
有機酸 112
有効性リジン 72
誘導たんぱく質 67
有毒アミン類 73
遊離アミノ酸 61
雪印食中毒事件 103
油脂食品 3
油脂の化学的性質 48
油脂の物理的性質 48
油脂の利用 58

洋ガラシ 272
葉酸 21, 85
ヨウ素 94
ヨウ素価 54, 177
ヨーグルト 242
四次構造 66
四元交雑種 214
四訂日本食品標準成分表 11

ラ 行

ライヘルトマイスル価 54
ライム 203
ラクトアルブミン 233
ラクトグロブリン 233
ラクトン類 130
落花生 172
ラード 222
ラミナラン 206
ラー油 273
卵黄 245
卵黄係数 250
卵価 61
卵殻 244
ランダムコイル状構造 64
卵内品質計算盤 250
卵白 245
卵白係数 250
卵白評点 250

リキュール 278
陸稲 156
リコピン 118, 190
リジノアラニン 72
リジン 159, 175
リゾチーム 246
立体構造 58
リノール酸 41, 43, 44, 177
リボ核酸 76
リポキシゲナーゼ 126, 163, 178
リポたんぱく質 245
リボフラビン 20, 82, 248
硫化第一鉄 247
リュウガン 203
両性イオン 60
両性電解質 59, 60
緑黄色野菜 182, 186
緑茶 274
リョクトウ 180
リン 91
リンゴ 200
林産食品 3
リン脂質 45

ルチン 165, 193
ルテイン 118, 248

冷蔵肉 214

冷凍食品　4
冷凍肉　214
レオペクシー　134
レオロジー　131
レクチン　97
レシチン　45, 245
レチノール　19, 79
レチノール当量　20, 248
レッドペパー　273

レトルト食品　4
レトルトパウチ食品　4
レンチオニン　210
練乳類　241
レンニン　233
レンネット　233

老化　37, 38
ロールドオーツ　166

ロングライフミルク　237

ワ 行

ワイン　277
和ガラシ　272
ワキシーコーン　165
わさび大根　273
和三盆糖　267

編著者略歴

青木　正

1947 年　広島県に生まれる
1977 年　広島大学大学院理学研究科
　　　　博士課程修了
現　在　鈴峯女子短期大学教授・専攻科栄養専攻教授
　　　　理学博士

新食品学総論・各論　　　　　　　　　定価はカバーに表示

2002 年 10 月 10 日　初版第 1 刷
2013 年 12 月 20 日　　　第11刷

編著者　青　木　　　正
発行者　朝　倉　邦　造
発行所　株式会社　朝　倉　書　店
　　　　東京都新宿区新小川町 6-29
　　　　郵 便 番 号　162-8707
　　　　電　話　03(3260)0141
　　　　F A X　03(3260)0180
　　　　https://www.asakura.co.jp

〈検印省略〉

ⓒ 2002〈無断複写・転載を禁ず〉　　　教文堂・渡辺製本

ISBN 978-4-254-61040-6　C 3077　　Printed in Japan

JCOPY 〈(社)出版者著作権管理機構 委託出版物〉

本書の無断複写は著作権法上での例外を除き禁じられています．複写される場合は，そのつど事前に，(社)出版者著作権管理機構（電話 03-3513-6969，FAX 03-3513-6979，e-mail: info@jcopy.or.jp）の許諾を得てください．

前神戸大 新家 龍他編
食品成分シリーズ
糖 質 の 科 学
43511-5 C3361　　　　　A5判 196頁 本体4200円

多くの糖質誘導体が注目され，糖鎖の機能や応用研究も著しい糖質について気鋭の研究者が解説。〔内容〕天然の糖質と研究史／糖質の構造と調製／糖質の機能／食品中の糖質と調理加工中の物質変化／糖鎖の機能とその応用／糖鎖工学の展開

兵庫県大 辻　啓介・戸板女短大 森　文平編
食品成分シリーズ
食 物 繊 維 の 科 学
43512-2 C3361　　　　　A5判 176頁 本体4500円

食物繊維の生理的機能の研究は近年めざましいものがある。本書は各食物繊維ごとにその構造・機能や特徴を平易に解説した。〔内容〕総論／不溶性食物繊維／高分子水溶性食物繊維／低分子水溶性食物繊維／食物繊維の研究と今後の展望

新潟大 鈴木敦士・東大 渡部終五・千葉大 中川弘毅編
食品成分シリーズ
タ ン パ ク 質 の 科 学
43513-9 C3361　　　　　A5判 216頁 本体4700円

主要タンパク質の一次構造も記載。〔内容〕序論／畜産食品（畜肉，乳，卵）／水産食品（魚貝肉，海藻，水産食品，タンパク質の変化）／植物性食品（ダイズ，コムギ，コメ，その他，タンパク質の変化，製造と応用）／タンパク質の栄養科学

茨城キリスト大 板倉弘重編
食品成分シリーズ
脂 質 の 科 学
43514-6 C3361　　　　　A5判 216頁 本体4700円

食品の脂質と身体との関係を，主として生理学・生化学・内科学的視点から最新成果を第一線研究者が解説。〔内容〕脂質の種類と機能／脂質の消化と吸収／脂質代謝とその調節／脂質代謝異常症／脂質代謝と疾病／脂質と健康／脂質科学の研究史

前鹿児島大 伊藤三郎編
食物と健康の科学シリーズ
果 実 の 機 能 と 科 学
43541-2 C3361　　　　　A5判 244頁 本体4500円

高い機能性と嗜好性をあわせもつすぐれた食品である果実について，生理・生化学，栄養科学といった様々な側面から解説した最新の書。〔内容〕果実の植物学／成熟生理と生化学／栄養・食品化学／健康科学／各種果実の機能特性／他

岩手大 小野伴忠・宮城大 下山田真・東北大 村本光二編
食物と健康の科学シリーズ
大 豆 の 機 能 と 科 学
43542-9 C3361　　　　　A5判 224頁 本体4300円

高タンパク・高栄養で「畑の肉」として知られる大豆を生物学，栄養学，健康機能，食品加工といったさまざまな面から解説。〔内容〕マメ科植物と大豆の起源種／大豆のタンパク質／大豆食品の種類／大豆タンパク製品の種類と製造法／他

酢酸菌研究会編
食物と健康の科学シリーズ
酢 の 機 能 と 科 学
43543-6 C3361　　　　　A5判 200頁 本体4000円

古来より身近な酸味調味料「酢」について，醸造学，栄養学，健康機能，食品加工などのさまざまな面から解説。〔内容〕酢の人文学・社会学／香気成分・呈味成分／着色成分／酢醸造の一般技術／酢酸菌の生態・分類／アスコルビン酸製造

前京大 矢澤　進編著
図説 野 菜 新 書
41024-2 C3061　　　　　B5判 272頁 本体9200円

食品としての野菜の形態，栽培から加工，流通，調理までを図や写真を多用し，わかりやすく解説。〔内容〕野菜の品質特性／野菜の形態と成分／生産技術／野菜のポストハーベスト／野菜の品種改良の新技術／主要野菜の分類と特性／他

日本食品工学会編
食 品 工 学
43114-8 C3061　　　　　B5判 196頁 本体3400円

日本食品工学会が総力をあげて編集した食品工学テキストの決定版。〔内容〕食品工学とは／物質収支・熱収支／殺菌／伝熱／平衡と物質移動／抽出／レオロジー／洗浄／調湿と乾燥／付録（おもな食品加工装置の紹介，数学的基礎，物性値表）他

東農大 福田靖子・中部大 小川宣子編
食 生 活 論 （第3版）
61046-8 C3077　　　　　A5判 164頁 本体2600円

"食べる"とはどういうことかを多方面からとらえ，現在の食の抱える問題と関連させ，その解決の糸口を探る，好評の学生のための教科書，第3版。〔内容〕食生活の現状と課題／食生活の機能／ライフステージにおける食の特徴と役割／他

食品総合研究所編

食品大百科事典

43078-3　C3561　　　B5判　1080頁　本体42000円

食品素材から食文化まで，食品にかかわる知識を総合的に集大成し解説。〔内容〕食品素材（農産物，畜産物，林産物，水産物他）／一般成分（糖質，タンパク質，核酸，脂質，ビタミン，ミネラル他）／加工食品（麺類，パン類，酒類他）／分析，評価（非破壊評価，官能評価他）／生理機能（整腸機能，抗アレルギー機能他）／食品衛生（経口伝染病他）／食品保全技術（食品添加物他）／流通技術／バイオテクノロジー／加工・調理（濃縮，抽出他）／食生活（歴史，地域差他）／規格（国内制度，国際規格）

前お茶の水大 五十嵐脩監訳

オックスフォード辞典シリーズ
オックスフォード　食品・栄養学辞典

61039-0　C3577　　　A5判　424頁　本体9500円

定評あるオックスフォードの辞典シリーズの一冊"Food & Nutrition"の翻訳。項目は五十音配列とし読者の便宜を図った。食品，栄養，ダイエット，健康などに関するあらゆる方面からの約6000項目を選定し解説されている。食品と料理に関しては，ヨーロッパはもとより，ロシア，アフリカ，南北アメリカ，アジアなど世界中から項目を選定。また特に，健康に関心のある一般読者のために，主要な栄養素の摂取源としての食品について，詳細かつ明解に解説されている

前東大 荒井綜一・東大 阿部啓子・神戸大 金沢和樹・京都府立医大 吉川敏一・栄養研 渡邊　昌編

機能性食品の事典

43094-3　C3561　　　B5判　480頁　本体18000円

「機能性食品」に関する科学的知識を体系的に解説。様々な食品成分（アミノ酸，アスコルビン酸，ポリフェノール等）の機能や，食品のもつ効果の評価法等，最新の知識まで詳細に解説。〔内容〕I.機能性食品（機能性食品の概念／機能性食品をつくる／他），II.機能性食品成分の科学（タンパク質／糖質／イソフラボン／ユビキノン／イソプレノイド／カロテノイド／他），III.食品機能評価法（疫学／バイオマーカー／他），IV.機能性食品とニュートリゲノミクス（実施例／味覚ゲノミクス／他）

日本伝統食品研究会編

日本の伝統食品事典

43099-8　C3577　　　A5判　648頁　本体19000円

わが国の長い歴史のなかで育まれてきた伝統的な食品について，その由来と産地，また製造原理や製法，製品の特徴などを，科学的視点から解説。〔内容〕総論／農産：穀類（うどん，そばなど），豆類（豆腐，納豆など），野菜類（漬物），茶類，酒類，調味料類（味噌，醬油，食酢など）／水産：乾製品（干物），塩蔵品（明太子，数の子など），調味加工品（つくだ煮），練り製品（かまぼこ，ちくわ），くん製品，水産発酵食品（水産漬物，塩辛など），節類（カツオ節など），海藻製品（寒天など）

前お茶の水大 福場博保・元お茶の水大 小林彰夫編

調味料・香辛料の事典　（普及版）

43105-6　C3561　　　A5判　584頁　本体22000円

調味料・香辛料の製造・利用に関する知識を，基礎から実用面まで総合的に解説。〔内容〕〈調味料〉味の科学（味覚生理・心理，味覚と栄養，味の相互作用，官能テスト）／塩味料／甘味料／酸味料／うま味調味料／醬油／味噌／ソース／トマトケチャップ／酒類／みりんおよびその類似調味料／ドレッシング／マヨネーズ／風味調味料／スープストック類，〈香辛料〉香辛料の科学（生理作用，抗菌・抗酸化性，辛味の科学）／スパイス／香味野菜（ハーブ）／薬味料／くん煙料／混合スパイス

日大 酒井健夫・日大 上野川修一編

日本の食を科学する

43101-8 C3561　　　　　　A 5 判 168頁 本体2600円

健康で充実した生活には，食べ物が大きく関与する。本書は，日本の食の現状や，食と健康，食の安全，各種食品の特長等について易しく解説する。〔内容〕食と骨粗しょう症の予防／食とがんの予防／化学物質の安全対策／フルーツの魅力／他

女子栄養大 五明紀春・女子栄養大 渡邉早苗・
関東学院大 山田哲雄編

スタンダード人間栄養学　基礎栄養学

61048-2 C3077　　　　　　B 5 判 176頁 本体2700円

イラストを多用しわかりやすく解説した教科書。〔内容〕身体と栄養／エネルギー代謝／現代の食生活(栄養の概念)／栄養素の役割と代謝(糖質／脂質／たんぱく質／ビタミン／無機質(ミネラル)／水・電解質)／栄養学の歴史／遺伝子発現と栄養

女子栄養大 五明紀春・女子栄養大 渡邉早苗・
関東学院大 山田哲雄・鎌倉女大 吉野陽子編

スタンダード人間栄養学　応用栄養学

61049-9 C3077　　　　　　B 5 判 200頁 本体2800円

〔内容〕人の栄養管理／成長・発達と加齢／栄養マネジメント／栄養ケアプラン／ライフステージと栄養管理(妊娠期／授乳期／新生児期，乳児期／幼児期／学童期／思春期／青年期／成人期／閉経期／高齢期)／運動・ストレス・環境と栄養管理

女子栄養大 渡邉早苗・京都女大 宮崎由子・
鎌倉女大 吉野陽子編

スタンダード人間栄養学　これからの応用栄養学演習・実習
―栄養ケアプランと食事計画・供食―

61051-2 C3077　　　　　　A 4 判 128頁 本体2300円

管理栄養士・栄養士の実務能力を養うための実習書・演習書。ライフステージごとに対象者のアセスメントを行いケアプランを作成し食事計画を立案(演習)，調理・供食・試食・考察をする(実習)ことで実践的スキルを養う。豊富な献立例掲載。

上田成子編　桑原祥浩・澤井 淳・岡崎貴世・
高鳥浩介・高橋淳子・高橋正弘著

スタンダード人間栄養学　食品の安全性

61053-6 C3077　　　　　　B 5 判 164頁 本体2400円

食の安全性について，最新情報を記載し図表を多用した管理栄養士国家試験の新カリキュラム対応のテキスト。〔内容〕食品衛生と法規／食中毒／食品による感染症・寄生虫症／食品の変質／食品中の汚染物質／食品添加物／食品衛生管理／資料

椙山女大 森奥登志江編
栄養科学ファウンデーションシリーズ 1

臨　床　栄　養　学

61651-4 C3077　　　　　　B 5 判 164頁 本体2600円

コアカリキュラムAランクの内容を確実に押さえ，簡潔かつ要点を得た「教えやすい」教科書。実際の症例を豊富に記載。〔内容〕栄養補給法の選択／栄養ケア・マネジメント／栄養アセスメントの方法／POSの活用／疾患別臨床栄養管理／他

仁愛大 堀江祥允編
栄養科学ファウンデーションシリーズ 2

応　用　栄　養　学

61652-1 C3377　　　　　　B 5 判 168頁 本体2600円

コアカリキュラムAランクの内容を確実に押さえ，簡潔かつ要点を得た応用栄養学の「教えやすい」教科書。〔内容〕栄養アセスメントの意義と方法／食事摂取基準の科学的根拠／ライフステージ別栄養マネジメント／運動・スポーツの目的／他

福井富穂・酒井映子・小川宣子編
栄養科学ファウンデーションシリーズ 3

給　食　経　営　管　理　論

61653-8 C3377　　　　　　B 5 判 160頁 本体2600円

コアカリキュラムAランクの内容を確実に押さえ，簡潔かつ要点を得た給食経営管理の「教えやすい」教科書。〔内容〕フードサービスと栄養管理／管理栄養士・栄養士の役割／安全管理／組織・人事管理／財務管理／施設・設備管理／情報管理／他

つくば国際大 梶本雅俊・東農大 川野 因・都市大 近藤雅雄編

コンパクト　公衆栄養学（第2版）

61052-9 C3077　　　　　　B 5 判 168頁 本体2600円

家政栄養系学生，管理栄養士国家試験受験者を対象に，改定されたガイドラインに準拠して平易に解説した教科書。〔内容〕公衆栄養の概念／健康・栄養問題の現状と課題／栄養政策／栄養疫学／公衆栄養マネジメント／公衆栄養プログラムの展開

東農大 鈴木和春・都市大 重田公子・都市大 近藤雅雄編

コンパクト　応　用　栄　養　学

61050-5 C3077　　　　　　B 5 判 184頁 本体2800円

管理栄養士国家試験受験者を対象に，国試ガイドラインに準拠して平易に解説したテキスト。〔内容〕栄養マネジメント／成長・発達・過齢(老化)／妊娠期／授乳期／新生児期，乳児期／幼児期／学童期／思春期／成人期／閉経期／高齢期／他

上記価格（税別）は 2013 年 11 月現在